完全图解
图解生活
第一品牌
BANZHANGXW BOOKS

健康大学堂 30

面诊手诊

速效自疗

周念宇 编著

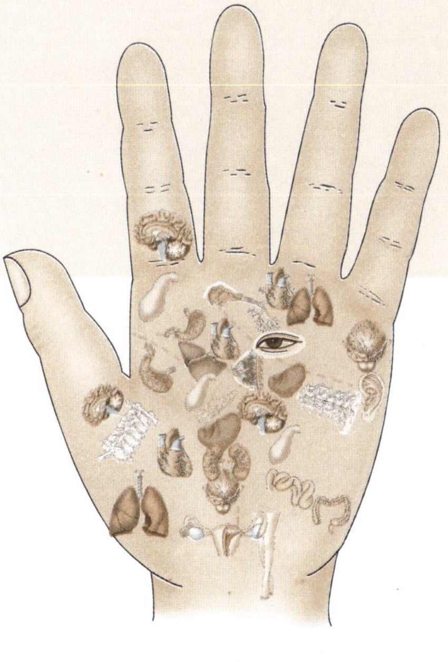

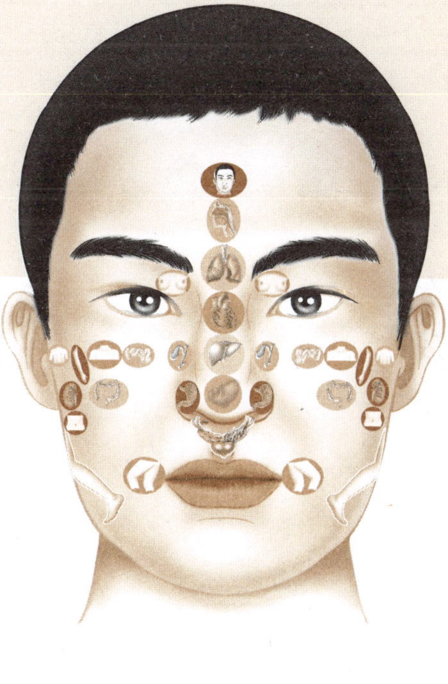

武汉出版社
WUHAN PUBLISHING HOUSE

（鄂）新登字08号
图书在版编目（CIP）数据

面诊手诊速效自疗 / 周念宇编著. -- 武汉：武汉出版社, 2011.4
ISBN 978-7-5430-5697-8
Ⅰ. ①面… Ⅱ. ①周… Ⅲ. ①望诊（中医）②掌纹－望诊（中医） Ⅳ. ①R241.2
中国版本图书馆CIP数据核字(2011)第031030号

书　　名　面诊手诊速效自疗

编　　著：周念宇
责任编辑：王冠含
特约编辑：周　贺
装帧设计：含章行文［装帧］
出　　版：武汉出版社
社　　址：武汉市江汉区新华下路103号　　邮　　编：430015
电　　话：（027）85606403　85600625
http：//www.whcbs.com　　E-mail：zbs@whcbs.com
印　　刷：北京华戈印务有限公司　　经　　销：新华书店
开　　本：889mm×1194mm 1/16
印　　张：17　　字　　数：280千字
版　　次：2011年4月第1版　**2015年1月第2次印刷**
定　　价：39.80元

Introduction

前言

望面观手，把握健康很容易

中医面诊和手诊，在我国有着悠久的历史，是我国历代医家几千年来诊断疾病的宝贵经验的积累。2000 多年前的《黄帝内经》就认为人体的局部和整体具有辩证统一的关系，即身体每一个局部都与全身的脏腑、经络等密切相关。因此在诊病时，通过观察五官、手掌等就可以了解人的健康状况。

面部络脉丰富，为脏腑气血之外荣，经脉之所聚，《灵枢·邪气脏腑病形》曰："十二经脉三百六十五络，其气血皆上于面而走空窍。"中医认为，人体五脏六腑在面部都有一定的反射区，而脸面就是脏腑的外衣。面诊就是通过观察这些部位神、色、形态等的变化来判断五脏六腑各个部位的健康状况。

面部的望诊，不仅能诊察出面部本身的病变，而且可以了解正气的盛衰及邪气的深浅，推测病情的进退顺逆。因此，面诊在诊断学上具有十分重要的意义。如果我们能够发现面部与对应脏腑部位的变化，通过诊察面部，探知与其相关脏腑的疾病，并采取恰当的诊疗措施，及时进行诊疗、医治，便能去病强身，从而获得健康美好的生活。

而手是人体全身脏腑器官的完整缩影，所以，人体组织器官的病变均可在手的某些部位上得以体现。《灵枢》中有诊鱼际纹路之法及爪甲诊病法；唐代王超《水镜图诀》中介绍过小儿指纹诊病方法。此外，手部还有大片的病理反射区，是神经的聚集点。一只手正反面有 70 多个病理反射区和治疗穴位，临床实践证明，对这些穴区进行刺激可治疗近百种疾病。

近年来，面诊与手诊越来越受到人们的欢迎，在经济发达的欧美国

Introduction

家还出现了众多面诊手诊医学专家。它之所以发展如此迅速，是因为这种方法不但诊断准确率高，能及时发现病情，而且不论肤色人种，一律通用，既无需任何仪器，又无创伤、无毒副作用，随时随地可以进行诊察。

随着手诊法一同兴起的手疗法，是一种无创伤、无副作用，随时可以进行的治疗方法。其操作简便、易学易懂、疗效显著、经济安全的特点，符合老百姓对治疗方法“简、便、廉、验”的要求，在民间得到了长期广泛的应用，并广为流传。

经络穴位治疗也是中医学留给后世的宝贵财富之一，根据刺激手段的不同，可分为按摩、针灸、拔罐、艾灸等多种，其中最简单、最常用的要数按摩疗法。按摩疗法入门简单，不需要理解艰深的知识，也不需要使用专业的医疗器械，而且对鼻炎、头痛、腹痛等一些常见病有立竿见影的治疗效果，对高血压、糖尿病等也有很好的调理保健效能。

本书首先介绍了相关的面诊手诊基础知识，内容详尽且通俗易懂，为初学者打开了面诊手诊的大门。然后，详细讲解了不同种类的多种常见疾病的面诊手诊方法，让读者可以学到简便实用的诊病技巧。同时，还详细讲解了常见疾病的手疗法和穴位疗法。另外，针对每种疾病的治疗，还特别配备了养生保健的药膳方剂。以上是本书最大的亮点，即不管是诊断，还是治疗，内容丰富且方法多样，读者可以根据自己的喜好和方便原则选择适合自己的诊治方法。

本书将详尽的图示与文字有机地结合，在方便阅读的同时，读者可以更直观地参照图示来对照自身面部、手部的变化特征，诊断自身病痛，并通过观察图示呈现出来的对应病症来有效去除病灶、预防疾病的发生。这是一本一专多能的综合性读物，通俗的语言与易学好懂的例证，适合各年龄段关注自身健康的人使用。希望本书可以成为您和家人以及朋友健康路上的好伙伴，衷心地祝愿您一生健康、平安！

CONTENTS

目录

第四章 常见疾病诊疗法

如何阅读

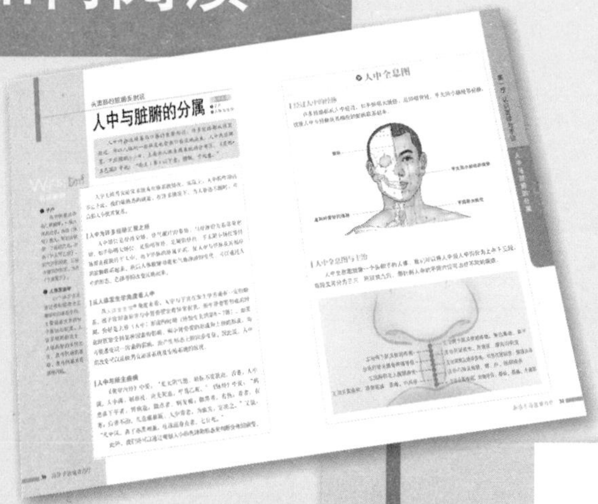

1 基础知识

通过阅读面诊手诊的相关基础知识，掌握面诊手诊的方法，为后文常见疾病的自疗打好基础。

疾病分科

按现代医学理论将常见疾病进行分类。

疾病概念的大致解说

简单介绍疾病概念、发病人群等内容。

相关名词解释

对本页出现的生僻名词进行详细地解释，便于读者理解。

疾病诊治详解

从面部特征和手部特征两个方面介绍诊断疾病的方法，从手疗法、穴位疗法、药膳调理法三个方面介绍治疗疾病的方法。

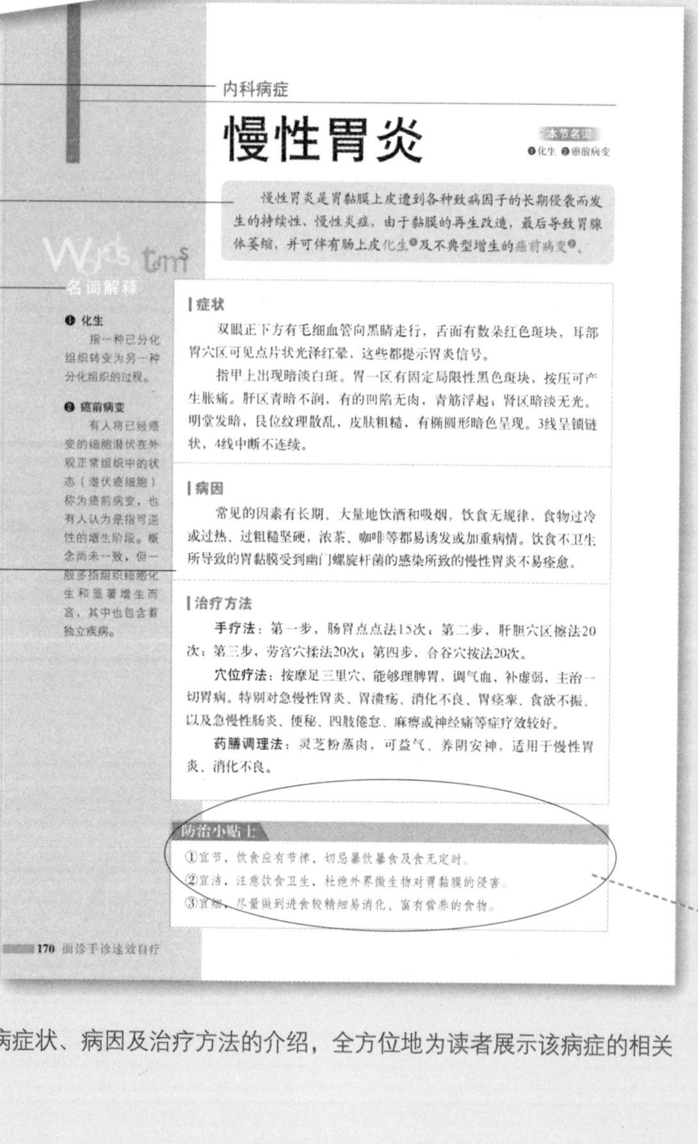

内科病症

慢性胃炎

本节名词 ❶化生 ❷癌前病变

慢性胃炎是胃黏膜上皮遭到各种致病因子的长期侵袭而发生的持续性、慢性炎症，由于黏膜的再生改造，最后导致胃腺体萎缩，并可伴有肠上皮化生❶及不典型增生的癌前病变❷。

Words terms 名词解释

❶ 化生
指一种已分化组织转变为另一种分化组织的过程。

❷ 癌前病变
有人将已经癌变的细胞潜伏在外观正常组织中的状态（潜伏癌细胞）称为癌前病变，也有人认为是指可逆性的增生阶段。概念尚未一致，但一般多指组织细胞化生和显著增生而言，其中也包含着独立疾病。

症状

双眼正下方有毛细血管向黑睛走行，舌面有数朵红色斑块，耳部胃穴区可见点片状光泽红晕，这些都提示胃炎信号。

指甲上出现暗淡白斑。胃一区有固定局限性黑色斑块，按压可产生胀痛。肝区青暗不润，有的凹陷无肉，青筋浮起；肾区暗淡无光。明堂发暗，艮位纹理散乱，皮肤粗糙，有椭圆形暗色呈现。3线呈锁链状，4线中断不连续。

病因

常见的因素有长期、大量地饮酒和吸烟，饮食无规律，食物过冷或过热、过粗糙坚硬，浓茶、咖啡等都易诱发或加重病情。饮食不卫生所导致的胃黏膜受到幽门螺旋杆菌的感染所致的慢性胃炎不易痊愈。

治疗方法

手疗法：第一步，肠胃点点法15次；第二步，肝胆穴区擦法20次；第三步，劳宫穴揉法20次；第四步，合谷穴按法20次。

穴位疗法：按摩足三里穴，能够理脾胃，调气血，补虚弱，主治一切胃病。特别对急慢性胃炎、胃溃疡、消化不良、胃痉挛、食欲不振、以及急慢性肠炎、便秘、四肢倦怠、麻痹或神经痛等症疗效较好。

药膳调理法：灵芝粉蒸肉，可益气、养阴安神，适用于慢性胃炎、消化不良。

防治小贴士

①宜节，饮食应有节律，切忌暴饮暴食及食无定时。
②宜洁，注意饮食卫生，杜绝外界微生物对胃黏膜的侵害。
③宜细，尽量做到进食较精细易消化、富有营养的食物。

170 面诊手诊速效自疗

2 病症解读

正文部分通过对该疾病症状、病因及治疗方法的介绍，全方位地为读者展示该病症的相关知识，全面解读病症。

基础知识+病症解读+图解疾病诊治方法+个性版块

本书的版块内容较多，为了方便阅读，我们在此特别设置了阅读导航这一单元，对内文中各个部分做逐一的说明。

3 图解疾病诊治方法

运用图解的方式进一步对常见疾病的诊断方法和治疗方法进行讲解，加深印象，便于理解。

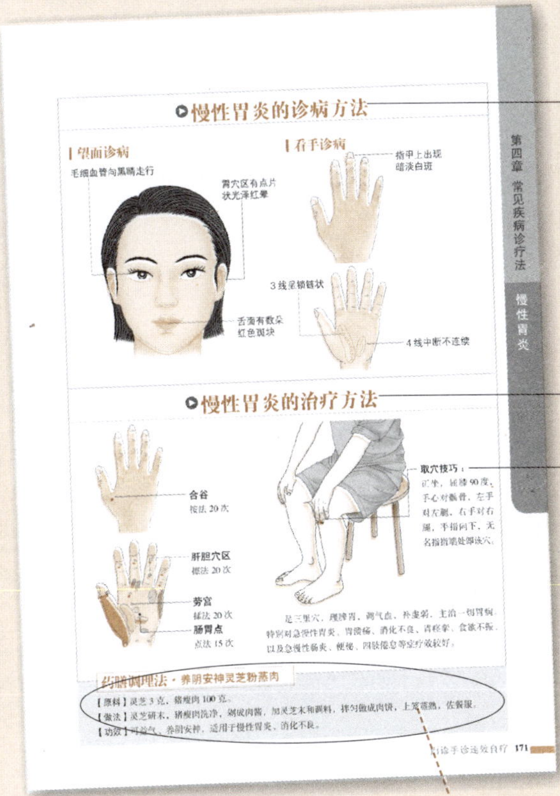

望面诊病 + 看手诊病

通过图例的形式说明出现各种疾病时，面部的临床表现，以及手掌的各种变化，使读者的观察更为便利。

防治疾病方案

①手疗法。指出防治此病症的手疗法，读者可按照此方法进行疾病的自疗。

②穴位疗法。指出防治此病症可以按摩的穴位，以及穴位的取穴技巧。

③饮食调养。治疗和预防疾病，关键在于养。

取穴技巧

文字描述和图解相结合，阐述找到每个穴位的窍门，让读者方便准确地找到相应的穴位。

4 个性版块

防治小贴士和药膳调理法是针对每种病症增加的小版块，有助于患者日常生活的保健调理。

防治小贴士

提示患者在日常生活中应注意的方面，包括饮食、心理、运动等。

药膳调理法

借助药膳调理身体，既去病强身，又有养生保健的作用。

防治小贴士

①宜节，饮食应有节律，切忌暴饮暴食及食无定时。

②宜洁，注意饮食卫生，杜绝外界微生物对胃黏膜的侵害。

③宜细，尽量做到进食较精细易消化、富有营养的食物。

药膳调理法·养阴安神灵芝粉蒸肉

【原料】灵芝3克，猪瘦肉100克。

【做法】灵芝研末，猪瘦肉洗净，剁成肉酱，加灵芝末和调料，拌匀

【功效】可益气、养阴安神，适用于慢性胃炎、消化不良。

面部脏腑分属

《素问·刺热篇》中说："肝热病者，左颊先赤；肺热病者，右颊先赤；心热病者，颜先赤；脾热病者，鼻先赤；肾热病者，颐先赤。"《医宗金鉴·四诊心法要诀》中说："天庭面首，阙上喉咽，阙中印堂，候肺之原。山根候心，年寿候肝，两傍候胆，脾胃鼻端。颊肾腰脐，颧下大肠，颧内小府，面王子膀。"若根据《灵枢·五色篇》的分法，可将整个面部分为五个部分：鼻——明堂，主脾；眉间——阙，主肺；额——颜，主咽喉；颊侧——藩，主大肠；耳门——蔽，主肾。

心理压力区 反射区在额上1/3至发际处（即发际一圈）

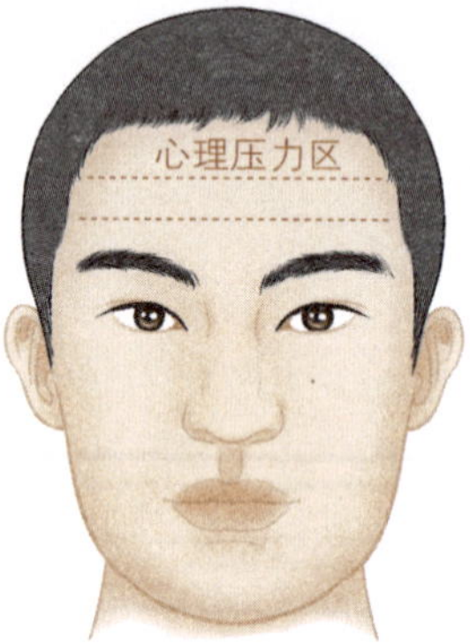

找位技巧

将眉毛至发际的区域三分，最上面的就是。

诊断

如果此处出现青春痘（疙瘩），或此处与面部颜色不一样，说明此人心理压力比较重。

如果此处长斑，说明心脏有疾病（如心肌无力），有痣、瘤子，说明心脏功能先天不足。

心脏区 反射区在两眼角之间的鼻梁处

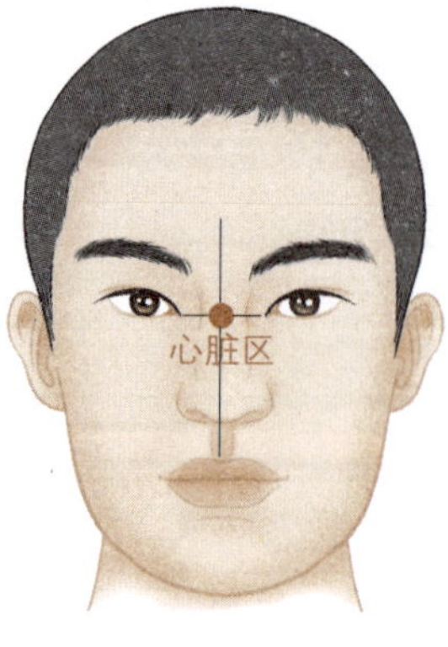

找位技巧

在两眼角之间画线，与鼻梁中线交叉处就是。

诊断

如果此处出现横纹或横纹比较明显，说明心律不齐或心脏状况不好，或血液黏稠。

如果此处出现横纹深，而且舌头上面也有很深的竖纹（沟），可能是有比较严重的心脏病。

面部脏腑分属

头面区　反射区在额上 1/3 至发际处（即发际一圈）

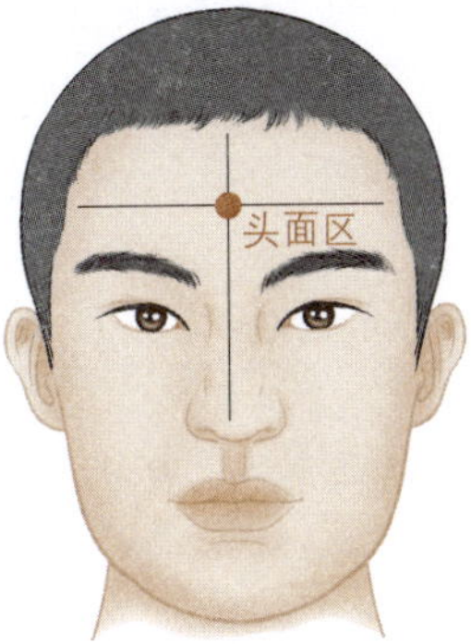

找位技巧
在额上1/3处画线，与鼻梁中线交叉处就是。

诊断
如果此处出现竖纹，竖纹很深并且部分发红的话，说明此人心脑血管供血不足、头痛、神经衰弱、多梦、睡眠不良、心悸、烦躁等。

肺区反射区　在两眉端连线的中点

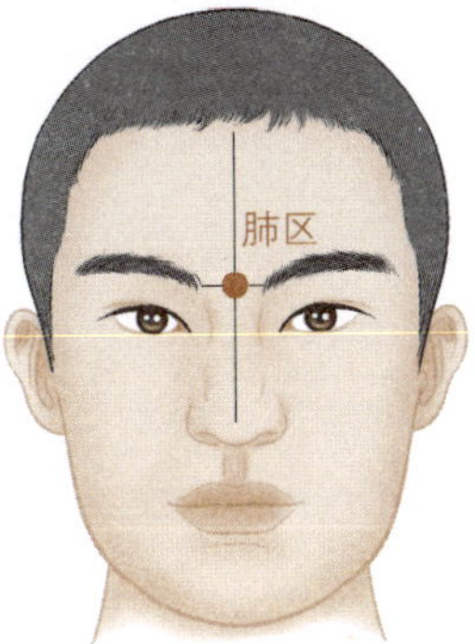

找位技巧
将鼻梁中线向上延长，在两眉毛之间画线，交叉点就是。

诊断
若此处中间比较凹，且颜色晦暗或发青或有斑，说明此人肺部有疾病，呼吸不畅。

两眉头部位有痣、痦子或发白，说明此人有咽喉炎，或扁桃体炎，或胸闷气短，或肺有病。

胸乳区　反射区在眼内眦稍上方

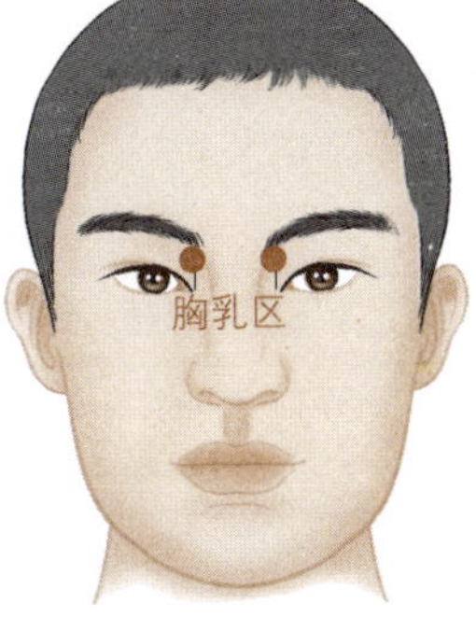

找位技巧
眼内眦垂直向上，至眉毛之间的位置就是。

诊断
如果上眼皮内侧部位有痣、痦子或闭上眼睛此部位有粉痘状的突起，说明女性乳房有小叶增生，男性有胸膜炎；如果女性眼角部位有小包，说明女性有乳腺增生。

面部脏腑分属

肝区反射区 在外耳道与鼻中线交叉处

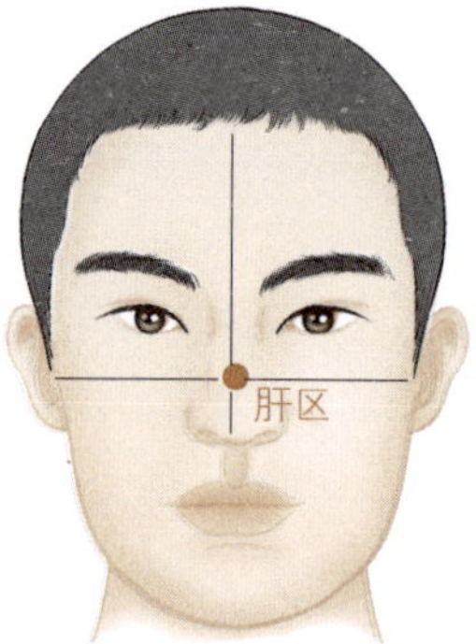

找位技巧

两外耳道口连线，与鼻中线交叉点就是。

诊断

如果这两个部位或其中一个部位，有青春痘（疙瘩）的话，说明此人肝火旺。

如果此处有痣，且眼球发黄，面色非常黄，说明此人患有乙肝。

胆区反射区 在肝区的外侧

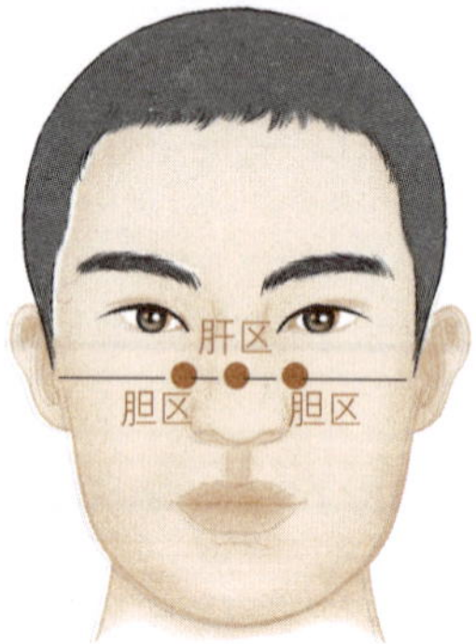

找位技巧

肝区的两侧，鼻的边缘处就是。

诊断

如果这一部位有红血丝状、青春痘，或早晨起床后嘴里发苦，说明胆部有了轻微炎症。

如果此处有一对明显的斑或有痣、痦子，是胆结石。

肾区反射区 在颊部，鼻翼水平线与太阳穴的垂直线交叉处

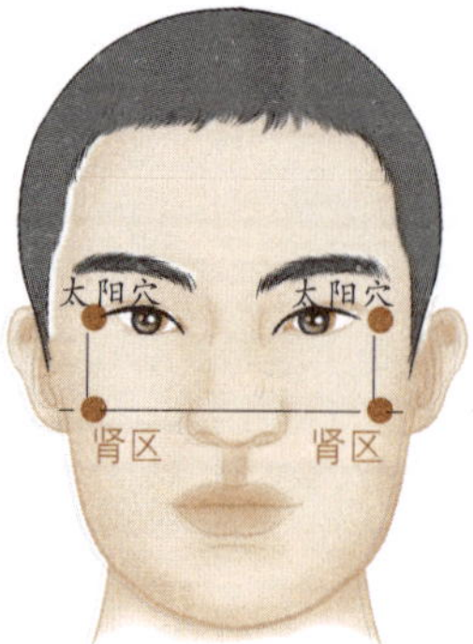

找位技巧

从太阳穴处垂直向下，与两耳垂之间连线的交叉点就是。

诊断

如果这一部位有红血丝、青春痘，或斑，说明此人肾虚，容易怠懒，会有腰背及腿部酸疼。

如果这一部位有很深且很大的斑，极可能是肾结石。

面部脏腑分属

膀胱区　反射区域在鼻下人中处的鼻根部位

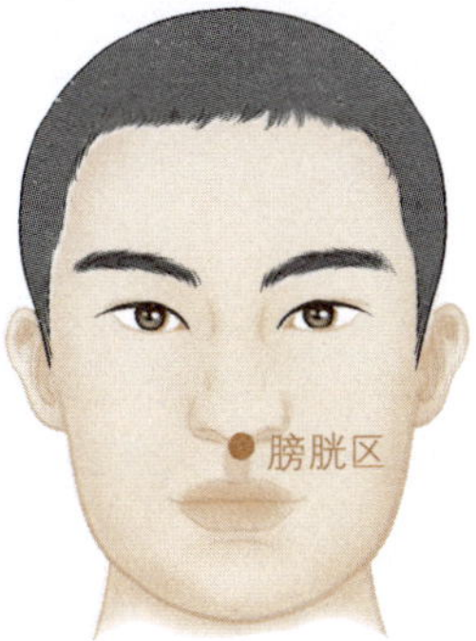

找位技巧
将人中与鼻根部位三分，上面的部分就是。

诊断
如果这一部位发红，有红血丝、青春痘、疮等，且伴有小便赤黄、尿频、尿急等症，说明有膀胱炎。

如果此处发红，但尿不频不急，且整个鼻梁骨发红，说明是鼻炎。

脾区　反射区域在鼻头

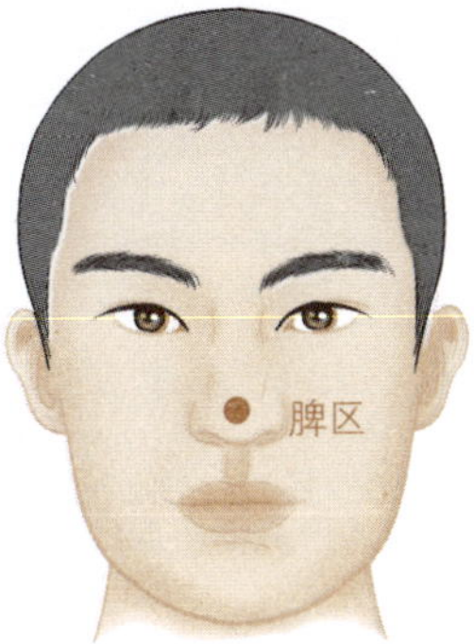

找位技巧
肝区下方的鼻头处就是。

诊断
如果此处发红或酒糟鼻者或鼻头肿大，说明脾虚或脾大，一般感觉头重、脸颊疼、心烦等。

如果此处发黄，也是脾虚，会出现汗多、畏风、四肢懒动、倦怠、不嗜食等症状。

胃区　反射区在鼻翼

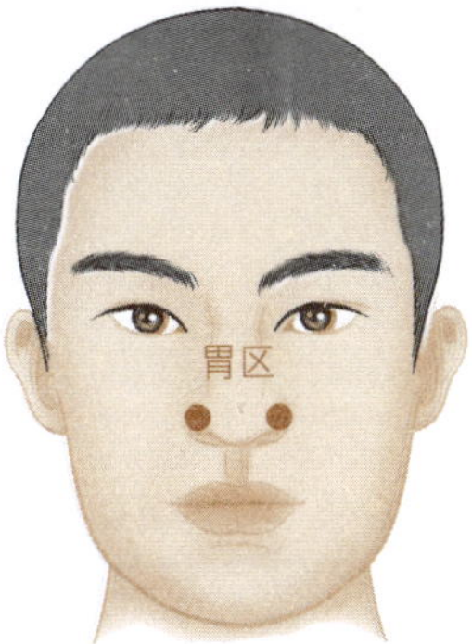

找位技巧
脾区的两侧，两鼻翼处就是。

诊断
如果此处发红，是胃火，易饥饿、口臭。如果这一部位有红血丝且比较严重，一般是胃炎。

如果鼻翼部青瘪，一般是以前胃痛，形成病根，可引起萎缩性胃炎，而萎缩性胃炎引发胃癌的可能性较大。

面部脏腑分属

小肠区 反射区在颧骨内侧，肝胆区的水平线上

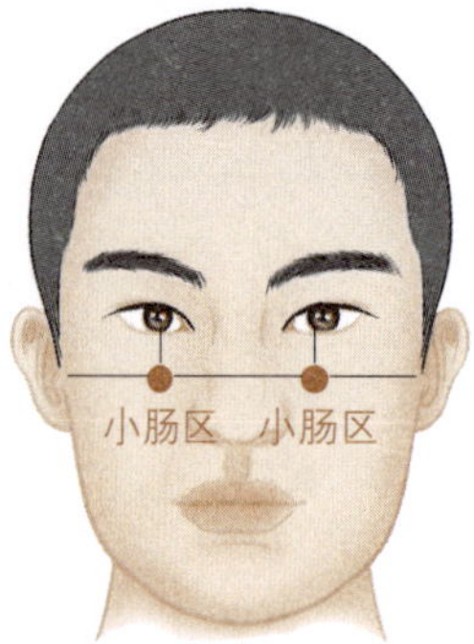

找位技巧

肝胆区的水平线上，颧骨内侧，眼睛下方就是。

诊断

如果这一部位有红血丝、青春痘、斑、痣或痦子，说明小肠吸收功能不好，一般大便溏稀或一天两次大便。

大肠区 反射区域在颧骨下方偏外侧部位

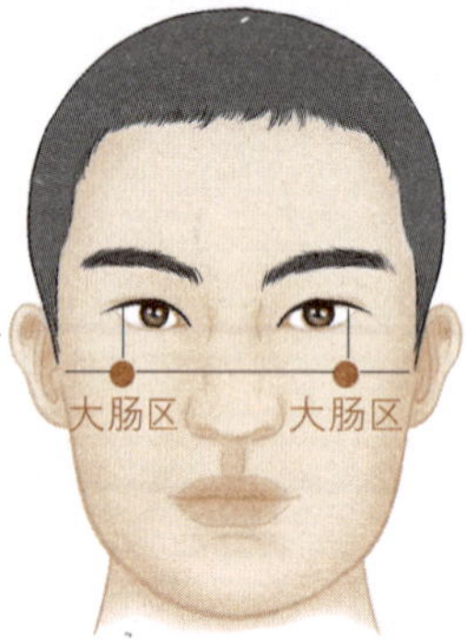

找位技巧

在两外耳道口之间画线，沿目外眦垂直向下画线，交叉点就是。

诊断

如果这一部位有红血丝、青春痘、斑、痣或痦子，说明此人大肠排泄功能失调，一般会大便干燥、便秘或两天大便一次。

如果这一部位有呈半月状的斑，说明此人患有便秘或痣疮。

生殖系统区 反射区域在人中及嘴唇四周部位

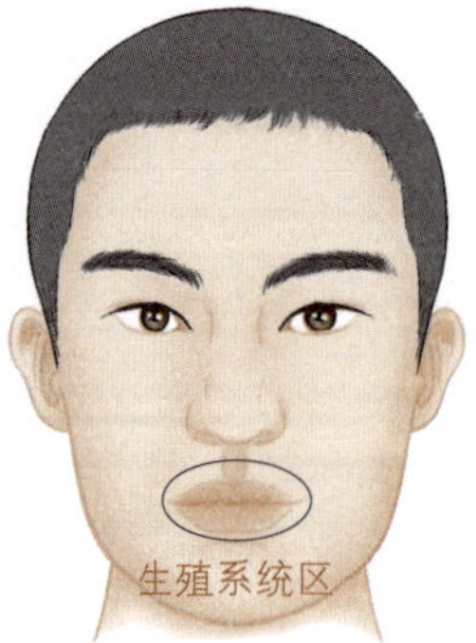

找位技巧

嘴唇周围就是。

诊断

如果女性嘴唇下面有痣、痦子，下巴发红，而肾的反射区域比较光洁的话，说明此人子宫后倾，腰部酸痛。

如果女性嘴唇四周有痣、痦子，且肾反射区域不好的话，或女性的嘴唇四周发青、发乌或发白，且肾的反射区域也不好的话，这两种情况一般都说明此人性冷淡。

手部九宫八卦划分法

九宫八卦划分法是目前手诊中最常用的手掌划分方法，它继承并发展了古代手掌八卦分区法。中医学认为，八卦的每一卦代表相应脏腑的功能，所以卦位上的表征变化即可反映脏腑的病变。手诊中借鉴了这一观点，根据后天八卦把手掌分为九区，以此指导诊断。

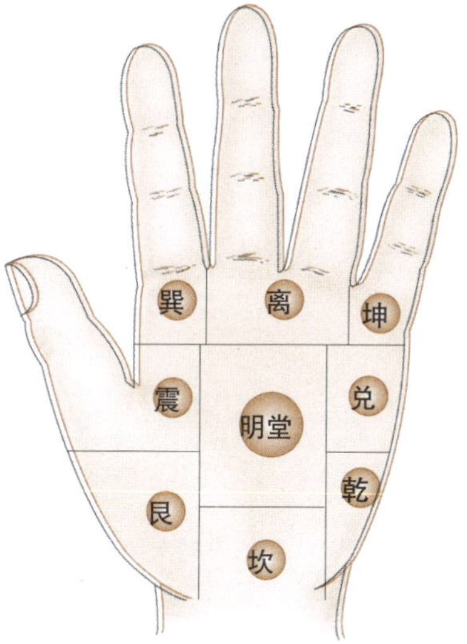

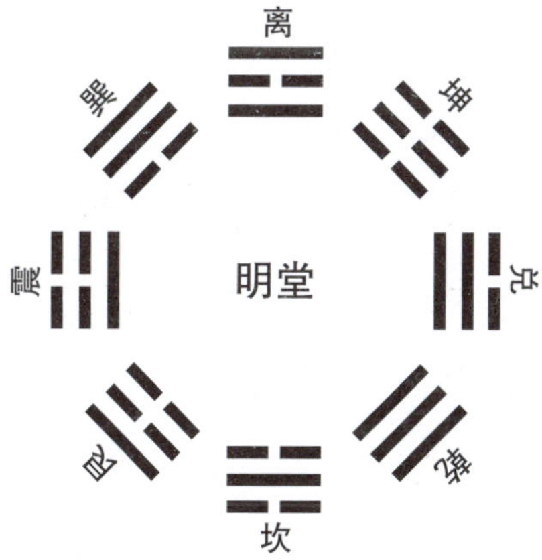

后天八卦图

手部五行星丘划分法

五行星丘划分法是近代国外学者结合宇宙中太阳系的星体，根据“天人合一”的原理而创制的。五行主要表现金、木、水、火、土五种物质状态之间相生、相克的关系。传统中医经常用五行相生相克的理论来指导诊病。

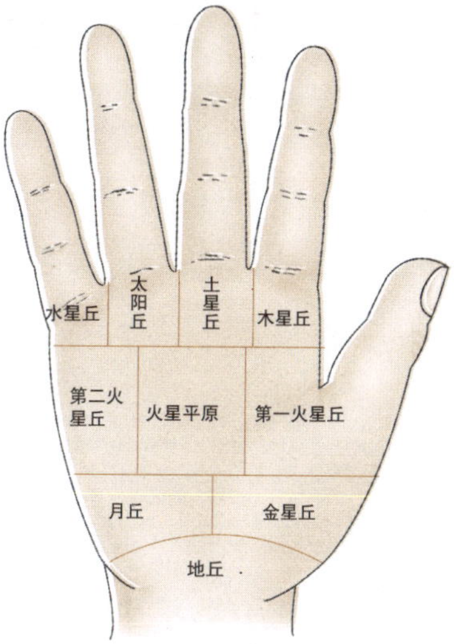

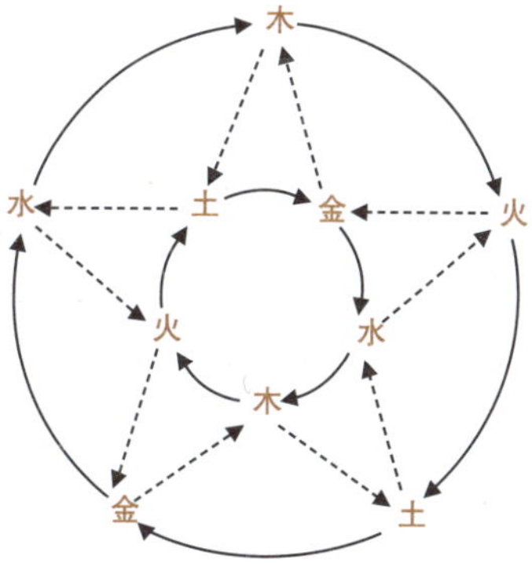

五行图

→ 相生
⇢ 相克

第1章

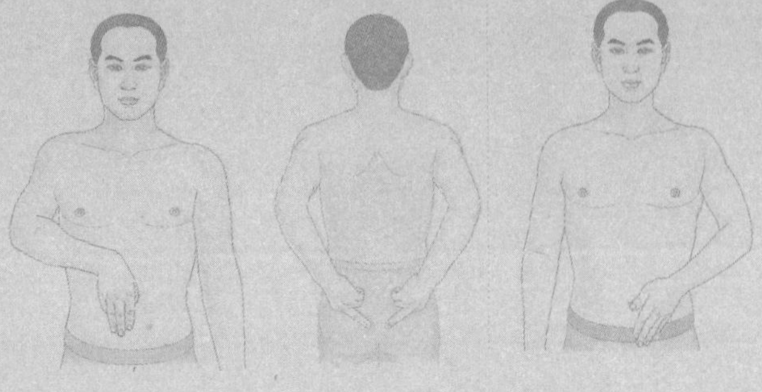

认识面诊和手诊

中医面诊和手诊，在我国有着悠久的历史，是我国历代医家几千年来诊断疾病的宝贵经验的积累。2000多年前的《黄帝内经》就认为人体的局部和整体具有辩证统一的关系，即身体每一个局部都与全身的脏腑、经络等密切相关。因此在诊病时，通过观察五官、手掌等就可以了解人的健康状况。

本章对面诊手诊的基础知识进行介绍，其中包括：什么是面诊、面诊的理论依据、头面部的脏腑反射区、面诊的要点、什么是手诊、手诊的理论依据、什么是手疗、手疗的基本操作方法。

本章看点

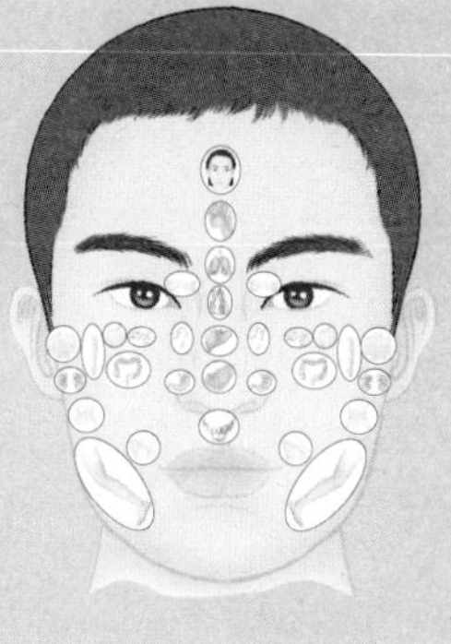

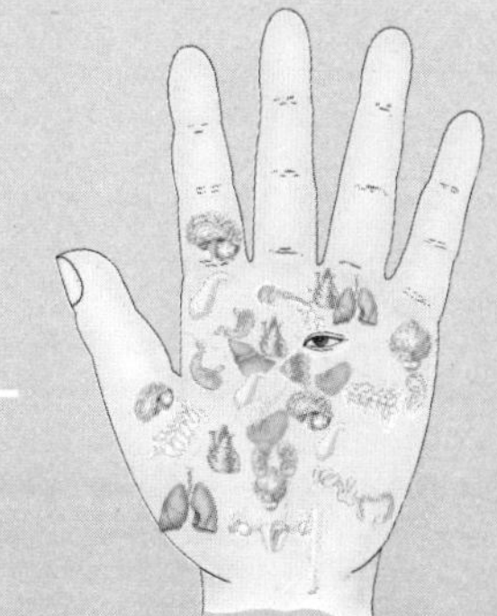

什么是面诊

本节名词

❶脏象学说 ❷辨证论治

中医面诊是我国历代医家几千年来诊断疾病的宝贵经验积累，在我国有着悠久的历史。在古代，中医利用人的面部呈现出的各种特征来确定这个人是否患病以及患病的轻重，因此有“察言观色”的说法。那么，什么是面诊呢？

Words & terms

名词解释

❶ 脏象学说

又称“藏象学说”、“脏腑学说”。脏象是机体内脏的生理活动和病理变化反映于外的征象。脏象学说是中国传统医学中研究人体脏腑的生理功能、病理变化及其相互关系的学说。

❷ 辨证论治

辨证是指把四诊（望诊、闻诊、问诊、切诊）所收集的资料、症状和体征，进行分析和综合，辨清疾病的病因、性质、部位，以及邪正之间的关系，概括、判断病症的性质。论治，又称为“施治”，即根据辨证的结果，确定相应的治疗方法。

面诊就是透过面部反射区观察脏腑疾病与健康状况的诊法，即医生运用望、闻、问、切的诊断方法来对面部整体及五官进行观察，从而判断人体全身与局部的病变情况。通过对面部形态、颜色、皮肤、瑕点分布等方面的观察，从而得知脏腑、经络、气血功能的状态，简而言之就是“看五官，观气色，辨脏腑之病”。

根据脏象学说[1]的理论，内在的五脏，各自与外在的五官七窍相连，是人体与外界相互联系的通道。所谓五官，是指眼、鼻、口、舌和耳，它们是五脏的感受器。七窍，是指头面部的七个孔窍，即两只眼睛、两只耳朵、两个鼻孔和口。五脏的精气通于七窍，头面部能直接反映人的身体状况。因此，每当人体有潜伏的病症时，头面部就会相应地出现一些变化。

中医中的望、闻、问、切诊断方法都是为辨证论治[2]服务的。而面诊属中医望诊的范畴，通过对头发、面部、五官的形色等方面的观察，从中获得脏腑、气血各种病理变化的部分情况，作为辨证和论治的一种依据。“有诸于内，必行诸于外”是中医学朴素的辨证法。所谓“相由心生”，是由于脏腑与面部之间有紧密的联系，内在五脏六腑的病理变化或是心理变化，都会表现在头面部的相关区域，所以头面部的望诊最能洞察病机，掌握病情。“疾病欲来神色变”，身体的变化过程，无论是从健康到生病，或是由病态到慢慢康复，其转变大多是循序渐进的，而且一定会出现某些征兆。正如《望诊遵经》所说：“将欲治之，必先诊之。”如果我们能够仔细认真地观察人的五官七窍，发现其中的细微变化，及早采取措施，便可趋吉避凶。

面诊流程

面诊流程图

面诊是中医诊断学的一个重要组成部分，是通过观察人的面部形态、颜色、神态等的变化，来搜集所需要的诊断信息。

- 第一步，看形态 —— 了解经脉气血的盛衰
- 第二步，看面色
  - 面色正常 —— 健康
  - 面色异常 —— 有疾病
- 第三步，看神态
  - 有神 —— 健康/预后良好
  - 失神 —— 预后不良
  - 假神 —— 大限将至

面部八卦与五脏反射区的分布

古人将人的面部与乾、坤、坎、离、兑五卦对应，又与人体脏腑对应，作为望诊的依据。中医学认为五官端正、轮廓分明、光泽有神是健康的标志。

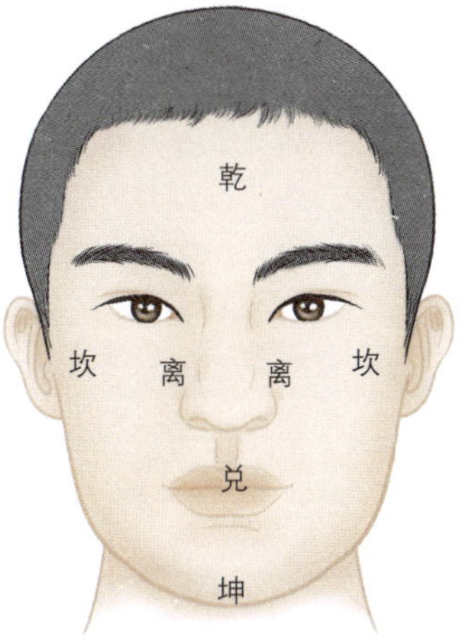

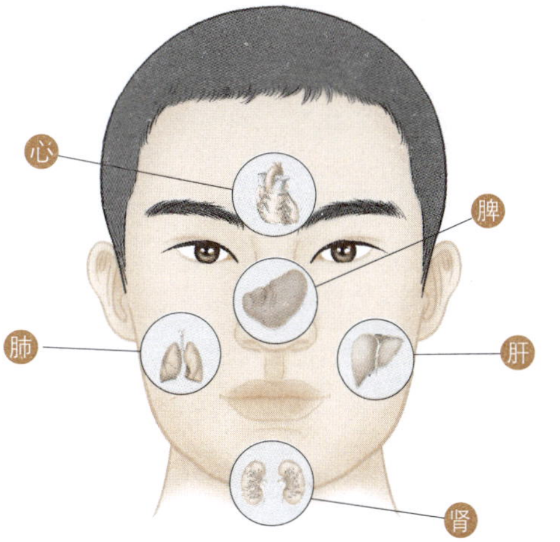

面诊的理论依据

本节名词
❶心主血脉
❷手足三阳经

《黄帝内经》是面诊理论形成的代表作。早在两千多年前，《灵枢·邪气脏腑病形篇》就指出："十二经脉，三百六十五络，其血气皆上于面而走空（孔）窍。"这说明人体内脏功能和气血状况在面部都有相应表现，人们可以通过对面部各种状况的观察，来了解人体的健康状态和病情变化。

Words & Terms
名词解释

❶ 心主血脉

指心气推动和调节血脉循行于脉中，周流全身的作用。

❷ 手足三阳经

手三阳经是手阳明大肠经、手太阳小肠经和手少阳三焦经的总称，分布在手臂的外侧，属表，由手走头，所以叫手三阳经。

足三阳经指十二经脉中的三条经脉，即足阳明胃经、足太阳膀胱经、足少阳胆经，分布在腿的外侧和后侧，属表。其循行方向均由头部经过躯干部、下肢外侧抵止于足部。

面部为诸多经脉的汇聚之所

心主血脉[1]，其华在面，手足三阳经[2]皆上行于头面，面部的血脉丰盛，为脏腑气血之所荣。

中医学通过长期大量的医疗实践，逐渐认识到人体是一个统一的有机整体，以五脏为中心，经络为通道，气血为媒介，内联脏腑，外络肌肤，感观四肢百骸。人体的各个部分相互联系，相互影响，相互作用。因此，体内脏器的变化，会在身体外部表现出来；身体外部的变化，也可以影响到内部组织器官的变化。局部的病变，可影响到全身；反之，全身病变也可在局部，如头发、面部、目、鼻、唇、耳等部位反映出来。因而望诊人体各部位的形态、气色变化等，可以判断出内在各脏腑的功能状态。这就是面诊的基本理论依据，其相对较完善的理论系统早在《黄帝内经》中就已经形成。

面部变化较其他部位更容易把握

面部皮肤薄嫩，处于人体的最高处，色泽变化易于外露，所以在望诊中也最容易把握。

观察人外部的异常，可以探知人体内部的变化，进而判断人体内部脏器可能发生的病变。即《黄帝内经》所言"视其外应以知其内脏，则知所病矣"。如元代医学家朱震亨所说："沃知其内者，当以观乎外，诊于外者，斯以知其内。盖有诸内，必形诸外。"身体的变化过程虽然多循序渐进且缓慢不易察觉，但是都有蛛丝马迹可循。我们平时要留心观察五官，以发现其细微的变化，进而探知变化发生的原因，从而避免疾病的恶化。

面部与人体的对应

人的头面是许多经脉的汇聚之地

人体许多经脉都上行至头面部，人体经脉运行自如是脏腑精气充足的表现。所以，观察人的面部可以作为诊断脏腑病变的一种手段。

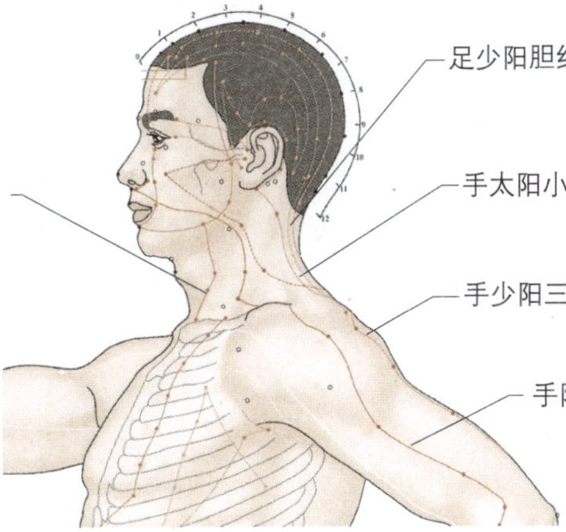

面部与人体的对应

人体面部与全身都有一定的对应关系，我们可以利用这种对应关系来判断身体各部位的变化。下图所示为面部侧面与人体的对应关系，另一面与此面对称。

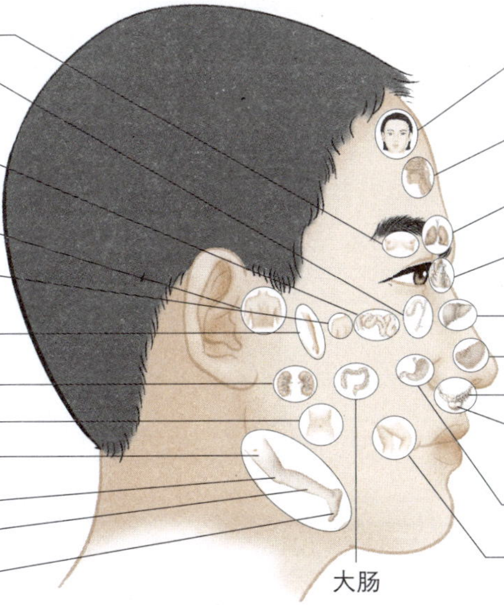

脏腑在面部的反射区

本节名词
❶热病 ❷眦
❸薄泽

面部可以反映身体各部位的生理信息，因此面部是身体完整的缩影。面部的各部又分属不同的脏腑，这是面部望诊的基础。清朝医学家陈士铎说："看病必察色，察色必观面，而各有部位，不可不知。"

Words & Terms
名词解释

❶ **热病**

有三种含义，一指冬天受寒，到了夏季因时令之热而发的疾病；二指痘疮，即天花的古称；三泛指一切急性发作，以体温增高为主要症状的疾病。

❷ **眦**

指眼角，即上下眼睑的接合处，靠近鼻子的称"内眦"，靠近两鬓的称"外眦"。

❸ **薄泽**

诊断学名词，望诊内容之一。指色泽浮薄明亮。多主病在表，属阳。

《灵枢·五色篇》中将人的面部比喻为一座宫廷院落，鼻居中央，地位最高，故曰明堂。其余各部，皆形象化地予以想象：眉间称阙，额称庭（颜），颊侧称藩，耳门称蔽。正如《望诊遵经》所说："首面上于阙庭，王宫在于下极，五脏次于中央，六腑挟其两侧。"这是面部脏腑分布的总规律。

面部各部分与五脏均有对应关系：庭候首面，阙上候咽喉，阙中（印堂）候肺，阙下（下极）候心，下极之下（年寿）候肝，肝部左右候胆，肝下候脾，方上（脾两旁）候胃，中央（颧下）候大肠，挟大肠候肾，明堂（鼻端）以上候小肠，明堂以下候膀胱、子宫处。

《素问·刺热篇》把五脏与面部的相关部位划分为：左颊候肝，右颊候肺，额候心，颏候肾，鼻候脾。并说："热病❶从部所起者，至期而已，""肝热病者，左颊先赤；心热病者，颜先赤；脾热病者，鼻先赤；肺热病者，右颊先赤；肾热病者，颐先赤。"虽然这是从热病的角度来划分的，但后世医家，已把它扩展推广到对一切疾病的望诊上。

《灵枢·五阅五使》中说："五官者，五脏之阅也。"所谓阅，是见于外而历历可察之义。据此，喘息鼻张是肺病，眦❷青者是肝病，唇黄者是脾病，舌卷短而颧赤是心病，颧与颜黑是肾病。肾开窍于耳，当为耳黑。临床上，可以将此作为望面色的补充，且可据五脏与五体的联系，以诊断皮、肉、气、血、筋、骨之病。例如《灵枢·卫气失常篇》中说："色起两眉薄泽❸者，病在皮；唇色青黄赤白黑者，病在肌肉；营气濡然者，病在血气；目色青黄赤白黑者，病在筋；耳焦枯受尘垢，病在骨。"

面部反射区

《黄帝内经》对面部的分区

《黄帝内经·灵枢·五色篇》把人体面部分为：鼻部称为明堂，眉间称为阙，额称庭（颜），颊侧称为藩，耳门称为蔽。

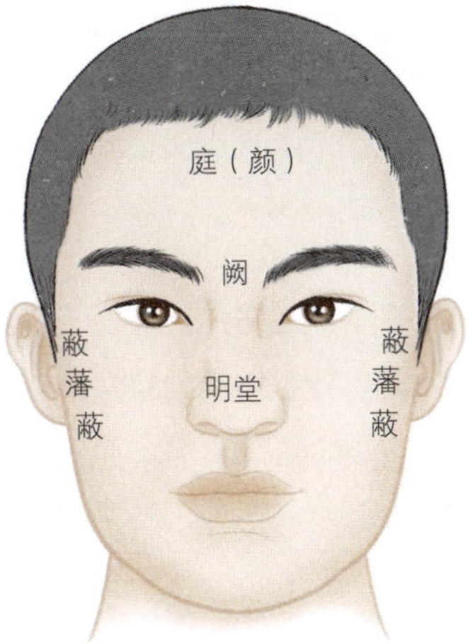

面部反射区

人体面部是一个全息图，不仅脏腑在面部有分布，人体各个器官也按照一定的规律分布在面部。

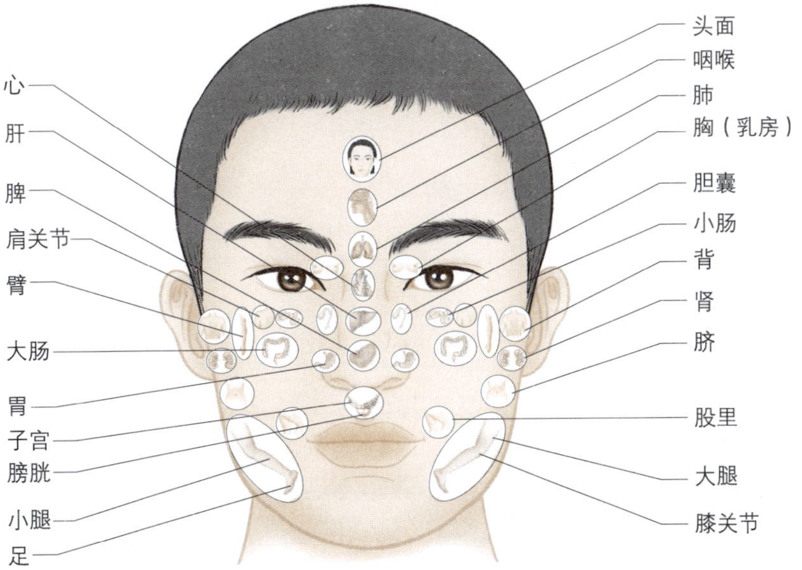

眼与脏腑的分属

本节名词

❶八廓 ❷太阳病

《灵枢·大惑论》曰："五脏六腑之精气，皆上注于目而为之精。"可以说目为肝之官，心之使，阴阳之所会，宗脉之所聚，营卫魂魄之所常营，神气之所生，气之清明者也。总之，目与五脏六腑、经络筋骨、精神气血，都有着密切的联系，可以通过眼睛探察五脏六腑的变化，对某些病症的诊断，具有见微知著的意义。

眼为筋骨血气肌肉之部

《灵枢·大惑论》认为，精之窠为眼，骨之精为瞳子，筋之精为黑眼，血之精为络，窠气之精为白眼，肌肉之精为约束，裹撷筋骨血气之精而与脉并为系，此系上属于脑，后出于项中。筋骨肌肉气血，又分属于五脏，后世医家据此发展为五轮学说，《秘传眼科龙木论》分为肉轮、血轮、气轮、风轮、水轮，并以此检测相应脏腑的病变。

眼为五脏六腑之部

据《黄帝内经》所述，因肝属风主筋，所以黑睛被称为"风轮"，属肝与胆；心主血脉，故内外眦的血络被称为"血轮"，属心与小肠；因脾主肌肉，所以眼睑被称为"肉轮"，属脾与胃；肺主气，其色白，故白睛被称为"气轮"，属肺与大肠；因肾属水，主骨生髓，所以瞳被称为"水轮"，属肾与膀胱。另有八廓[1]之说，以八卦方位分别对应脏腑。

眼为经络阴阳之部

据《黄帝内经》记载，直接与眼目有联系的经脉有：足太阳、阳明、少阳，手太阳、少阳，手少阴，足厥阴，任脉、督脉、阴阳跻脉。经筋则有：足太阳、阳明、少阳，手太阳、少阳，且太阳为上睑，阳明为下睑，少阳结于目眦为外维。据《灵枢·论疾诊尺》篇载，赤脉从上向下者，属太阳病[2]；从下走向上者，属阳明病；从外走向内者，属少阳病。又据《灵枢·热病》篇载，目赤从内眦始者，属阴病。《灵枢·大惑论》认为，瞳子黑眼法于阴，白眼赤脉法于阳。眼睑上为阳，下为阴；左为阳，右为阴；外眦为阳，内眦为阴。

Words & Terms

名词解释

❶ 八廓

历代中医眼科将外眼划分为八个部位（或方位），名为八廓。一般用自然界八种物质现象或代表它们的八卦来命名。即天（乾）、水（坎）、山（艮）、雷（震）、风（巽）、火（离）、地（坤）、泽（兑）。

❷ 太阳病

凡出现发热、恶寒、头痛、项强、脉浮等，都叫太阳病。太阳病分为经证和腑证两类。经证是邪在肌表的病变；腑证是太阳经邪不解而内传于膀胱所引起的病变。

眼与脏腑的分属

脏腑在眼的分布

眼睛之所以能辨识万物，原因在于五脏六腑精气的滋养。如果脏腑功能失调，精气不能充足流畅地注入眼睛，就会影响眼睛的正常功能。脏腑在眼睛的分区如图所示：

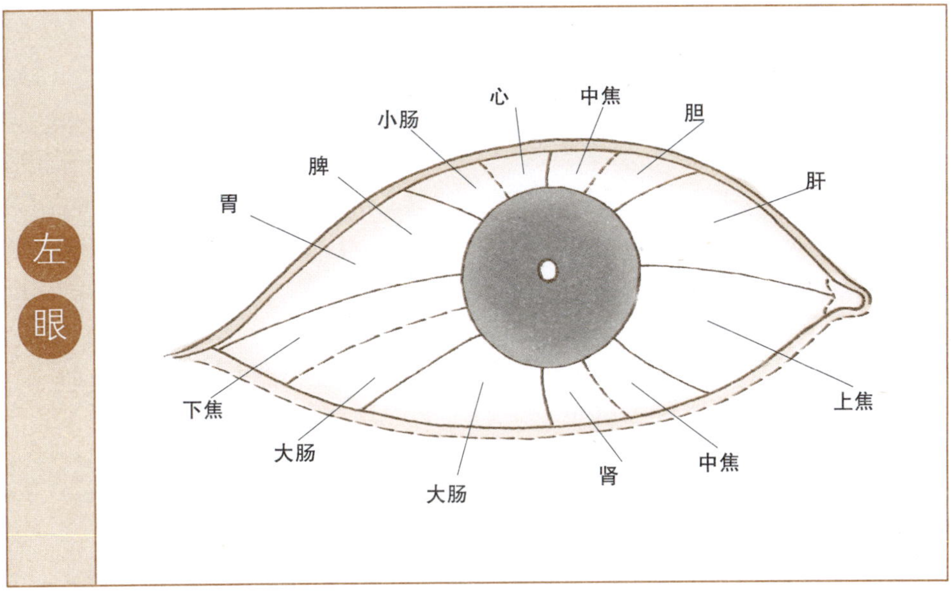

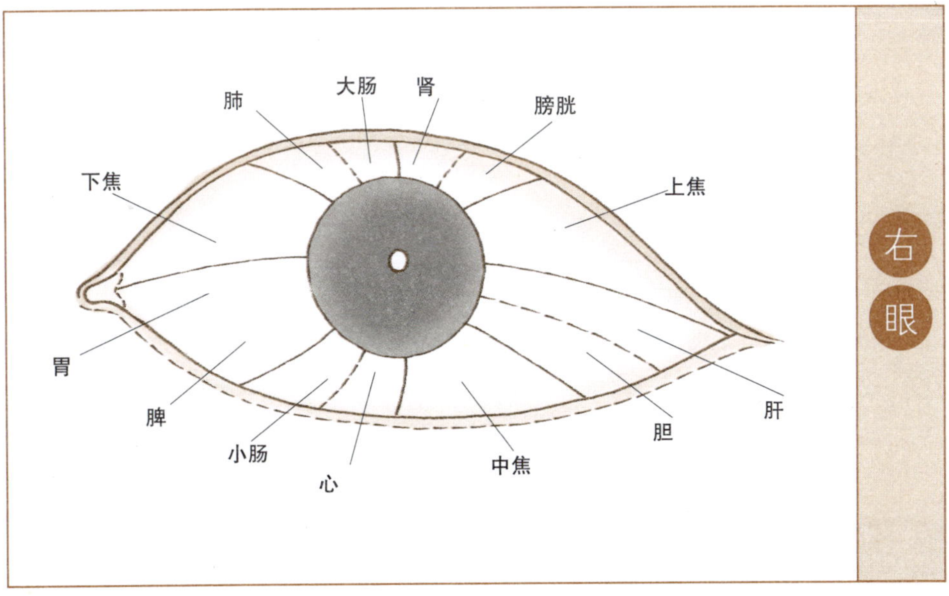

鼻与脏腑的分属

本节名词

❶全息论 ❷九窍 ❸鼻渊

《素问·金匮真言论》中说："西方白色，入通于肺，开窍于鼻，藏精于肺。"《灵枢·脉度篇》又指出："肺气通于鼻，肺和则鼻能知香臭矣。"可见，鼻与脏腑中的肺相对应。但从全息论❶的角度来看，鼻与人体各脏腑器官都有联系。

Words & terms

名词解释

❶ **全息论**

中医学的一种理论。认为人体是一个有机整体，内脏有病可以反映到体表。它实际上与我国古代哲学中"天人合一"的概念相一致。

❷ **九窍**

通俗地讲，即指人体的两眼、两耳、两鼻孔、口、前阴尿道和后阴肛门。

❸ **鼻渊**

鼻科常见病、多发病之一。指以鼻流浊涕，如泉下渗，量多不止为主要特征的鼻病。常伴头痛、鼻塞、嗅觉减退，鼻窦区疼痛，久则虚眩不已等症状。相当于西医所说的化脓性鼻窦炎。

中医学认为，鼻是体表的一个器官，与肺、脾、胆、肾、心等脏腑都有密切的生理和病理关系。所以，望面诊病时，观察鼻部周围颜色的变化是其中的重要环节。要想诊断准确，首先必须明确鼻部不同穴位与身体的对应关系。

肺分布于两眉内侧端连线之中点。肺主鼻，鼻为肺之窍、肺之官；肺气上接气道通于鼻，构成肺系，肺气充满则能与鼻共司呼吸，助发音，知香臭；肺系是否有病可以在鼻上反映出来，鼻部的变化也可用以判断肺系是否健康。

脾分布于鼻准头上缘正中线上。鼻为血脉聚集之处，而脾脏具有统率血、化生血的功能，脾的统血、生血功能可以影响鼻的生理功能，其完成需靠脾气升清的功能协助；脾经有病，则头面诸窍，包括鼻在内的"九窍❷"均失去正常生理功能，脾不健康便九窍不利。

胆分布于内眦之下，肝穴外侧。胆经之气上通于脑，下通于鼻，胆热移脑则可影响鼻，发生鼻渊❸。肾分布在两外耳道口连线与鼻中线的交叉点处。鼻司呼吸，依靠肾气协助，其中肺主呼出，而肾主纳入。肾不纳气则引发为哮喘；肾气不足或肾阳虚弱，则鼻易为风寒所袭，可表现为多嚏。

心分布于两目内眦连线之中点。鼻主嗅觉，需要心经的功能协助参与，所以也可以说心主嗅。心主脉，鼻为血脉聚集之处，心的健康与否可以影响和导致鼻病。

肝分布于鼻梁最高点之下方，两颧连线与鼻正中线交叉点，心穴与脾穴连线之中点。如果肝出现问题，会在这一位置有所反映。

鼻全息图

鼻全息图

对鼻子进行分区，与人体五脏六腑及四肢相对应，我们可以借此来推断身体的健康变化。从整体来看，人体各部位在鼻子的分布就像一个坐着的人。

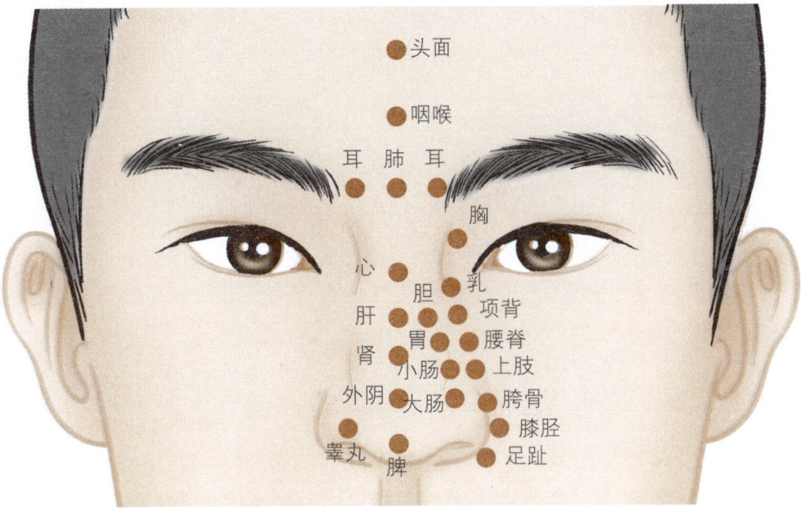

鼻子的颜色与征象

根据鼻子与脏腑的对应，当鼻子出现不同的颜色时，说明身体的相应部位出现了异常。了解不同颜色的变化与其所代表的征象，可以随时把握自己的健康状况。

颜　色	征　　象
鼻色青	①鼻部青黄：多为肝病；②鼻头色青：主腹中痛；③鼻尖青黄：多为淋病。
鼻色赤	①鼻头色赤：主肺脾二经有热，或主风病；②面红、鼻更红：为常饮酒者；③妇女鼻梁暗红，两侧有黄褐斑：多为月经不调、闭经。
鼻色黄	①鼻部黑黄而亮：有淤血；②鼻部黄黑枯槁：主脾火津涸；③鼻头色黄：内有湿热，还主胸中有寒。
鼻色白	①鼻部色淡白：主肺病，如寒痰、慢性支气管炎；②鼻部色㿠白：为气虚、血虚，还主脾虚，脾胃虚寒。
鼻色黑	①鼻头色黑光浮而明：为暴食不洁食物；②鼻头黑而枯燥：为房劳；③鼻部色灰黑：多为血虚、血淤之疾；④妇女鼻头微黑：为膀胱及子宫病；⑤男子鼻头黑色且侵入人中：乃寒伤肝肾，主阴茎睾丸痛。

人中与脏腑的分属

本节名词
❶子户
❷人体发生学

人中作为连接鼻与口唇的重要部位，许多经络都从这里经过，所以人体的一些病变也会在口唇反映出来。人中内应脾胃，下应膀胱子户❶，主要为人体生殖系统的分布区。《灵枢·五色篇》中说："面王（鼻）以下者，膀胱、子处也。"

Words & Terms
名词解释

❶ **子户**

在中医理论中有三种解释，一指人体部位名，出自《脉经》卷九，即妇女前阴；二指经穴名，出自《针灸甲乙经》，即气穴的别名；三指水道穴的别名，出自《千金要方》。

❷ **人体发生学**

以个体发生发育过程和规律为主要研究对象的学科，主要涵盖生命的分子基础与起源、人体早期胚胎发生、人体胚胎的系统发生、遗传的细胞基础、遗传的基本规律等内容。

人中主候男女泌尿系统及生殖系统情况，实际上，人中的作用远不止于此。我们最熟悉的就是，在许多情况下，当人昏迷不醒时，可以掐人中使其复苏。

人中为许多经脉汇聚之所

人中部位是经络交错、经气灌注的要地，与经脉的关系非常密切。如手阳明大肠经、足阳明胃经、足厥阴肝经、手太阳小肠经等经脉都直接循行于人中。由于经脉的络属关系，使人中与经脉及其相应的脏腑联系起来。所以人体脏腑功能和气血津液的变化，可以通过人中的形态、色泽等的改变反映出来。

从人体发生学角度看人中

从人体发生学❷角度来看，人中与子宫在发生学方面有一定的联系。因子宫形态异常与中肾旁管发育异常有关，而中肾旁管形成的时期，恰好是上唇（人中）形成的时期（胚胎生长的第6～7周），如果此时胚胎受到某种因素的影响，则中肾旁管的形成和上唇的形成，均可能遭受同一因素的影响，而产生形态上的同步变异。因此说，人中的改变可以反映男女泌尿系统及生殖系统的状况。

人中与所主疾病

《黄帝内经》中说："足太阴气绝，则脉不荣肌肉，舌萎，人中满。人中满，则唇反，肉先死也。甲笃乙死。"《脉经》中说："病患鼻下平者，胃病也；微赤者，病发痈；微黑者，有热；青者，有寒；白者不治。凡急痛暴厥，人中青者，为血实，宜决之。"又说："凡中风，鼻下赤黑相兼，吐沫而身直者，七日死。"

此外，我们还可以通过观察人中的色泽和形态来判断身体的病变。

人中全息图

经过人中的经脉

许多经络都从人中经过，如手阳明大肠经、足阳明胃经、手太阳小肠经等经脉，这使人中与经脉及其相应的脏腑联系起来。

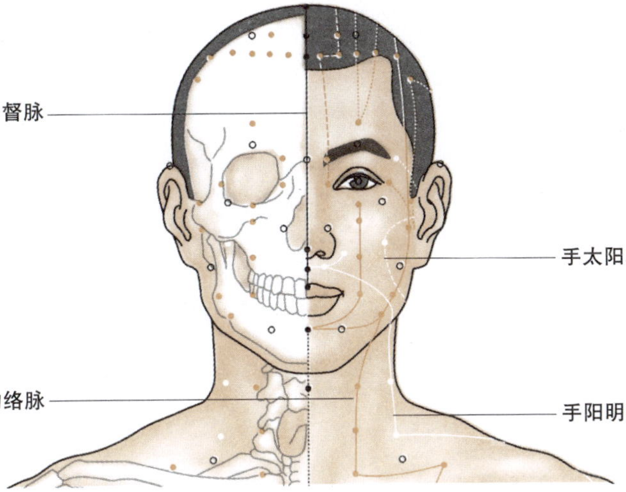

人中全息图与主治

人中全息图就像一个头朝下的人体。我们可以将人中沿人中沟分为上中下三段，每段又可分为三穴，所以共九穴。用针刺人中的不同穴位可治疗不同的病症。

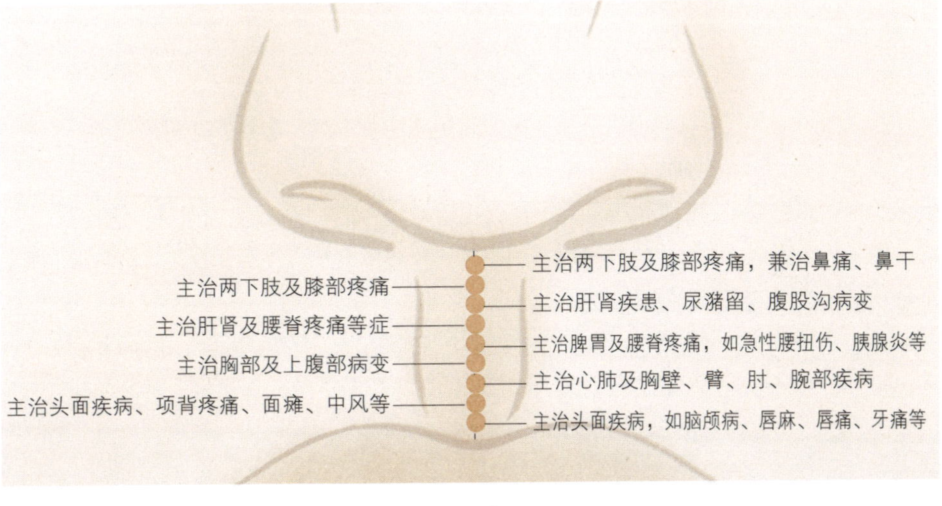

唇与脏腑的分属

本节名词

❶唇四白 ❷承浆穴
❸中焦 ❹下焦

中医认为，脾开窍于口。如《黄帝内经》中说：“脾之合肉也，其荣唇也。”脾之华在唇，且足阳明胃经环绕口唇，所以脾胃的病变可以在唇部表现出来。《素问·六节脏象论》中说：“脾、胃、大肠、小肠、三焦、膀胱者，仓廪之本，营之居也，名曰器，……其华在唇四白[1]。”

Words & Terms

名词解释

❶ **唇四白**

指口唇及周边的白色肌肉。

❷ **承浆穴**

位于人体的面部，在当颏唇沟的正中凹陷处。

❸ **中焦**

包括膈肌以下、肚脐以上，上肢部，腰背部及其内脏器官。

❹ **下焦**

包括脐水平以下的小腹部、腰骨氐部、盆腔、泌尿生殖系统。

口以开阖为用，为心之外候，饮食均从口入，四通八达，为脏腑之要冲。大肠之经脉挟口交人中；肝络之脉络环唇内；冲脉络唇口；任脉至承浆[2]；督脉上颐环唇。所以，唇之形色变化，肌肉荣枯，皮之薄厚等都可测知其有关脏腑的功能状态。

如果从脏腑在唇部的分布来看，唇其实是一个上下翻转了的八卦图，脏腑在八卦方位上所占的区域就是唇相对应的部位。具体的对应关系如下：

将口微闭，自两口角画一横线，再自鼻中沟经上下唇中央画一垂直于两口角的竖线，将口唇分成四等份，再划两条过直角中点的斜线，将口唇分成八等份，每份为一个八卦方位，每个脏腑分配在一个方位上，然后根据每个方位上的形态、色泽等来判断生理、病理变化。

1.乾一——属肺、大肠。肺热发烧病人，多在口唇下方起疱疹。

2.坎二——属肾、膀胱。急性肾炎的病人此处红紫，慢性肾炎的病人此处暗黑。

3.艮三——属上焦、膈以上，胸背部、胸腔内脏器、颈项、头颅、五官。凡是上焦火旺的病人此处易起疱疹、口角溃烂。

4.震四——肝胆区。凡是肝胆有湿热、淤热、肝胆火旺者，均有疱疹或肿胀、痛、痒等。

5.巽五——属中焦。凡是中焦[3]疾患均在此处有胀肿、疱疹等。

6.离六——属心、小肠。凡心经有热、小肠经有热，鼻唇沟右侧起疱疹。

7.坤七——属脾和胃。凡是脾、胃有病均在此处有疱疹或红肿。

8.兑八——属下焦[4]。凡是下焦有湿热、淤血者，均易在此处起疱疹、肿胀、烂口角等。

唇八卦全息图

唇八卦全息图

根据唇部与八卦的对应，可以划分唇的脏腑分区，如图所示：

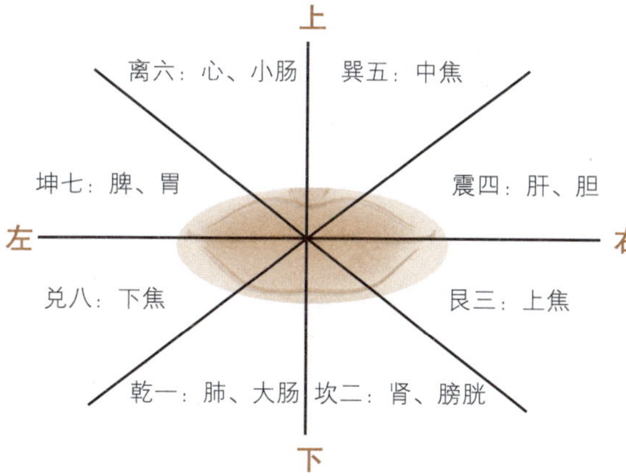

口唇是身体健康的晴雨表

健康的唇应为淡红色，圆润饱满而不干燥，无溃疡、开裂等。当身体发生病变时，口唇会第一时间将其暴露出来，把握口唇的颜色变化，也就是把握了自己的健康。

口唇颜色	征　　象	防治方法
嘴唇为红色、深红色或紫红色	预示体内火比较大，颜色越深，火越大。常见不适有：牙疼、头疼、头晕、便秘、尿黄等。	减少辛辣食物、糖类、鸡肉、羊肉等物质的摄入。将玄参30克，生地30克，麦冬30克，肉桂2克，用水煎服。
嘴唇为青黑（紫）色	预示体内有比较明显的血淤气滞的情况。常见不适有：胸闷、善太息、胸部偶有刺痛、噩梦等。	每天30分钟慢跑。每天喝点醋，能起到活血化淤和改善心情的作用。
嘴唇为淡白色	预示身体里的气血处于相对匮乏的状态。常见不适有：乏力、困倦、背痛、性欲低下等。	加强鱼肉、鸡肉、牛肉、羊肉、鸡蛋等高营养物质的摄入，不过度熬夜。
嘴唇周围的皮肤泛起一圈黑色	预示身体内有湿气，也意味着肾和脾胃都开始亏虚了。常见不适有：食欲下降、消化较差、下肢有沉重感、小便频等。	尽量避免食用各种甜食、油腻、生冷食品等。饭后一定不要急于卧倒或是睡眠，每天用热水泡一下脚。

耳与脏腑的分属

本节名词
❶耳针疗法
❷麦粒肿

耳为肾之窍，手足少阳经之脉布于耳，手足太阳经、阳四经亦行于耳前后，所以说耳为“宗脉之所聚”。《素问·金匮真言论》中说：“南方赤色，入通于心，开窍于耳。”可见，耳诊可察知心脏功能。

Words terms
名词解释

❶ **耳针疗法**

是以毫针、皮内针、艾灸、激光照射等器具，通过对耳廓穴位进行刺激以防治疾病的一种方法。

❷ **麦粒肿**

又名睑腺炎，传统医学称其为土疳或土疡，俗称“针眼”，是皮脂腺和睑板腺发生急性化脓性感染的一种病症。

据现代耳针疗法[1]研究发现，耳部有脏腑与身形相关部位的区域划分，而且，人体内脏在耳部的反射区分布是有规律的。经常按摩耳朵，对体内各脏腑皆有很好的保健效果。

根据相应部位取穴

内脏、肢体、器官等发生病变，在耳廓相应部位有压痛点（或反应点），可作为取穴的根据。例如胃病取胃穴，踝关节扭伤取踝关节穴等，可用钝头探棒查找出压痛点。

根据中医理论辨证取穴

根据中医脏腑学说，肝与胆，心与小肠，肾与膀胱，脾与胃互为表里，因而肝病又取胆穴，心脏病取小肠穴，肠炎取肺穴。中医有肝开窍于目，心开窍于舌，脾开窍于口（唇），肺开窍于鼻，肾开窍于耳的理论，因而一般来说眼病取肝穴，中耳炎取肾穴，鼻炎取肺穴。据肝主筋，心主血，脾主肌肉，肺主皮毛，肾主骨的理论，皮肤病应取肺穴，骨科病应取肾穴，肌肉病应取脾穴。

根据西医理论取穴

皮质下穴有调节大脑皮层的功能，因而神经系统的病症要取皮质下穴；交感穴有调节自主神经的功能，因而内脏病痛要取交感穴；平喘穴有调节呼吸中枢及抗过敏的功能，因而哮喘要取平喘穴。

根据临床经验取穴

通过大量临床实践，总结了治疗疾病的有效耳穴，如眼穴、肝穴、脾穴能治疗麦粒肿[2]；颈椎穴、颈穴、神门穴、外生殖器穴，能治疗落枕；枕穴、额穴、枕小神经穴、神门穴、皮质下穴，能治疗头痛。

耳朵反射区

耳朵正背面反射区

人的耳朵与全身各个部分都有一定的对应关系，所以，了解耳朵各部分的反射区，并经常按摩，对身体保健有很好的效果。

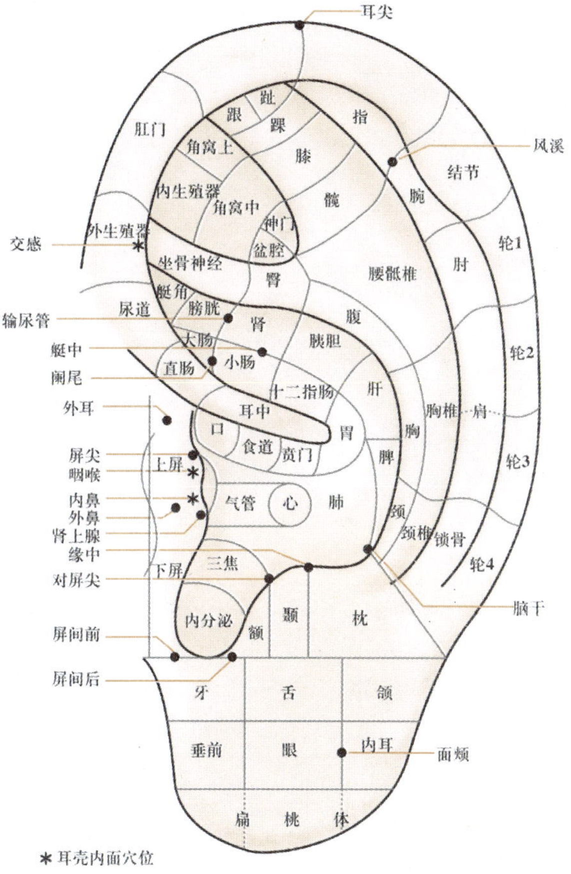

耳廓正面穴位

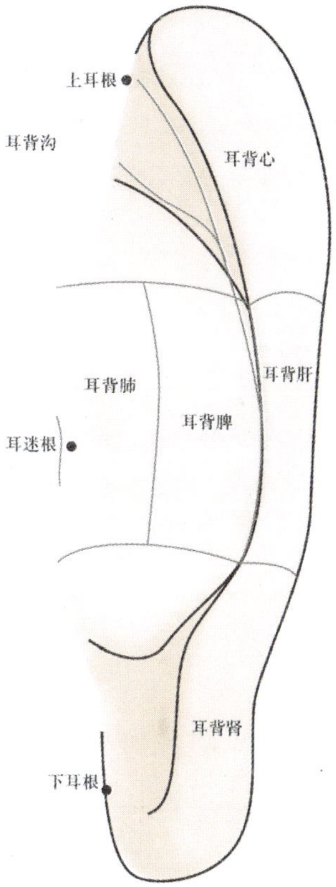

耳廓背面穴位

舌与脏腑的分属

本节名词
❶经筋 ❷全息元

中医认为，舌为心之窍，脾胃之外候。人体的五脏六腑通过经络和经筋的循行，直接或间接地与舌有联系。如《灵枢·经脉》中说："手少阴之别……循经入于心中，系舌本。"《灵枢·营卫生会》中说："上焦出于胃上口……上至舌，下足阳明。"

Words & terms
名词解释

❶ 经筋
十二经脉的附属部分，是十二经脉之气"结、聚、散、络"于筋肉、关节的体系。具有联络四肢百骸、主司关节运动的作用。

❷ 全息元
指生物体的每一个具有生命功能又相对独立的部分。

舌与三焦诸脏腑有直接的联系

《灵枢·经筋》中指出："足太阳之筋，其支者，别入结于舌本。"说明舌通过经脉、经别或经筋[1]，与心、肝、脾、肾、胃、膀胱、三焦诸脏腑有着直接的联系，因为心主舌，心气通于舌，所以心与舌的联系最为密切。至于肺、胆、小肠、大肠等，与舌虽无直接联系，但手太阴肺经起于中焦，络于脾胃；足少阳胆经络于肝；手太阳小肠经与心互为表里；手阳明大肠经又连络于肺，故肺、胆、小肠、大肠等脏腑之经气，亦可间接联系于舌。

舌与脏腑的这种千丝万缕的联系，使舌能客观地反映出体内的各种生理、病理变化，显示机体的外在表现和功能状态。可以说，舌蕴含了生命活动的内在信息，是反映机体信息的一个窗口，所以舌被认为是机体系统中包含它在内的整个信息贮存库的一个全息元[2]。

中医将舌体划分为三焦

舌分为舌尖、舌中、舌根、舌边四部分，中医舌诊中又把舌体划分为上、中、下三焦，其尖部为上焦，中部为中焦，根部为下焦。其脏腑分属为：舌尖候心和肺；舌中候脾胃；舌之两边候肝胆；舌根候肾。

国外有学者通过针刺测量仪测量得出：躯体在舌的投影中，其上部相当于舌体前部，其下部相当于舌体的后部。这与中医将舌体的前、中、后部分别对应上、中、下三焦的理论是基本一致的。

根据舌的部位候脏腑的理论，我们观察舌各部分的变化情况，可以得知五脏六腑、四肢九窍的病理变化，进而得知疾病的性质及病位所在，这对临床治疗具有重要的指导意义。

舌部的脏腑分区

舌部脏腑分区图

中医望诊时，望舌是关键的一步。了解舌的分区，以及舌与脏腑的关系，在面诊时很重要。

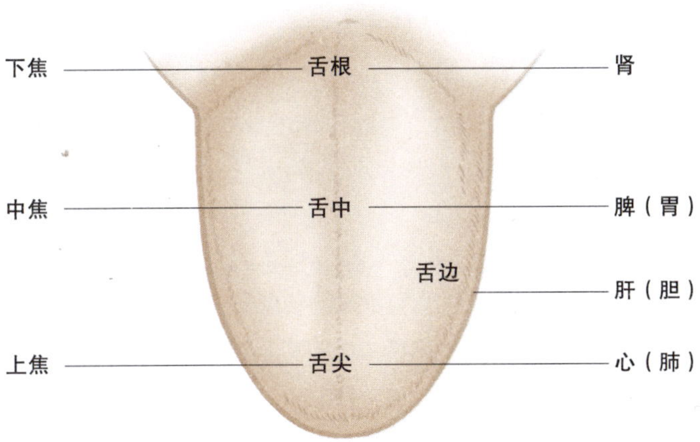

舌头颜色与健康

舌色即舌头的颜色，一般可分为淡白、淡红、红、绛、紫、青几种。除淡红色为正常舌色外，其余都是主病之色。

舌色	征象
淡红舌	舌色白里透红，不深不浅，淡红适中，乃气血上荣之表现。说明心气充足，阳气布化，为正常舌色。
淡白舌	舌色较淡红舌浅淡，甚至全无血色。是由于阳虚生化阴血的功能减退，以致血液不能营运于舌中。主虚寒或气血双亏。
红舌	舌色鲜红，较淡红舌为深。是因热盛致气血沸涌、舌体脉络充盈，故主热证。可见于实证，或虚热证。
绛舌	舌色深红，较红舌颜色更深浓之舌。主病有外感与内伤之分。在外感病为热入营血；在内伤杂病，为阴虚火旺。
紫舌	紫舌是由血液运行不畅，淤滞所致，主寒或热。热盛伤津，气血壅滞，多表现为绛紫而干枯少津；寒凝血淤或阳虚生寒，舌淡紫或青紫湿润。
青舌	舌色如皮肤暴露之“青筋”，全无红色。阴寒邪盛，阳气郁而不宣，血液凝而淤滞，故舌色发青。主寒凝阳郁，或阳虚寒凝，或内有淤血。

牙齿与脏腑的分属

本节名词

❶缺盆 ❷温病

关于牙齿同脏腑的联系，《黄帝内经》上明确指出的有胃、大肠二经，如“大肠手阳明之脉……其支者，从缺盆[1]上颈，贯颊，入下齿中……胃足阳明之脉，起于鼻，上交齿中，旁纳太阳之脉，下循鼻外，入上齿中”。

Words & Terms

名词解释

❶ 缺盆

一指人体部位名，即锁骨上窝；二指经穴名，位于锁骨上窝中央，胸正中线旁开4寸处，又名天盖。

❷ 温病

感受温邪所引起的一类外感急性热病的总称，又称温热病。以发热、易化燥伤阴为临床主要表现。

牙齿与脏腑的关系

现代解剖学将牙齿分为切牙、尖牙、前磨牙、磨牙。形态和功能的不同，决定了各部分牙齿所属的脏腑不同：上切牙属心，下切牙属肾；上尖牙及前磨牙属胃，下尖牙及前磨牙属脾；上左磨牙属胆，下左磨牙属肝；上右磨牙属大肠，下右磨牙属肺。

张颖清的《生物全息律》中说：“生物体每一个相对独立的部分，在化学组成的模式上都与整体相同，是整体成比例的缩小。”牙齿是人体相对独立的一部分，也是人体成比例缩小后的形态。所以，它不仅和胃、大肠有密不可分的关系，也和人体的其他脏腑密切相关。如手阳明经“入下齿中”，足阳明经“入上齿中”，手阳明别络“遍齿”，手少阳之筋“支者上曲牙”，足阳明经“循牙车”，手阳明经、足太阳经有“入龈遍齿者”。

牙齿与肾脏关系密切

齿为骨之余，肾主骨，据此《杂病源流犀烛》曰：“齿者，肾之标，骨之本也。”说明肾与齿关系密切。《黄帝内经》不仅肯定了齿与肾气、精髓、手足阳明经脉等脏腑经络在生理上的联系，而且说明了胃火牙痛、肾虚齿松齿脱等齿与脏腑在病理上的联系。温病[2]学家叶天士丰富发展了这一诊断方法，他的《外感温热篇》第31条中说：“牙齿上半截润，胃津养之，下半截燥，由肾水不能上滋其根，而心火灼……”可见，一颗牙齿也能反映出人体各脏腑的信息。

与牙齿相连接的是齿龈，齿龈上为足阳明胃脉所贯络，下为手阳明大肠脉所贯络。齿龈的色泽和荣枯的变化，也可以作为诊断疾病的依据。

牙齿与脏腑的分区

牙齿与脏腑的分区

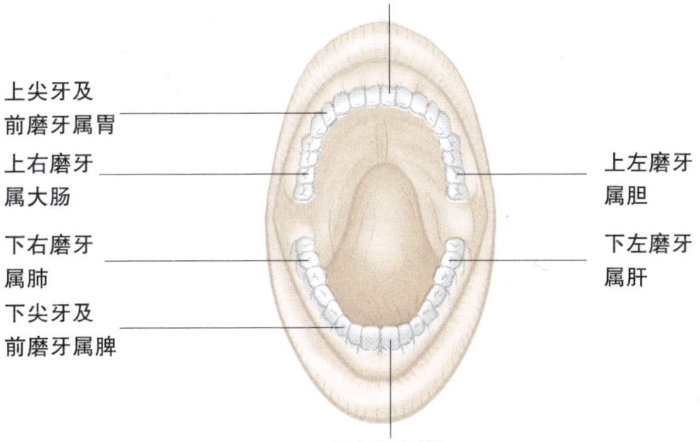

牙龈反射区

牙齿与脏腑的关系主要靠牙龈来联系，下图中所示的牙龈反射区将牙齿与全身联系起来。认识这些区域，可以很好地把握身体的健康状况。

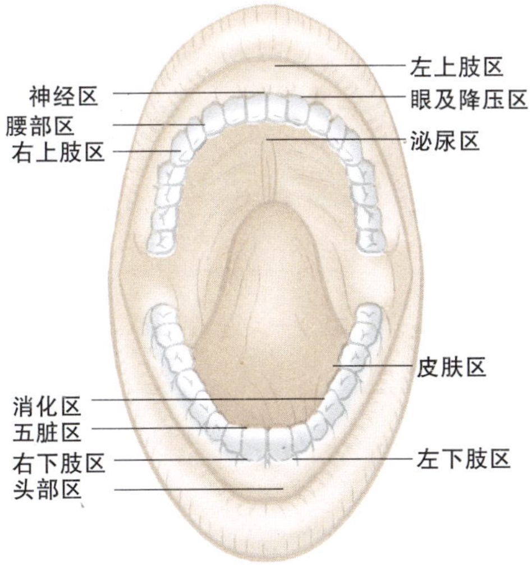

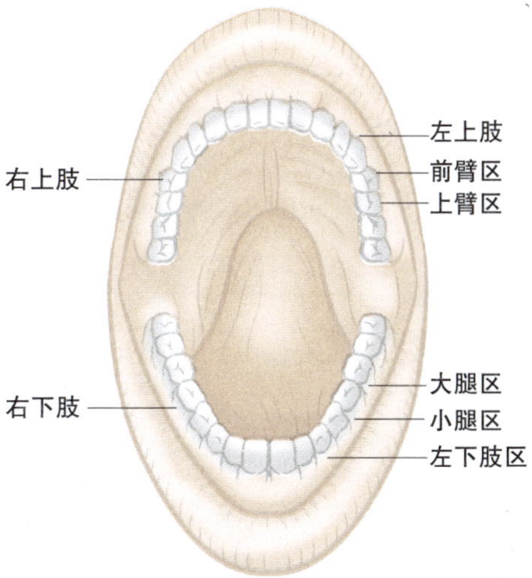

掌握面诊的要点

本节名词
❶阴气 ❷阳气

一般来说，脸色的变化是非常细微的，要想准确分析面部的各种颜色，把握身体状况的变化，就有必要创造良好的观察条件。

Words & terms
名词解释

❶ 阴气
事物或运动中具有内里的、向下的、抑制的、重浊的、形质性的等具有阴属性的一面。

❷ 阳气
事物及运动中具有外表的、向上的、亢盛的、轻清的、功能性的等具有阳属性的一面。

时间最好选择在早晨

面诊适宜选择在早晨，是因为人早上起床还没有经过情绪变化和运动等因素的影响，此时人之阴气❶未动，阳气❷未散，气血未乱，面色最自然。如果有疾病，便很容易从面部显示出来。从这一点上来说，自己最能把握自己面色的变化，最适合做自己的面诊医师。

光线最好是间接日光

中医面诊要在间接日光的条件下进行，不能让面部直接曝露在太阳下。在柔和的光线下，面色最易于诊察。比如说，在透光性较好的阳面房间进行面诊较为适宜。如果没有太阳光，在灯光下进行面诊，是很容易出现误诊的。比如说，白炽灯会使面色发白，日光灯和烛光会使面色偏黄。中医历来就有这样的警戒谚语——“灯下不看色，看色必出错”。

排除影响面诊的环境因素

面部气色容易受外部环境的影响而发生改变。比如说，酷热严寒使人面发黑，室内工作使人面发白。日晒、风吹、雨淋，以及各种化妆品、油脂等因素的影响都会造成假象，改变肌肤原来的颜色，使其不能真正反映内脏的状况。因此在就诊时，务必把这些因素考虑进来，让病人卸妆之后再来面诊。

排除影响面诊的心理因素

另外，面诊时还必须考虑情绪对面色的影响。当人们处于愤怒、悲伤、狂喜等情绪时，面色会表现出不同于平时的颜色。所以，在对病人进行面诊前，必须使病人身心宁静，尽量避免这些情绪影响气色。所以，《望诊遵经》上说：“望色还须气息匀。”

面色与季节相应

面诊时的注意事项

望面诊病的前提条件是：面诊必须准确反映人的健康状况。这就要求面诊时必须创造良好的观察条件。

面诊时的注意事项

- 时间 → 早上刚起床时最好
- 光线 → 间接的日光
- 环境 → 排除风吹日晒等环境因素的影响
- 妆容 → 排除化妆造成的假象
- 情绪 → 身心宁静，气息调匀

面色与季节相应

由于人体脏腑与面部对应，而五脏又对应不同的季节，所以，人体面色会随着季节的变化而变化。

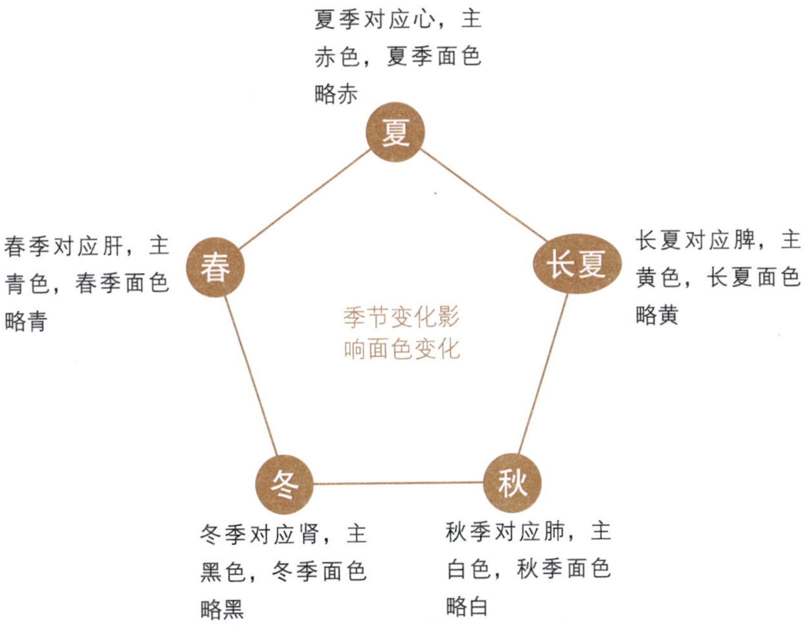

什么是手诊

本节名词

❶全息医学 ❷七情

手诊是运用视觉、触觉等，通过手上不同部位的征象进行疾病的预测、诊查、治疗，以了解人体健康或疾病状况的一种特殊诊断方法。

Words terms

名词解释

❶ 全息医学

将全息论的诸多规律，如宇宙全息律、生物全息律、时间全息律等，应用到医疗实践中，结合现代及传统医学理论和全息生物学理论，构成的医学理论框架。

❷ 七情

人的情志活动的统称，具体包括喜、怒、忧、思、悲、恐、惊七种，是人体对客观事物或现象所作出的不同的情志反应。

人类认识自然，80%以上的信息都经由视觉获得，无论西医的“视、触、叩、听”，还是中医的“望、闻、问、切”，观察人体表征的诊病方法均列首位。而我们现在所说的手诊，是指对手部的望诊，它通过对手形、指形、指纹、掌纹、手色、指甲等各部分的观察，全面搜集诊断依据，以中医理论为指导，以全息医学❶为基础，中西医结合运用，动态而直观地揭示人体健康状况的发展趋向，从而为保健治疗提供客观而丰富的诊断资料。

手与人体内脏、经络和神经联系密切，当疾病潜伏于体内时，必对内脏、经络及神经有所影响，同时或隐或现地在手上反映出来，留下不同的印记，这就给我们的诊病提供了依据。具体到掌纹来说，它的形状由遗传决定，一般比较稳定，但当其受到环境因素的影响时，就会发生改变，从而提醒我们身体正在悄悄地发生变化。

手诊给我们提示了身体的健康状况和可能发病的信号。学习和研究手诊，在特定情况下可以从一个侧面观察体质现状和预测病情，了解先天禀赋、“七情❷”活动、发病状况、病势趋向以及各种隐藏的疾病等，不但给医务人员的诊病提供了线索，同时还有助于个人对自身健康的了解。

经过手诊专家多年来的实践总结，观手诊病已经基本形成了完善的体系。目前望手诊病主要是通过观察掌纹、手指、指甲和手掌的色泽、形状、纹理等方面的变化来预测、判断疾病的发生和发展。其中掌纹诊病的运用最为广泛，通过观察、分析掌纹可以诊断出一百多种疾病，因此掌纹也被称为“生命的第二张脸”。

看手诊病

手诊的过程

手诊源于中医，是指对手部的望诊。主要分为气色形态、手纹和手形三大类。它可以预测疾病的发生，达到及早发现、及时治疗的效果，因而越来越为人们所关注。

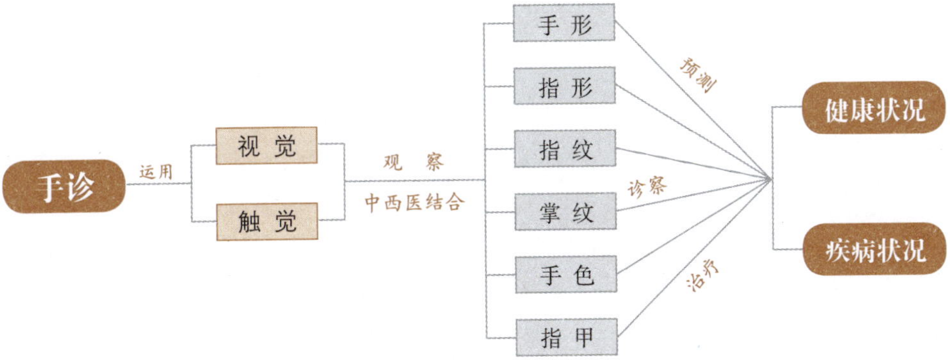

手部对应病症

人体所有脏腑器官的病变都会在手部有所显示，根据这些不同的表征，我们就可预测、诊断身体的健康状况。

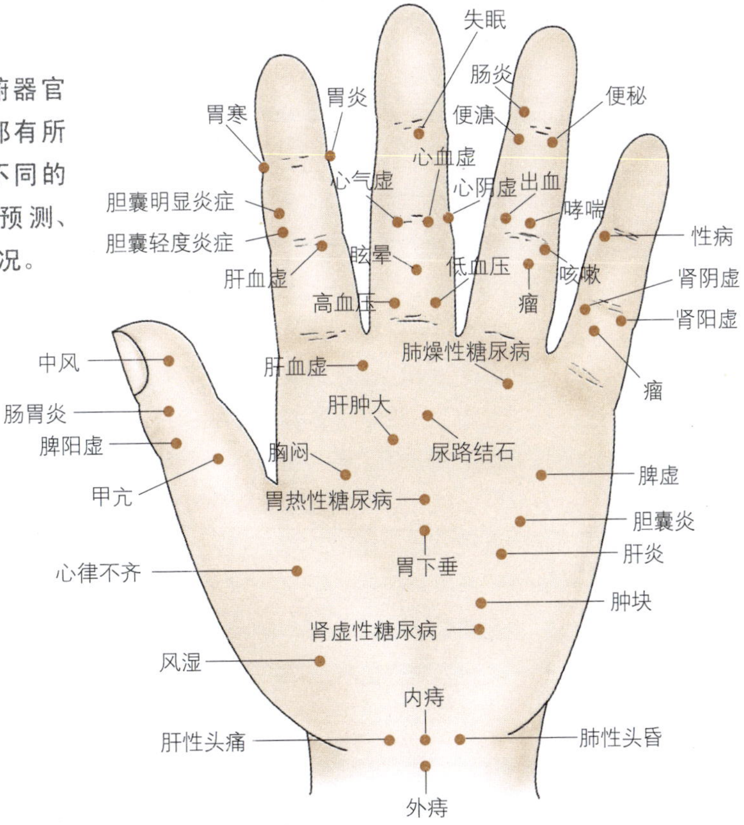

观指甲诊病的理论依据

本节名词

❶膈肌 ❷二阴

医学家在长期的实践中发现，人类脏腑器官的变化，会相应地反映到指甲上来。只要时常注意观察指甲上的微妙变化，就可以预测身体的健康状况。

Words terms

名词解释

❶ 膈肌

向上膨隆呈穹隆形的扁薄阔肌，位于胸腹腔之间，成为胸腔的底和腹腔的顶。

❷ 二阴

即前后二阴，指外生殖器及肛门周围的部位。

十指指甲反映的疾病既有相同点，也有不同点，还存在一定的规律性。一般来说，拇指指甲多反映头部、颈部病变；食指指甲反映头部以下膈肌❶以上之间的病变（包括上焦、胸、心肺等疾病）；中指指甲反映膈以下至脐以上之间的病变（包括中焦、肝、胆、脾、胃等脏腑疾病）；无名指指甲反映脐以下至二阴❷之上区间的病变（包括下焦、肾、膀胱、肠道等疾病）；小指指甲反映二阴以下以及下肢的病变（包括下焦、二阴、两下肢等疾病）。所以，如果不同的指甲上出现了病理变化，就要注意其所对应的身体部位了。

依据指甲诊断健康状况，关键在于观察指甲的颜色及形状。健康指甲应呈粉红色，平滑光洁，甲面无纵横沟纹，甲上无异常斑点，指甲对称，不偏斜，无凹陷或末端向上翘起的现象。若指甲的颜色和形状发生异变，就意味着身体正在发生病理性的变化。

正常指甲约占手指末节的3/5，呈长方形拱起，顶端横径稍大于基部横径。就正常的指甲来说，虽然形状多样，但并没有完全相同的指甲。一般而言，健康的指甲可以分为：普通指甲、大型指甲、小型指甲、长型指甲、短型指甲、宽型指甲、窄型指甲等类型。

指甲底部的白色像半月形的部分称为“半月痕”，也就是民间俗称的“月白”，恰位于各指中央对称，没有大的偏移。当所有的指甲都有正常的半月痕时，便可推断人体的健康状况良好；如果指甲完全没有或仅仅有一点半月痕，这意味着身体疲劳不堪，或正患有病痛。最理想的半月痕应占指甲面积的1/5左右，半月痕太大或没有则意味着身体存在病变。此外半月痕颜色的异常变化，也可反映身体的健康状况。

指甲的生长情况和形态，随时都会受机体变化的影响。所以我们要时常关注指甲的变化，防患于未然。

看指甲诊病

指甲诊病主要观察指甲的颜色、形状和月白

观甲诊病主要在于观察指甲的颜色、形状和月白，如果指甲的这几方面发生了异常变化，就意味着身体某些部位也在发生病理变化。

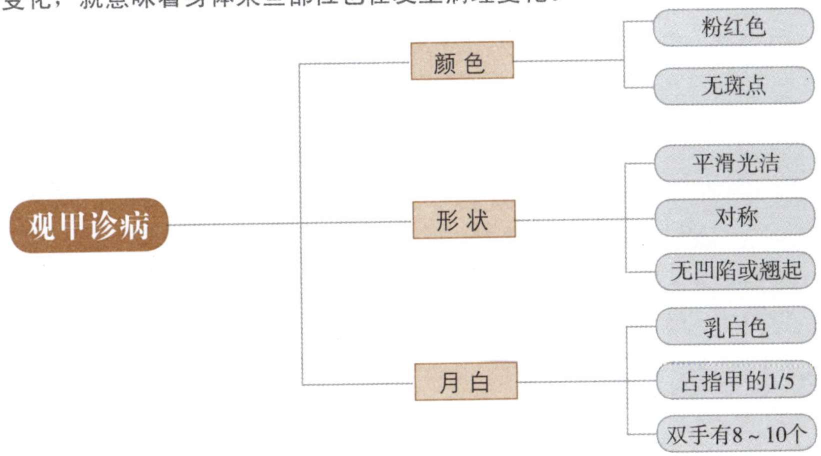

指甲与人体部位的对应关系

双手的指甲与人体部位有着一定的对应关系，根据这种对应关系就可以诊断出身体相应部位的健康状况。

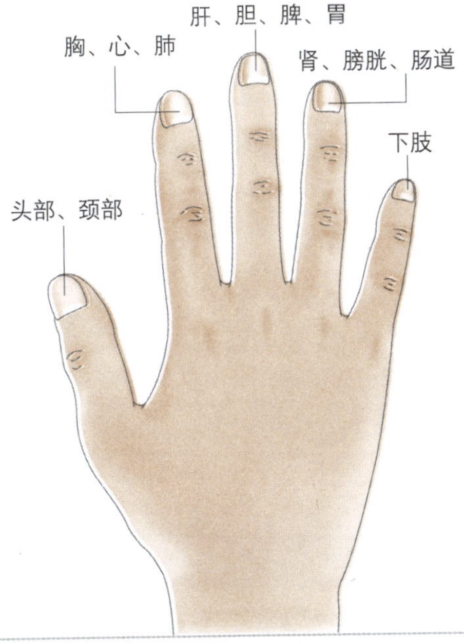

指甲九畴十区划分法

根据壮医的实践经验，有些手相专家把指甲划分为十区，这种划分法被称为九畴十区划分法。这十区分别对应人体的脏腑器官，因此观察此十区的变化，即可了解身体健康的状况。

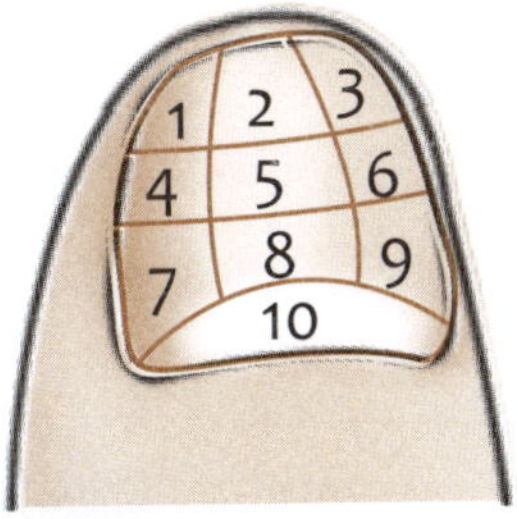

1、3区	肺
2区	心脏
4、6区	肝胆胰
5区	脾胃
7、9区	小肠、大肠
8区	肾脏、膀胱
10区	胞宫、精室、骨骼

观五指诊病的理论依据

本节名词

❶心包 ❷结石

手指处于人体上肢的末端，是血液回流的起点之一，而且心、肺、大肠、三焦、心包[1]、小肠等经络的循行点都位于指尖，从而手指形态的变化与身体健康有着密切的联系，所以，手指也是掌纹诊病的参考之一。

Words terms

名词解释

❶ **心包**

心脏外面的一层薄膜，心包和心脏壁的中间有浆液，能润滑心肌，使心脏活动时不因与胸腔摩擦而受伤。

❷ **结石**

人体或动物体内的导管腔中或腔性器官（如肾脏、输尿管、胆囊或膀胱等）的腔中形成的固体块状物。

中医认为，手指能反映人体脏腑的盛衰，是因为每个手指可以代表不同的脏腑器官，手指与脏腑有着相应的对应规律。

拇指反映肺脾功能。正常的拇指指节应长短均匀，圆长健硕，直而不偏。过分粗壮表示易动肝火；扁平薄弱表示少年时期体质差，易患神经衰弱；上粗下细表示吸收功能差，身体瘦弱不易肥胖；上细下粗表示吸收功能好。

食指反映肠胃功能。正常指节应柔软富于弹性，圆长健壮。苍白瘦弱表示肝胆功能差，消化功能差，易疲倦；第一指节过长表示健康状况差；第二指节过粗表示钙质吸收不平衡，骨骼牙齿多较早损坏；第三指节过短易患神经方面疾病；指头偏曲、指节缝隙大表示易患消化系统疾病，特别易患大肠疾病。

中指反映心血管功能。正常指节应圆长健壮，指形直而不偏曲。苍白细小表示心血管功能差，需注意家族遗传；中指偏短表示易患肺肾疾病；第二指节过长意味着钙质代谢差，选择钙剂时要选易吸收的，否则易造成钙质沉积形成结石[2]。

无名指反映肝胆功能。以圆秀健壮、指形直而不偏曲、指节圆润有力、指节纹清爽为正常。无名指太长的人多是因生活不规律而影响健康；无名指太短表示身体元气不足，体力不佳，免疫力低；无名指的强弱还与人体泌尿生殖系统有关。

小指反映子宫、睾丸、肾功能。正常应指节长短相称，直而不偏曲。小指瘦弱的女性易患月经病、妇科病；男性易肾亏、性功能差、生育困难。

依据手指诊病，除了正面观察整个手指的外形、长度、力度、丰满度、各指节相对长度，以及指端倾斜面等情况，还应查看手指各部位的皮纹。只有全面地诊断，才能了解到更翔实的健康状况。

看手指诊病

手指诊病

手指位于肢体末端，共有六条经络循行经过，因此手指的形态变化与健康有密切的关系。据研究，不同手指对应着不同的脏腑器官，并反映其所对应器官的病理变化。

手指诊病

手指	正常形态	对应器官
拇指	长短均匀，圆长健硕，直而不偏	脾肺
食指	柔软富于弹性，圆长健壮	肠胃
中指	圆长健壮，直而不偏	心血管
无名指	圆秀健壮，直而不偏	肝胆
小指	长短相称，直而不偏	子宫、睾丸、肾

手指与经络及人体系统的对应关系

根据经络与人体系统的关系，可推断出手指与人体系统之间的对应关系，从而通过手指的变化，就可以了解身体不同系统的健康状况。

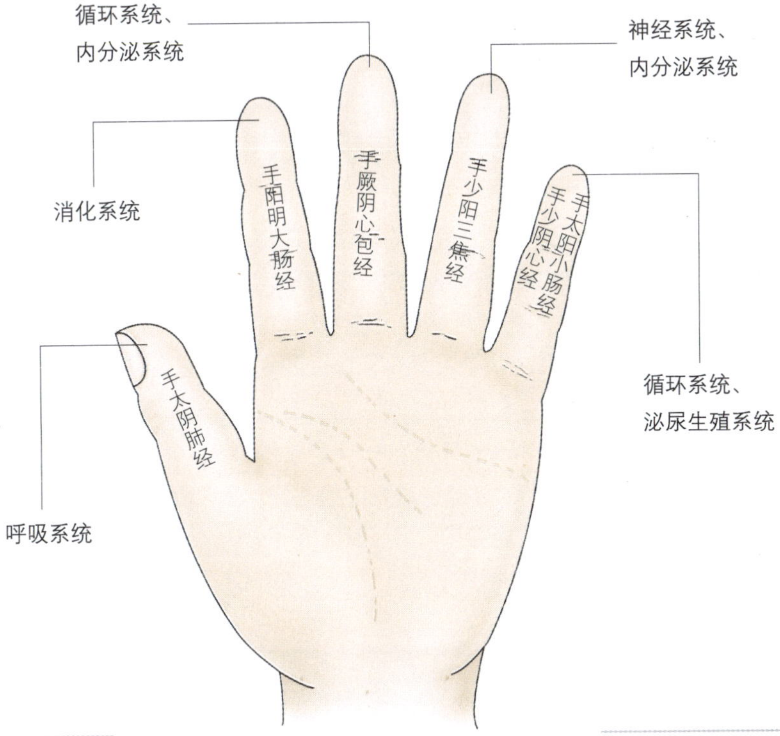

观手纹诊病的理论依据

本节名词
❶皮纹 ❷唐氏症
❸基因诊断

在手诊中，指纹和掌纹都可以作为诊病的依据。指纹多用于先天遗传病的诊断，掌纹除了可以诊断先天遗传疾病外，还可以用来诊断后天的各种疾病。

Words & terms
名词解释

❶ **皮纹**
生于手指、手掌以及脚趾、脚掌上凸起的纹路。

❷ **唐氏症**
又称21三体综合征，属常染色体畸变，是小儿染色体病中最常见的一种，患儿的主要特征为智能低下、体格发育迟缓和特殊面容。

❸ **基因诊断**
通过对基因或基因组进行直接分析而诊断疾病的手段。

观指纹诊病的理论依据

指纹是皮纹[1]图形在手指特定部位的表现，根据遗传基因形成，所以不会改变。除了刑侦上将其作为鉴别个人身份的依据外，还可以用来诊断与遗传基因有关的病症。有些皮纹研究学者，从指纹上判断儿童的智商、行为异常和唐氏症[2]，获得了很多的成果。

指纹研究是皮纹学中的一个分支，也是医学领域的重要组成部分。目前，指纹已被广泛用于遗传学、人类学、民族学、优生学等多种学科。指纹诊病作为基因诊断[3]的一个方面，对于遗传疾病及其他一些重大疾病的预防和基因诊断具有重要的意义。

观掌纹诊病的理论依据

掌纹的形成和变化与手部的神经系统和血液循环有着密切的关系。手掌是末梢神经的集中区，感觉灵敏，手的活动直接调动着大脑的思维反应，丰富的末梢神经活动对掌纹的变化有着不可忽视的影响。手部的微循环丰富而密集，大量人体生物电信息和非生物电信息都聚集在手部。手部的微循环是否通畅，直接影响到掌纹的变化。除此之外，掌纹还受到经络穴位的影响。虽然掌不是按照经络穴位来分布的，但手部是经络循行的集中区，所以掌纹不可避免地会受其影响。而经络又反映着人体各个部位的健康状况，所以掌纹的变化预示着人体健康的发展变化。

掌纹有一部分是不变的，代表家族遗传基因的情况；还有一部分是变化的，会随着年龄、心理、职业、社会环境和身体状况的改变而改变。掌握这种变化规律，就可以凭借它来观察疾病的发生发展，从而起到防病诊病的作用。

看手纹诊病

指纹与掌纹

指纹的形成由遗传基因决定，不会改变，主要用来诊断先天性遗传疾病；掌纹会随着人的生理和社会因素的改变而改变，主要用来诊断人体健康的发展变化。

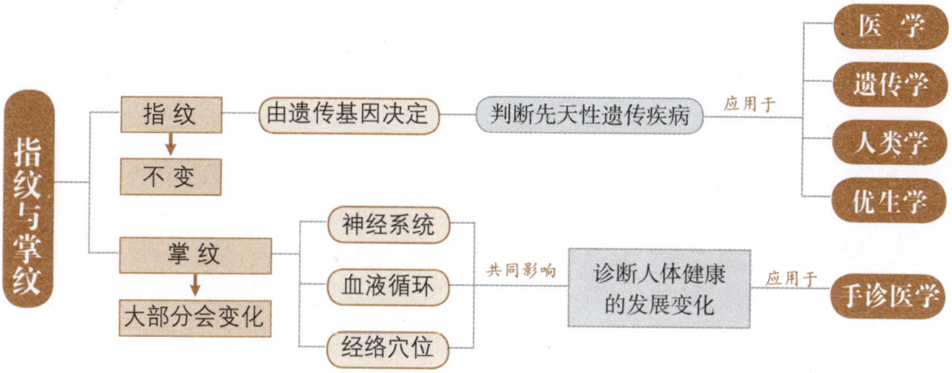

正常的手纹

正常的手纹包括指纹、指节纹、掌纹、掌花纹四种纹线。指纹是皮纹图形在手指特定部位的表现，可分为 10 种类型；指节纹是指节与指节之间、指与掌之间的屈褶纹；掌纹包括大鱼际曲线、小鱼际抛物线和小指根下横曲线，以及其他一些辅助线和干扰线；掌花纹即指节以下手掌部分的皮肤花纹。

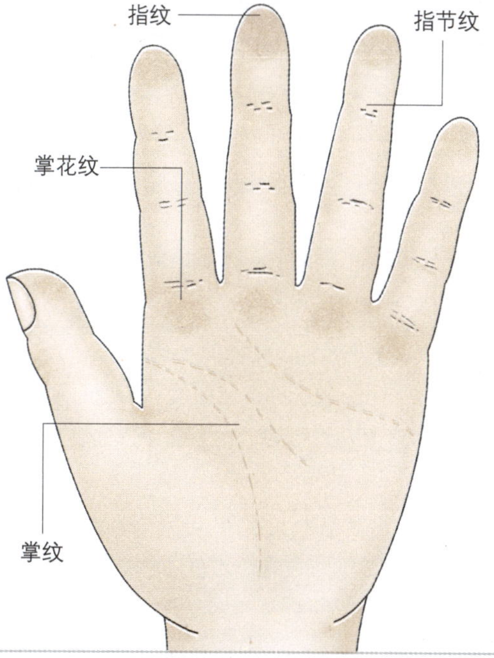

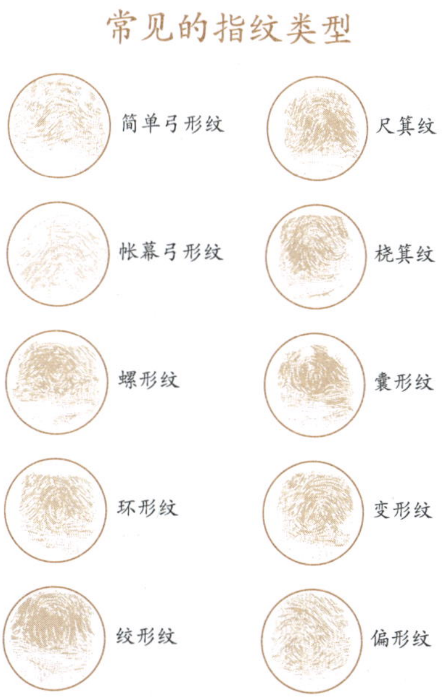

认识手疗

本节名词

❶七星针 ❷埋线疗法
❸心力衰竭 ❹病灶

手疗一般指手部按摩疗法，就是通过手指对手部某些固定的与身体内外脏器、组织有着特定联系的穴位、病理反射点或敏感点等，以特定的治疗手法刺激，来调节相应的经络、脏腑、组织、器官，以达到保健强身、治疗急慢性疾病的目的。

手疗的优点

从广义上来说，手疗还包括针刺疗法、点刺疗法、七星针[1]疗法、艾灸疗法、指针疗法、割治疗法、埋线疗法[2]、穴位注射疗法、手部直流电疗法、握药疗法等。但是因为在手疗的这些手法中，手部按摩疗法是最有代表性、最简单方便、最经济实惠，也是流传最广、最受老百姓喜爱的，因此人们一般说到手疗时，其实说的就是手部按摩疗法。

手疗（以下提到手疗时均指手部按摩疗法）对场所一般没有特殊要求，只需要室内自然光线充足，尽量避免周围环境噪声的干扰。

在进行手疗前，应事先对指甲进行修剪，保持适当的长度，并磨平使之圆滑。因为过长容易刺破皮肤，而过短又会影响疗效。

手疗既可用于治疗各类病症，又可用于养生保健，用途相当广泛。通过手疗，大家既可互治，又可自治，所以手疗深受人们的垂爱和欢迎。这也是由手疗的自身特点和优势决定的。

1．治疗范围非常广泛。手疗既可用于急性病症的治疗，又可用于各种慢性病症的治疗，内科、外科、骨伤科、妇科、儿科、皮肤科、五官科等各科的很多常见病、多发病，甚至一些少数疑难杂症，都可以采用手疗来进行治疗。

2．操作简单，方便易学。手疗法无须高新技术以及复杂的医疗器械，仅凭双手以及一些简单的工具便可操作，比较容易学习和掌握，可以说是一学就会，一看就懂，特别适合人们居家保健祛病。

3．安全可靠，无副作用。手疗法是一种自然疗法，安全可靠，无污染，又不像药物那样会使人体产生药性依赖，也不会对人体脏腑造成任何损害。

4．疗效好，见效快。对于手疗的各种适应症，不论是急性病还是慢性病，只要运用得当，都会有意想不到的效果。而且，手疗还是一种不可多得的保健强身的方法，只要坚持手疗，一定会获益良多。

Words & terms

名词解释

❶ **七星针**

皮肤针之一。针柄一端集针七枚，如七星并列。

❷ **埋线疗法**

通过针具和药线在穴位内产生的生物物理作用和生物化学变化，将其刺激信息和能量通过经络传入体内，从而治疗疾病的一种复合性治疗方法。

❸ **心力衰竭**

心脏因疾病、过劳、排血功能减弱等原因，造成排血量不能满足器官及组织代谢需要的病症，称为心力衰竭。

❹ **病灶**

组织或器官遭受致病因子的作用而引起病变的部位。

第一章 认识面诊与手诊

认识手疗

手疗注意事项

手疗对场所一般没有特殊要求，只要室内自然光线充足，尽量避免周围环境噪声干扰就好。在进行手疗前，应事先对指甲进行修剪，保持适当的长度，并磨平使之圆滑。因为过长容易刺破皮肤，而过短又会影响疗效。

场所空气要流通，冬天要做好保暖，避免手部受寒或者冻伤；夏季天气闷热，可以打开电风扇解热，但要注意不可直接对着吹风。

在进行手疗时，患者不可吸烟，室内其他人也不可吸烟。

手疗力度要适中，每穴治疗3分钟～5分钟，每次以15分钟～30分钟为宜。对于急性病症，每日可治疗1～2次，病愈后即止；对于慢性病症，则宜每日或隔日治疗1次，5～10次为一个疗程。

治疗的过程中如出现一些反应，应及时处理。

治疗后半小时内须饮温开水300毫升～500毫升，严重肾脏病及心力衰竭[3]、浮肿患者，喝水不宜超过150毫升。

暴饮、暴食或者饥饿、极度疲劳的状态下，一个小时内均不可做手疗。

在进行手疗前最好休息15分钟，如果是刚做完剧烈运动则要休息半个小时才能进行。

老年人关节僵硬，骨骼相对松脆；少年儿童皮薄肉嫩，所以对这两种对象做手疗时手法要轻柔，切不可用力过大。

用手疗法治疗腰部、颈部及各种关节、软组织扭伤时，应一边施展手疗法，一边嘱咐患者进行活动。

严重病患或者病情较为严重的人，做手疗时要配合常规疗法同时进行，或以常规疗法为主，手疗法为辅，以达到快速治愈疾病的目的。

手部有感染、化脓性病灶[4]者，禁用手疗法。

皮肤过敏者，也要慎用手疗法。

手疗的基本操作方法

本节名词
❶鱼际 ❷虚寒症
❸桡侧

手部按摩保健法的基本手法大概有按、揉、点、捻、掐、推、擦、摇转、拔、摩等十几种，下面就来分别介绍一下。

Words & terms
名词解释

❶ 鱼际
人的手掌正面拇指根部，下至掌跟，伸开手掌时明显突起的部位，医学上称其为大鱼际。与其对应的掌内侧称为小鱼际。

❷ 虚寒症
不是一种独立的疾病，而是指一种抽象的病症，它影响患者的方方面面，最终导致气血双虚，有寒之症候。

❸ 桡侧
医学方位词之一，与尺侧相对应。以手掌为例，靠拇指一侧称为桡侧，靠小指一侧称为尺侧。

按法可治疗各种慢性疾病、慢性病痛

按法，即用拇指指尖或指腹（肚）垂直平压穴位、反应区、反应点。一般适用于手部大、小鱼际[1]处等较平的穴区。此法常与揉法配合使用，可用来进行各种慢性疾病、慢性疼痛的治疗及预防保健等。注意着力部位要紧贴手部表面，移动范围不宜过大，用力要逐渐加重，缓慢而持续，不要使用爆发力，按压频率和力度都要均匀。按法常常与揉法结合，组成了按揉复合手法。

揉法可治疗慢性病、虚症、劳损

揉法，就是把手指螺纹面按在手部穴区上，放松腕部，以肘部为支点，前臂摆动，带动腕部和掌指做轻柔缓和的旋转性揉动，将力通过手指传达各部位。较常用的是中指揉和拇指揉。揉法能起到调节补益的作用，适宜在表浅或开阔的穴位上进行。常用来治疗慢性病、虚症、劳损等。施力时压力要轻柔，动作要协调有节律，持续时间最好长些。

擦法适用于慢性疾病、虚寒症、精神性疾病

擦法，就是用单指、手掌、大小鱼际或掌根部附着于手的一定部位，紧贴皮肤进行往复快速的直线运动。此法能行气活血，通络散寒，温煦补益，坚持手部擦法有补精益髓、防病抗病、延年防衰的功效。该法顺应手掌、手指骨骼走向，适用于慢性疾病、虚寒症[2]、精神性疾病等，也可用来强身健体。操作此法时腕关节要自然伸直，前臂与手保持水平，指擦的指端可微微下按，以肩关节为支点，上臂主动带动指掌做反直线移动。擦法的着力一定要轻而不浮、节奏迅速，才能收到满意的效果。

捻法多用于慢性病症、局部不适及保健

捻法，就是用拇指、食指螺旋纹面夹持一定部位，用单指或两指相

对做搓揉动作。此法有活血通络、止痛的作用。该法主要用于手指各部小关节。多用于慢性病症、局部不适及保健等。捻法的要求较多，既强调频率和作用部位，又要重而不滞，轻而不浮。

掐法常用于治疗痛症、癫狂发作、急症等

掐法，可以用手指顶端甲缘对手部穴位区施以重刺激，一般多用拇指顶端及桡侧[3]甲缘施力，也有用拇指与其余各指顶端甲缘相对夹持穴区来施力的。掐法常用于掌指关节结合部及掌骨间缝部位的操作。用于治疗痛症、癫狂发作、急症、神经衰弱等。该法属强刺激手法，掐时要慢慢用力，引起强烈反应时停止。运用此法时切不可滑动，否则很容易损伤皮肤。为避免掐破皮肤，可在重掐部位覆盖一层薄布。

推法可治疗慢性病、劳损性疼痛、酸痛

推法，就是指用指掌、单指、多指及掌根、大小鱼际侧，着力于手部的一定穴位及反应点，单向直线移动。该法适用于手部纵向长线进行。推法操作一段时间后一般配合使用擦法。慢性病、劳损性疼痛、酸痛、虚寒及保健等均可用此法进行治疗。推法操作时，要求指掌紧贴体表用力稳妥，速度缓慢均匀。为使力度调控自如，一般是沿手部骨骼走向进行操作。

点法多用于急症、痛症的治疗

点法，就是用拇指指端、中指顶端、小指外侧尖端、无名指顶端、指尖关节等部位，点压手部穴位。该法一般用于骨缝处的穴区。多用于急症、痛症等治疗。点法接触面积小，力度强，刺激量大。操作时要求准确有力，不要滑动，力量调节幅度大。

摩法常用来治疗老年疾病、寒症等

摩法，就是指把手掌面或食指、中指、无名指螺纹面附于手部一定部位上，用腕关节连同臂部摆动在掌部穴区上做顺时针或逆时针的循环擦动。重手法后可用摩法进行放松调整，可起到温经通络、行气活血的作用。摩法适用于手部相对开阔的部位。常用来治疗老年疾病、慢性病、虚症、寒症等。摩法围绕环形，可以自中心向周围逐渐放大，然后再回收，使中心及四周有温热感。要求动作轻柔、速度均匀协调，频率要快。

摩法操作时速度要持续均匀，不应重滞不匀，否则可能会事倍功半，不能达到理想疗效。

第2章

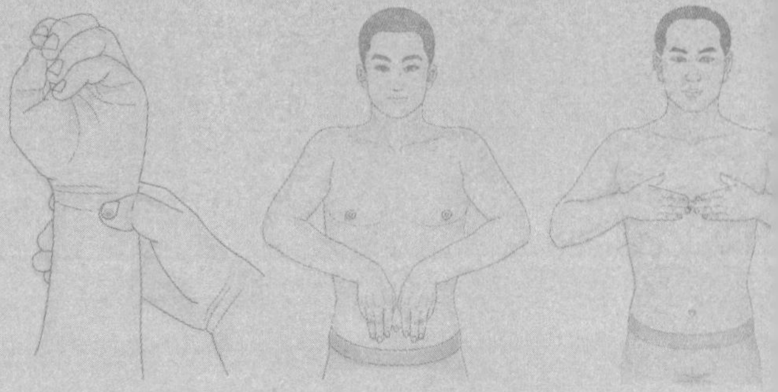

面部诊病方法

面部络脉丰富，为脏腑气血之外荣，经脉之所聚，《灵枢·邪气脏腑病形》曰：“十二经脉三百六十五络，其气血皆上于面而走空窍。”中医认为，人体五脏六腑在面部都有一定的反射区，而脸面就是脏腑的外衣。面诊就是通过观察这些部位神、色、形态等的变化来判断五脏六腑各个部位的健康状况。

面诊在诊断学上具有十分重要的意义。如果我们能够发现面部与对应脏腑部位的变化，通过诊察面部，探知与其相关脏腑的疾病，并采取恰当的诊疗措施，及时进行诊疗、医治，便能去病强身。

本章看点

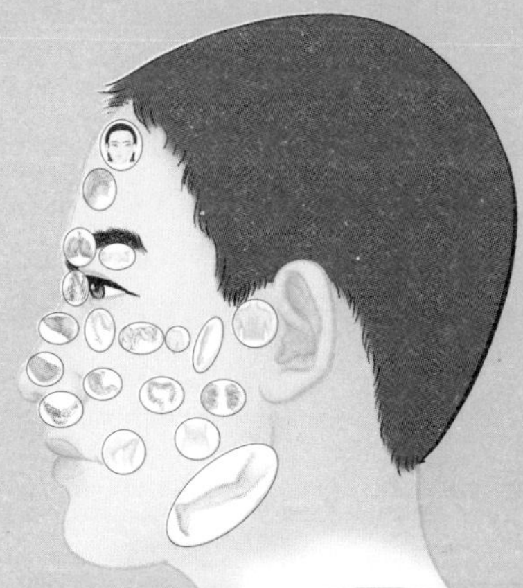

面色发红 体内有热

本节名词
❶盗汗 ❷五心烦热
❸便溏

面色发红，指患者面部颜色比正常人的红。通常是体内有热的象征。《灵枢·五色篇》中说：“以五色命脏，……赤为心。”又说：“黄赤为热。”面色红与热关系密切，所以《伤寒论》中把面色红称为“热色”。

Words & Terms
名词解释

❶ 盗汗

中医的一个病证名，以入睡后汗出异常，醒后汗泄即止为特征。

❷ 五心烦热

表现为自觉两手心、两足心发热及心胸发热，可伴有心烦不宁，体温升高。

❸ 便溏

粪便稀薄而不成形的症候。

面色发红有表、里、虚、实、寒、热之分，诊断时必须紧密结合症状的特点全面考虑。

外感风热引起的面色发红，是由于风热袭表，肺卫受阻所致，属于表证。患者常伴有口渴，汗出，咽喉红肿疼痛，舌边尖红，舌苔薄黄，脉浮而且跳动急速等症状。治疗时应用辛凉解表之法，药方可选用银翘散。

阳明经热引起的面色红一般表现为面部边缘发红，是由于外邪入里化热，阳明热邪炽盛所致，属于里证。主要症状有高热汗出，不怕寒，反怕热，口渴引饮，舌苔黄燥，脉洪大。应用清热生津之法治疗，药方可采用白虎汤。

阴虚内热表现为午后两颧红赤，是阴虚不能制阳，虚火上炎所致，属于虚热证。患者形体消瘦，口燥咽干，眩晕失眠，潮热盗汗❶，五心烦热❷，舌红少苔，脉细但跳动急速。治疗时应用滋阴敛阳之法，药方选用都气丸。

虚阳浮越者面色白而两颧泛红如妆，一般都是罹病日久，正气已衰，阳虚而阴盛，阴盛格阳，虚阳上浮所致。主要表现为身热反欲盖衣被，口渴喜热饮，呼吸短促，出冷汗，四肢厥冷，尿清便溏❸，唇舌色淡，苔白或灰黑而润，脉微欲绝。治疗时应抑阴回阳，通达内外，药方选用通脉四逆汤等。

诊断流程图

症 状	病 因
·口渴，咽喉红肿疼痛	·外感风热
·面色边缘很红，高热汗出，怕热	·阳明经发热
·形体消瘦，眩晕失眠，五心烦热	·阴虚内热
·面色白而两颧红，呼吸短促，四肢厥冷	·虚阳浮越于面部

面色发白 体内寒气太盛

本节名词
❶自汗 ❷里寒
❸回阳救逆

因面部缺乏血色而发白称为面色白，为营血不荣于面所致。面色白又有面色淡白、面色无光、面色苍白等色泽上的差别。白而明润含蓄者是正常面色，白而枯槁显露者则是无胃气。判断时必须把颜色和光泽结合起来考虑。

面色发白主要是由血虚、阳虚、阴寒内盛、阳虚暴脱等原因造成的。

血虚引起的面色白表现为面色淡白，形体消瘦，头晕目眩，心悸失眠，手足发麻，妇女经行量少，唇舌色淡，脉弱。这一类面色发白大多是由于脾胃虚弱，生化不足，或失血过多，血虚失荣所致。治疗时应补血，药方宜选四物汤。

阳虚引起的面色白表现为面白无光，倦怠无力，少气懒言，形寒肢冷，自汗[1]，口淡不渴，尿清便溏，唇舌色淡，脉虚弱，如果同时伴有尿少浮肿则面白而虚浮。这是由于体内阳气不足，不能鼓动血运所致。治疗时应温补阳气，药方可选右归饮。若水湿不化者，治疗时应温阳利水，药方可选济生肾气丸。

阴寒内盛引起的面色白表现为面色苍白，腹痛剧烈，恶寒喜暖，口淡不渴，肢冷蜷卧，尿清便溏，舌淡苔白而滑润，脉沉迟。属于里寒[2]证。寒主收引，经脉凝滞，所以有上述症状。治疗时应温中散寒，药方宜用附子理中汤。

阳虚暴脱引起的面色白表现为面色苍白，大汗淋漓，汗清稀而凉，四肢厥冷，口不渴或喜热饮，蜷卧神疲，脉微欲绝。这是由于阳气大虚而暴脱所致。治疗时应用回阳救逆[3]之法，药方可用四逆汤或参附汤。

诊断流程图

症 状	病 因
·面色淡白，形体消瘦，头晕目眩	·体内血虚
·面白无光，倦怠无力，身体发冷	·体内阳气虚弱
·面色苍白，腹痛剧烈，肢冷蜷卧	·阴寒内盛
·面色苍白，汗多而凉，四肢厥冷	·体内阳气突然衰竭

Words & terms
名词解释

❶ 自汗
不因劳累活动，不因天热及穿衣过暖和服用发散药物等因素而自然汗出的表现。

❷ 里寒
脏腑阴寒偏胜或阳气衰微引起的病理变化。

❸ 回阳救逆
用大剂药性温热、大补阳气的方药，以恢复阳气，抢救亡阳所致厥逆证的治法。

面色发青 阳气虚弱

本节名词
❶卫阳被遏 ❷心悸

患者面部显露青色者，多由寒凝气滞，脉络郁阻，气血运行不畅所致。面色青主寒、主痛、主淤血、主惊风。造成寒凝气滞及脉络郁阻的原因有很多种，所以面色青又有青白、青灰、青紫等区别。面诊时，必须注意光泽，青而明润含蓄者为佳，青而枯槁显露者为胃气败伤。

Words terms

名词解释

❶ **卫阳被遏**

温热外袭，伤及肺卫，卫阳不得发越，温煦失职，肺气失于调和的病理变化。

❷ **心悸**

患者感觉心脏跳动不安，常伴有心慌的症状，称为心悸。

面色发青的原因主要有寒邪外束、阴寒内结、心肾阳衰、肺肾阳虚等。

寒邪外束会使面色青白，恶寒发热，头痛身痛，无汗，舌苔薄白而润，脉浮紧。这是由于身体外感风寒，卫阳被遏[1]阻所致。治疗时应用辛温解表之法，药方宜选麻黄汤治之。

阴寒内结会使面色青白，腹痛急暴，得暖痛减，遇冷加重，手足逆冷，口淡不渴，小便清长，大便溏薄，舌苔白，脉沉紧。这是由于外寒直中，或过食生冷，阳气耗伤，阴寒内盛，气血被阻所致。治疗时宜用温中散寒之法，药方可选用良附丸和正气天香散。

心肾阳衰会使面色青灰，口唇青紫，心悸[2]气短，胸部憋闷，形寒肢冷，尿少身肿，舌质暗紫舌苔白滑，脉象微弱或结代。这是由于心肾阳衰，运血无力，气虚血淤，温煦失职，水湿不化所致。治疗时应温补心肾，药方选用真武汤和保元汤。

肺肾阳虚会使面色青紫，喘粗短气，呼多吸少，动则尤甚，语音低怯，肢冷自汗，尿少便溏，舌淡紫舌苔白滑，脉象虚浮无根。这是由于肺肾阳虚，温煦失职，气血不运，肾失摄纳，气不归元所致。治疗时应补肾纳气，药方宜选人参胡桃汤和黑锡丹。

诊断流程图

症 状	病 因
·面色青白，恶寒发热，头痛身痛	·寒邪外束
·面色青白，腹痛急暴，手足逆冷	·阴寒内结
·面色青灰，口唇青紫，胸部憋闷	·心肾阳衰
·面色青紫，喘促短气，肢冷自汗	·肺肾阳虚

面色发黑 肾气不足

本节名词
❶黧 ❷宫寒不孕
❸耳轮 ❹肌肤甲错

患者面部均匀地显露晦黑的病色称为面色黑。出现这种颜色多为阳气不足、寒湿太盛，或血运不畅、淤血阻滞所致。明代医学丛书《证治准绳·察色要略》中说：“黑色属水，主寒，主痛，乃足少阴肾经之色也。”

面色发黑主要是由体内肾阳不足、肾精亏耗，或淤血内阻造成的。如果是因为种族、禀赋差异，或日晒较多而产生的生理性面色黑，属于正常范围。

体内肾阳不足会导致面色黧[1]黑晦暗，腰膝酸软，耳鸣耳聋，形寒肢冷，尿清便溏，或尿少，腰以下水肿，男子阳痿，妇女宫寒不孕[2]，舌淡胖嫩，舌苔白，脉象沉细无力，两尺部尤其厉害。这是由于久病劳损，或房室不节，肾气虚弱，渐至肾阳不足，不能温养血脉，气血凝滞所致。治疗时应用温补肾阳之法，药方可选用右归丸；如果肾虚水泛，应用温肾利水之法，可用真武汤或济生肾气丸。

体内肾精亏耗会导致面色黧黑，耳轮[3]焦干，腰膝酸软，头晕耳鸣，遗精早泄，发脱齿摇，口燥咽干，脚心热，舌质红，脉细弱。这是由于房劳过度，或热病伤及肝肾之阴，肾精亏损，精气不能上荣于面所致。治疗时应用补肾益精之法，药方宜选左归丸加紫河车等。

淤血在体内受阻会导致面色黧黑，肌肤甲错[4]，口干不欲饮，毛发不荣，妇女兼有月经不调，小腹刺痛或肿块，唇青舌暗，或有淤斑，沉涩或细迟。这是由于久病，或外伤等原因使气滞血结，或因寒凝血滞，使血行不畅，或因内出血，血不归经，于脉外所致。应用活血化淤之法治疗，药方宜选大黄虫丸或膈下逐淤汤等。

诊断流程图

症 状	病 因
·面色黧黑晦暗，耳鸣耳聋，形寒肢冷	·肾阳不足
·面色黧黑，头晕耳鸣，发脱齿摇	·肾精亏耗
·面色黧黑，肌肤甲错，口干不欲饮	·淤血内阻

Words & terms

名词解释

❶ 黧

黑里带黄的颜色。

❷ 宫寒不孕

妇女因胞宫寒冷而不孕，称为宫寒不孕。

❸ 耳轮

耳廓周围的软骨。

❹ 肌肤甲错

全身或局部皮肤干燥、粗糙、脱屑，触之棘手，形似鱼鳞的症状。

面色发黄 体内气血不足

本节名词
❶湿阻 ❷闭经

面色较常人黄而没有光彩者，称为面色萎黄。面色萎黄一般多主虚证和湿证。《素问·五脏生成》篇："色味当五脏：……黄为脾甘。"《灵枢·五色》篇："以五色命脏：……黄为脾。"

Words terms
名词解释

❶ 湿阻

湿邪阻滞中焦，运化功能减弱，以脘腹满闷，肢体困重，纳食呆滞等为主要临床特征的外感病。

❷ 闭经

以女子年逾18周岁，月经尚未来潮，或已来潮、非怀孕而又中断3个月以上为主要表现的月经病。

《证治准绳·察色要略》载："黄色属土，主湿，乃足太阴脾经之色。"黄色为脾土之色，面色萎黄是脾虚失运，化源不足，或久病血虚失养的征象。面色萎黄的诊断还应注意色泽的不同变化。

脾胃气虚造成的面色萎黄，是由于脾胃气虚，运化失司，气血化生不足，肌肤失养所致。患者会出现食欲不振，纳后腹胀，倦怠乏力，少气懒言，大便溏薄，舌淡苔白，脉象缓弱等症状。治疗脾胃气虚造成的面色萎黄时应该益气健脾，药方宜选四君子汤。

脾虚湿阻❶会出现面色萎黄，面浮肢肿，四肢困重，食少腹胀，倦怠乏力，语声多重浊，尿少便溏，舌质淡舌体胖，或有齿痕，苔滑腻，脉缓无力等症状。这是由于脾虚，水湿停滞所致。治疗脾虚湿阻而出现的面色萎黄时应该健脾利湿，药方可用藿朴夏苓汤或胃苓汤。

营血不足会出现面色萎黄，唇舌色淡，头晕目眩，心悸失眠，肢体麻木，妇女月经量少、推迟或者闭经❷，短气声低，脉细无力等症状。这通常是由于失血过多，或脾胃虚弱，生化不足，或七情过伤，营血暗耗所引起，所以其面色萎黄伴有头晕目眩，心悸失眠，肢体麻木，月经量少，脉细无力等血虚肌肤失养之症状。治疗营血不足导致的面色萎黄时应该益气养血，药方可选用补血汤和四物汤，或人参养荣汤。

诊断流程图

症 状	病 因
·食欲不振，饭后腹胀，倦怠乏力	·脾胃气虚
·面浮肢肿，倦怠乏力，语声低微重浊	·脾虚湿阻
·唇舌色淡，头晕目眩，心悸失眠	·营血不足

面部红肿 体内有热

本节名词

❶焮 ❷谵语
❸膏粱厚味 ❹盐汤

面部红赤肿大，严重者连及耳颊，称为面部红肿。面部红肿不同于一般面部浮肿，前者肿起而色赤，多局限于面部，常兼热痛；后者浮起多呈水色样，常累及下肢或全身。

面部红肿多主热证、实证。造成面部红肿的主要原因有温热时毒、风热上扰、误食中毒等。

温热时毒会使人面部焮❶红肿大，咽喉肿痛，初起憎寒发热，恶寒之后，热势加剧，甚则神昏谵语❷，耳聋，口渴饮冷，舌苔黄，脉洪大且跳动急速。这种面部红肿又叫做“大头伤寒”或“大头瘟”，一般发生在冬春两季。病因是感受温毒，上攻头目，而致面部焮肿。余师愚《疫病篇》中说：“头为诸阳之首，面部肿大，此毒火上攻。”咽喉为肺胃之门户，毒火熏蒸于肺胃，所以出现咽喉肿痛之症。治疗时宜用泻火解毒之法，药方可选用普济消毒饮；如兼阳明腑实者，可加大黄，用以泻下实热。

风热上扰会使人面目红肿，或麻或痒，恶风头痛，咽痛，口微渴，舌苔薄黄，脉浮浅且跳动急速。这种面部红肿一年四季都可能发生，多是由于风热入侵，卫气被郁，风热上扰面部造成的；也有因偏嗜膏粱厚味❸，内有积热，复感风邪，风热相抟，上犯面部而导致的。治疗时宜疏风清热，药方可选防风通圣散。

误食中毒会使人出现面肿色赤，口干舌麻，恶心呕吐，大便秘结，或伴畏寒发热等症。这是由于误食野菜或其他有毒之物，毒气入血上犯面部而致。治疗时应先用淡盐汤❹催吐，继用生甘草配绿豆烧汤频服，再服普济消毒饮，或用生大黄、番泻叶煎汤泻下毒物。

诊断流程图

症 状	病 因
·面部焮红肿大，咽喉肿痛，恶寒发热	·温热时毒
·面目红肿，或麻或痒，头痛怕风	·风热上扰
·面肿色赤，口干舌麻，恶心呕吐	·食物中毒

Words & terms 名词解释

❶ 焮

音同信，指灼烧，使受到灼热。

❷ 谵语

神志不清，胡言乱语，语无伦次，声高气粗的表现。

❸ 膏粱厚味

膏粱指肥肉和细粮，泛指美味的饭菜。厚味指油腻或味道浓厚的食物。

❹ 盐汤

从广义上讲，就是盐水汤；从狭义上讲，是浸制酸菜时产生的水溶液。

面部浮肿 脾气不足

本节名词
❶肺痿 ❷肺痈
❸清阳不升

面部浮肿，是指面部虚浮而肿大，但按之应手而起。明代医学丛书《古今医统·面部门》中以面浮为脾肺虚证，因脾伤劳役，饮食失节，水土不调，脾气输散不常，肺气传布失度所致。

Words terms
名词解释

❶ 肺痿

肺叶枯萎不荣或痿弱不用，以胸憋气短、咯吐浊唾涎沫为主要表现的疾病。

❷ 肺痈

以骤起发热、咳嗽、胸痛、咯腥臭脓血痰为主要表现的疾病。

❸ 清阳不升

水谷化生的轻清阳气不能正常濡养头部、肌表、四肢。

面部浮肿通常为慢性病的症状之一，分为气肿和水肿两种情况。肿形不严重，按之应手，大多由于肺脾阳气虚弱导致，属于气肿。若头面部浮肿，目下如卧蚕状，按之凹陷者，为浮肿症状之一。面浮为气虚所致的气肿，浮肿为水邪所患的水肿，两者不同，前者肿势不严重，后者肿势较厉害。

肺气虚弱会使人出现面部浮肿，面色白，气喘息短，语言无力，动则气急，形寒畏风，自汗，久咳不已，舌质淡，苔薄白，脉象虚弱无力等症状。这种面部浮肿多见于年老体弱或久咳不愈的老人。老年人因肺气虚弱不足，久咳导致肺气受损，脏腑功能失常，宣散肃降之令不行。肺主气，肺虚则气无所主，所以面目虚浮肿胀。《金匮要略·肺痿❶肺痈❷咳嗽上气病脉证治》中说："上气，面浮肿，肩息，其脉浮大，不治。"可见，肺气虚弱导致的面部浮肿预后不良。治疗时应以补肺益气为主，兼以化痰止咳，药方选用补肺阿胶汤。

脾阳不足也会造成面部浮肿，面色萎黄，四肢不温，自觉面部发胀，伴有倦怠乏力，食少腹胀，大便溏薄，肌肉消瘦，舌质淡嫩有齿痕，舌苔薄白，脉象虚弱等症。这是由于劳倦过度，饮食失节，或久泻，或其他慢性疾病，损伤脾阳，脾气虚弱，运化失职，清阳不升❸所致。治疗脾阳不足造成的面部浮肿时应采用健脾益气升阳之法，药方宜用补中益气汤加附子、干姜等。

诊断流程图

症 状	病 因
·面色㿠白，气喘息短，形寒畏风	·肺气虚弱
·面色萎黄，四肢不温，自觉面部发胀	·脾阳不足

面部抽搐 肝气抑郁

本节名词
❶风邪 ❷痉
❸平肝息风

面部抽搐，是指眼睑、嘴角及面颊肌肉的抽搐，通常仅出现于一侧。根据经络走向，手足六阳经脉都在面部汇聚，所以有“面为诸阳之会”之说。

面部抽搐，多与情志因素有关，女性多于男性。肝气抑郁、风邪阻络、肝风内动、风痰阻络等原因都会引起面部抽搐。

肝气抑郁会使人出现颜面抽搐，头晕，耳鸣，急躁，或伴有哭闹，脉象弦缓，舌红，舌苔薄白。这种颜面抽搐常随情志波动而诱发，特别是与人发生口角时最易发生。肝气抑郁日久必耗肝血，肝血不足则可使肝气失调，所以，肝血失荣常与颜面抽搐互见。治疗时应疏肝理气，常用方剂为逍遥散。

风邪[1]阻络会使人出现颜面突然抽搐，并伴有头疼，鼻塞，恶寒，眼流泪，脉浮，舌淡红，苔薄白等症状。这是由于风寒外袭，阻于阳明络脉所致。治疗时应疏散风寒，佐以解痉[2]，常用方剂为菊花茶。

肝风内动会使人出现颜面抽搐，时感头痛头晕，每遇愤事，抽搐加剧，脉象弦细有力，舌暗红，苔薄黄偏干。这是因为肝气素旺，上蹿化风，扰动面部络脉而形成。治疗时应平肝息风[3]，常用方剂为羚角钩藤汤，或天麻钩藤饮。

风痰阻络会使人出现颜面抽搐，患侧面肌发麻，伴有面部虚浮，眩晕，咳痰，口干不欲饮，脉象弦滑，舌体肥大，苔薄白润等症状。这种颜面抽搐多见于口眼㖞斜或风痰眩晕经久不愈患者。由于病久气虚，风痰久稽经络，风痰相搏，络脉失去约束，遂见颜面抽搐。治疗时应补气祛痰息风，常用方剂为千缗汤和六君子汤加南星。

Words & terms
名词解释

❶ **风邪**

一种邪气，具有轻扬开泄、善动不居、升发、向上、向外的特性。

❷ **痉**

肌肉收缩，手脚抽搐的现象。

❸ **平肝息风**

指用具有重镇潜阳、平肝息风作用的方药，治疗肝阳化风证、肝阳暴亢证的治法。

诊断流程图

症状	病因
· 颜面抽搐，头晕，耳鸣，急躁	· 肝气抑郁
· 突然颜面抽搐，伴有头疼，眼流泪等	· 风邪阻络
· 颜面抽搐，情绪激动时抽搐加剧	· 肝风内动
· 颜面抽搐，患病一侧面部肌肉发麻	· 风痰阻络

眼睛发黄 脾气不足

本节名词
❶纳呆 ❷软坚散结
❸濡

以眼睛发黄，并伴有尿黄、面黄、身黄为主要症状，一般先从眼黄开始，逐渐遍及全身，称为发黄。这一症状在《黄帝内经》中被称为“黄疸”，以后历代医籍中有“黄瘅”、“谷疸”、“酒疸”、“女劳疸”、“阳黄”、“阴黄”等名称。

Words & Terms
名词解释

❶ 纳呆
又称“胃呆”，即胃的受纳功能呆滞，表现为不思饮食，食量减少。

❷ 软坚散结
用软坚药物治疗浊痰淤血等结聚有形病症的方法。

❸ 濡
此处是停留，迟滞的意思。

体内湿热会使人的眼睛和身体都发黄，且黄色鲜明，症见发热，口渴，身倦无力，食少纳呆[1]，厌恶油腻，恶心呕吐，舌苔黄腻，脉象滑且跳动急速。这是由于湿热蕴结中焦，熏蒸肝胆，胆液外泄，浸渍于肌肤所致。根据湿热的不同程度，又有热重于湿、湿重于热、湿热并重三种症候。对于湿热而引起的眼睛发黄，应区别治疗：热重于湿者，治疗时应清热利湿，佐以通便，药方选用栀子大黄汤；湿重于热者，治疗时应利湿化浊，佐以清热，药方应选茵陈五苓散；湿热并重者，治疗时应清利湿热，佐以解毒化浊，药方可选用茵陈蒿汤。

体内淤血会使人眼睛发黄，然后身体发黄，其色晦暗，面色青紫或黧黑；或胁下有肿块，疼痛不适；或有低热；或大便漆黑，脉象弦涩或细涩。这通常是由于肝郁气滞，日久成淤；或因湿热黄疸迁延不愈，湿郁气机不利，淤积肝胆，胆汁疏泄失职所致。淤血引起的眼睛发黄比较顽固，不易速愈，治疗时应以活血行淤、软坚散结[2]为主，常用方剂有大黄䗪虫丸等。

脾虚血亏会使人眼睛发黄，肌肤发黄无光泽，神疲乏力，心悸失眠，头晕，爪甲不荣，舌质淡，脉象濡[3]细。这是由于劳倦内伤或久病，使脾胃虚弱，气血亏损，肝失所养，疏泄失职，胆汁外溢所致。治疗时应健脾补气养血，药方可选用小建中汤、十全大补汤等。

诊断流程图

症 状	病 因
·眼睛和身体都发黄，且黄色鲜明	·体内有湿热
·身体发黄，色泽晦暗，面色青紫或黧黑	·体内有淤血
·肌肤发黄无光泽，神疲乏力，心悸失眠	·脾虚血亏

眼睛发红 感染病毒

本节名词

❶白睛 ❷时邪 ❸眵

眼睛发红，是指双眼（或一眼）白睛红赤。在《黄帝内经》和《伤寒论》中均称“目赤”。其后历代医家，根据目赤的病因、病症等不同特点分别又有“暴风客热”、“天行赤眼”、“赤痛如邪”、“大小眦红”等名称。

眼睛发红可由外感风热、天行时邪、邪热潜伏于脉络或酒毒蕴蓄体内造成。

外感风热会使人出现白睛[1]暴赤，热泪如汤，羞明隐涩，兼见恶寒发热，头痛鼻塞，舌苔薄白，脉象浮浅且跳动急速等症。这主要是感受风热之邪而发，一般多发生于风盛之时。治疗时应疏风清热，药方选荆防败毒汤或羌活胜湿汤。

天行时邪[2]会使人出现白睛红赤灼热，眵[3]多黏结，怕光羞明，眼涩难睁。或先患一眼而累及两眼，或两眼齐发。传染性很强。这是因感受时气之毒而发，多偏于热盛。发病急且传染性强，往往是一人发病，迅即传染，广泛流行。治疗时应疏风泄热解毒，药方选驱风散热饮子。

邪热潜伏在络脉中，常见白睛淡红，表面有赤脉纵横，虬蟠旋曲，丝脉粗细稀密不等，久而不愈。多因诸热性眼病失于调治，转变而成。或因经久冒涉风沙以及长期近火烟熏，或长期从事精微细致工作，目力过劳，以致热郁血滞而发病。治疗时应搜热散淤，药方选退热散。

酒毒蕴蓄在体内，也会使人眼睛发红，表现为白睛渐渐黄赤，眼涩干痒，兼见湿热内蕴之症，舌苔黄腻。酒毒蕴蓄在体内而眼睛发红的人，必有长期嗜酒病史，酒毒内蕴，脾弱肝旺，湿热上行，两目渐渐黄赤。治疗时应清热利湿，药方选茵陈五苓散。

Words & terms
名词解释

❶ 白睛

眼珠外壁白色不透明的，质地致密而坚韧的组织，即球结膜与巩膜部分，具有保护眼球的作用。

❷ 时邪

与四季气候相关的病邪，为各种季节性流行病病因的统称。

❸ 眵

音同吃，指眼睛分泌出来的液体凝结成的淡黄色物，俗称“眼屎”。

诊断流程图

症 状	病 因
·白睛暴赤，热泪如汤，羞明隐涩	·外感风热
·白睛红赤灼热，眵多黏结，怕日羞明	·天行时邪
·白睛黄赤，眼涩干痒，伴有舌苔黄腻	·是常见于嗜酒的人，为酒毒内蕴所致

眼睛不停眨动肝虚血少

本节名词
❶疳积 ❷肝气

眼睛不停眨动是指眼睑开合失常，时时眨动、不能自主的症状。多与肝脾两脏有关，但又虚实不同。这一病状常发生在小孩子身上。

Words terms
名词解释

❶ 疳积
以神萎、面黄肌瘦、毛发焦枯、肚大筋露、纳呆便溏为主要表现的儿科病症。

❷ 肝气
肝之精气，与肝血相对而言，表现为肝主疏泄和主藏血的功能活动，也指肝的气机。

肝虚血少而出现眼睛不断眨动为血虚不能荣养筋肉，濡润目窍的虚证。肝气乘脾而出现眼睛不断眨动，乃是因肝强脾弱；疳积[1]伤脾眼睛不断眨动，乃脾伤疳积；均属因虚致实而患。诊断时必须加以区别。

肝经风热会使人两眼不断眨动，眼睑筋肉上下左右如风吹，不能自主。或伴发热，或致风搐，舌苔薄白，舌质红，脉象细且跳动急速，甚则手足搐动。多由于风热侵袭肝经，引动内风，循经上扰所致。故眼睑筋肉上下左右如风吹，频频眨动，不能自主，甚则手足搐动。治疗时应疏风清热，平肝定搐。药方用泻青丸或柴胡清肝饮；如阴液已伤，应配合六味地黄丸。

肝气[2]乘脾会使人两眼睑时时眨动，面色发青，夜卧易惊，食少纳呆，体倦乏力，舌苔白腻，脉濡细。多因肝气过盛化风，脾土受侵所致。治疗时应平肝健脾，药方用五味异功散，加柴胡、白芍、生姜；如肝风较甚，去人参，加赤芍、蝎尾、钩藤。

肝虚血少会使人双睑连眨不止，眼部涩痒，常以手揉眼，时轻时重，甚者入暮不能视物。舌淡红，脉濡细。多由于肝血亏损，血虚生风，眼睑筋肉失于滋养所致。纯属虚证。症见双睑连眨不止，兼感涩痒难忍。治疗时应补肝养血，药方用养肝丸加减；也可选用新鲜猪肝、羊肝煮食。

诊断流程图

症 状	病 因
·眼睛不断眨动而不能自主	·肝经风热
·两眼睑时时眨动，面色发青，体倦乏力	·肝气乘脾
·双睑连眨不止，眼睛涩痒，时轻时重	·肝虚血少

眼睛流泪 肝血不足

本节名词

❶口中和 ❷搐鼻 ❸苄

眼睛流泪是指泪液无制，溢出眼外。《素问》有“风见则泣下”的记述。《神农本草经》称之为“泪出”、“泣下”。《证治准绳·七窍门》将其归纳为“迎风冷泪”、“迎风热泪”、“无时冷泪”、“无时热泪”四类。

眼睛流泪可分为迎风流泪、流冷泪、流热泪等几种情况，病因也不相同，诊断时应加以区别。

肝经虚寒会使人出现迎风流泪，常见于年高血虚之人。主要表现为遇风则冷泪频流，形体消瘦，面色无华，唇淡甲白，舌质淡，脉细。严重的则伴有肢冷身凉，口中和[1]，舌质淡，舌苔白润，脉象沉迟等症状。这种迎风流泪多由肝血不足，不能上荣于目所致。治疗时应养血祛寒，药方用养血驱寒饮；若兼有肝虚气弱的症候，则用河间当归汤；冷泪日久，目视不明者，可服用枸杞酒调治。

肝肾两亏会使人出现常流冷泪，遇寒则更严重。初起泪止如无病症，久则冷泪长流。伴有眼目昏眩，瞻视不明，耳鸣耳聋，失眠遗精，腰腿酸软，舌苔白，脉细弱。这种常流冷泪多由房事不节，精血衰少，或悲伤哭泣，伤阴耗液，致肝肾两亏，阴损及阳，泪液不能节制所致。治疗时应温养肝肾、补益精血，药方用菊睛丸、肝肾双补丸，配合麝香散搐鼻[2]。

体内阴虚火旺会使人不时流热泪。主要表现为白天常流热泪，晚上则干涩，伴有头晕目暗，舌苔薄白或薄黄，舌质红，脉细且跳动急速等症状。多由肝肾阴虚，水火不济，虚火上炎所致。治疗时应滋补肝肾，从阴引阳，药方用椒苄[3]丸；如虚中挟实，兼挟肝胆之火者，用加味当归饮。

诊断流程图

症状	病因
·遇风则冷泪频流，形体消瘦，面色无华	·肝经虚寒
·常流冷泪，伴有眼目昏眩，耳鸣耳聋等	·肝肾两亏
·白天流热泪，晚上则干涩	·阴虚火旺

Words & terms

名词解释

❶ **口中和**

患病的过程中病人饮食口味正常的表现。

❷ **搐鼻**

将所用药物细末，用手指或以纱布包裹，纳入鼻中，通过鼻黏膜吸收而发挥治疗作用的一种常用方法。

❸ **苄**

音同户，即地黄。

两眼无神 血气亏损

本节名词
❶潮热 ❷脉细数
❸循衣摸床

两眼无神，是指两眼神光不足。轻者自觉视物无力，眼皮酸困；重者形羸色败、昏不知人。《银海精微》中说：“肝肾之气充则精彩光明，肝肾之气乏则昏朦眩晕。”说明了神光与全身脏腑精气的关系。

Words terms
名词解释

❶ 潮热
发热盛衰起伏有定时，如潮水一样，包括午后潮热、日晡潮热等。

❷ 脉细数
病人的脉搏变窄变细且速率加快。

❸ 循衣摸床
神志昏迷的危重病人不自主地做用手循摸衣服或病床的动作。

两眼无神主要是由体内血虚亏或精气衰败所致。

体内阴血虚亏会使人两眼光彩不足，自觉视物昏朦，易于疲困。头昏耳鸣，肢软乏力，心悸失眠，潮热❶盗汗，舌红或舌淡，脉细数❷或虚软无力。其病因有四：①劳心思虑太过，心脾受损，心脾血虚，血不养睛；②外伤、虫兽伤或妇人产伤失血太多，血虚眼目失养；③久病失治，气阴两虚，目失濡养；④饮食失节，纵酒恣欲，房劳伤肾，肾精虚亏，精血不能上充。《景岳全书·目疾门》中说：“眼目一症……既无红肿，又无热痛，但或昏或涩或无光，或年及中衰，或酒色过度，以致羞明黑暗，瞪视无力，珠痛如抠等症，则无非水之不足也。”对于阴血虚亏而导致的两眼无神，治疗时应滋阴养血，药方应选三仁五子丸。

体内精气衰败会使人两眼内陷，目视无光，瞳仁散大，目不识人。形羸色败，喘急异常，二便失禁；或两手循衣摸床❸；或语无伦次。这是病势垂危的征兆。脏腑精气衰败，不能上行于目，则两目内陷，暗淡无光。瞳仁内应于肾，久病穷必归肾，肾精衰败，则瞳仁神光自散，故双眼内陷，暗淡无光，瞳仁散大，目不视人为其辩证要点。本症是精气衰败、阴阳竭绝的危重病症。治疗时应回阳救逆，药方应选四逆加人参汤。

诊断流程图

症 状	病 因
·两眼光彩不足，自觉视物昏朦	·阴血虚亏
·两眼内陷，瞳仁散大，目不识人	·精气衰败

上眼睑下垂气血淤滞

本节名词
❶黑睛 ❷脱肛

上眼睑下垂，指眼皮下垂，难以抬举，影响眼睛看东西。轻者半掩瞳仁，重者黑睛[1]全遮，垂闭难张。上眼睑下垂，一般分为先天与后天两种。

先天性上眼睑下垂多双眼同病，由遗传或先天发育不全而致提上睑肌功能减退甚至丧失引起；后天性上眼睑下垂，多单眼发病，得之于病后创伤所致动眼神经麻痹或重症肌无力或其他原因。

中气下陷会使人上眼睑下垂，起病较缓，上眼睑缓慢下垂，逐渐加重。轻者半掩瞳仁，重者黑睛全遮，垂闭难张。病人瞻视往往仰首提眉，久则额部皱纹深凹，甚则需以手提睑，方能见物。全身体弱乏力，形寒气短，四肢虚软，舌淡质嫩，脉虚沉微。或见脱肛[2]，妇女或见子宫脱垂。该症多因饮食不节或忧思伤脾，又因平素脾胃虚弱，以致中气下陷而成。治疗时应补中益气，药方选补中益气汤。

风邪侵入络脉会使人上眼睑下垂，起病较急。主要表现为忽然上眼睑下垂，且兼痒如虫行，头痛目胀，舌红，脉象浮浅且跳动急速。这是因外感风邪，入里中络，筋脉受损所致。风善行而速变，故发病急速，临床常见忽然上眼睑下垂，风盛则痒，上冲头目，则头痛目胀。治疗时应养血祛风，药方选除风益损汤。

气滞血淤会使人上眼睑下垂，主要是眼部或头额部遭受外伤，淤血阻滞经络，胞睑纵而不收；或筋脉已断，气滞血淤，胞睑无力提举。此种患者有明显眼部或头额部外伤史。治疗时应行气活血，药方选祛淤四物汤。

诊断流程图

症 状	病 因
·起病较慢，全身体弱乏力，形寒气短	·中气下陷
·起病较急，且兼痒如虫行，头痛目胀	·有风邪侵入络脉
·有明显眼部或头额部外伤史	·外伤导致气滞血淤

Words & terms
名词解释

❶ 黑睛

眼珠外壁前部中央无色透明的膜样组织，即角膜部分，是光线进入眼内必经的通路，且有保护眼珠的作用。

❷ 脱肛

肛管直肠外翻而脱垂于肛门外。

眼睑肿胀 湿气停滞

本节名词

❶目窠 ❷毬 ❸腠理

眼睑肿胀，是指上胞下睑肿胀不适。本证在《灵枢·水胀》中名为“目窠上微肿”。在《素问·评热病论》中被称为“目下肿”。《金匮要略·水气病脉证并治》中称为“目窠[1]上微拥”。

Words terms

名词解释

❶ 目窠

眼的凹陷处，包括眼眶、上下眼胞。

❷ 毬

音同球，泛指球形物。

❸ 腠理

皮肤、肌肉、脏腑的纹理及皮肤、肌肉间隙交接处的组织，具有渗泄体液，流通气血，抵御外邪等功能。

眼睑肿胀可由生理因素或病理因素所致。生理因素可见于睡眠不足、枕头过低及流泪之后。病理性的眼睑肿胀相当于西医所指的眼睑非炎性水肿，包括眼睑血管性水肿、肾小球肾炎性水肿及营养不良性水肿等。中医认为，眼睑肿胀往往是全身疾病在眼睑局部的表现。《证治准绳》中称其为“肿胀如杯”、“脾虚如毬[2]”，前者为外障实邪，后者乃气虚所致，后世医家多从其说。

肺脾积热会使人眼睛赤痛，热泪时出，怕光羞明。继则眼睑肿胀，红肿如桃，疼痛拒按，痛引头额；或伴恶寒发热，舌红，脉跳急速等症状。此症多因热邪入里，或饮食失节，以致肺脾积热，壅热上攻，燥火客邪，血分热盛，热积胞睑所致。《银海精微·胞肿如桃》中说：“此乃脾肺之壅热，邪客于腠理[3]，致上下胞肿如桃，痛涩泪出。”治疗时应清火散风解毒，药方选散热消毒饮。

脾虚湿滞会使人上胞浮肿，虚肿如球，患处喜按，扰之稍平，少顷复起，目不赤痛；或兼目痒，脉弱，舌胖苔薄白。多因脾胃气虚，中气不足，运化失司，水湿停于胞睑所致。因虚而浮肿，故按之不痛，且患处水湿稍散，眼睑肿胀稍平，继而水湿复聚，顷复如故。风为肝之气，脾虚则风邪更易侵入，若兼风邪则见口痒。治疗脾虚湿滞引起的上胞浮肿应补中益气，健脾渗湿，药方选神效黄芪汤或助阳活血汤。

诊断流程图

症 状	病 因
·眼睛赤痛，怕光羞明，眼睑肿胀	·肺脾积热
·上眼睑浮肿而不痛，按压则好转	·脾虚湿滞

瞳神散大 体内火气上升

本节名词

❶黄仁 ❷瞳神

瞳神散大是指瞳神较正常开大，甚至展缩失灵，散而不收，黄仁❶仅剩窄细如线的症状。本症在《兰室秘藏》中称“瞳子散大”，在《证治准绳》中则称为“瞳神散大”。

瞳神❷散大又被称为“瞳仁开大”、“瞳仁散大”、“瞳仁散杳”。瞳神为先天之精气所生，后天之精气所养。精气失于敛聚，则瞳神散大。所以，该症的调治原则应为聚敛精气。

气阴两虚会使人出现瞳神散大，视物如在云雾之中，患眼干涩不爽，头晕目眩，体倦乏力，心烦少寐，口咽干燥，舌苔黄质红，脉濡细。其属虚证。因心肝火盛，气不摄敛，阴失濡养所致。对于气阴两虚而引起的瞳神散大，治疗时应益气养阴，药方用滋阴地黄丸。

阴虚火旺上炎会使人瞳神散大，视物模糊，目赤眵结，耳鸣耳聋，腰膝酸软，遗精滑泄，舌红苔少，脉虚细且跳动急速。属本虚标实。多由肝肾阴虚所致，阴虚于下，火旺于上。对于阴虚火旺而引起的瞳神散大，治疗时应滋阴降火，药方用泻心汤，兼服磁朱丸。

暴怒伤及肝脏会使人瞳神散大，视物昏蒙，面红目赤，胸闷胁痛，烦躁不宁，嗳气少食，舌红苔薄，脉弦。多是由肝气凌逆所致，肝郁不达，怒则气上。对于暴怒伤及肝脏而引起的瞳神散大，治疗时应调肝理气，药方用调气汤，兼服磁朱丸。

外伤也可能导致瞳神散大，常伴有气滞血淤的症状。治疗时可用活血化淤之法，药方宜选用桃红四物汤加减。

诊断流程图

症状	病因
·视物如在云雾中，眼干涩，体倦乏力	·气阴两虚
·视物模糊，目赤眵结，耳鸣耳聋	·阴虚火旺上炎
·视物昏蒙，面红目赤，烦躁不安	·暴怒伤及肝脏

Words & terms

名词解释

❶ **黄仁**

又名眼帘、睛帘、虹彩。即今天所说的虹膜，位于黑睛后内。内应于肝，肝胆相表里，故病变常与肝胆有关。

❷ **瞳神**

位于黑睛后方，虹膜中央，形圆而能开缩的圆孔，有调节进入眼内光线的作用。

耳内流脓 热火上升

本节名词
❶耳膜 ❷溲
❸潮红

耳内流脓是指耳内流出脓液，其色或黄或青，其质或稠或稀。最早见于《诸病源候论》，书中称之为“聤耳”。《杂病准绳》中说：“聤耳亦曰耳湿，常出黄脓；有风耳毒，常出红脓；有缠耳，常出白脓……”

Words & Terms
名词解释

❶ 耳膜
也称鼓膜，是一种弹性灰白色半透明薄膜，介于外耳道与中耳腔之间。

❷ 溲
音同搜，指小便。

❸ 潮红
俗称“升火”，是由植物神经功能紊乱造成血管舒缩功能障碍所致。

耳内流脓的原因主要有风热上扰、肝胆湿热、肾阴虚损、虚火上炎等。

风热上扰会引起耳内疼痛胀闷、跳痛或锥刺状痛。剧痛后，耳内流脓，痛缓解。其症状为听觉差、头痛、发热，恶风、鼻塞流涕、咽干而痛，口渴，耳膜[1]破溃、有脓液出、色黄，舌苔薄黄，脉浮数。病因为风热邪毒侵袭，传热入里，熏蒸耳窍，火热搏结，生腐化脓。治疗时应祛风清热，辛凉解表，药方选银翘散或桑菊饮，并加蒲公英、紫花地丁、野菊花等清热解毒之品。

肝胆湿热引起的耳内流脓发作急骤，耳痛重，脓出痛减。伴有发热、口苦、咽干、头痛，便干溲[2]赤，耳脓黄稠、量多，舌苔黄腻，脉弦数等症状。病因为湿热之邪蕴结，循足少阳胆经上扰，湿热搏结，化腐生脓。肝胆湿热引起的耳内流脓为急骤的实热证，一般无表证，仅见里实热证，主肝热。治疗时应清肝胆湿热，药方选龙胆泻肝汤。

肾阴虚损、虚火上炎引起的耳内流脓，时间长久，时作时辍，脓包清稀无味，伴头晕、耳鸣、耳聋，腰膝酸软，口干心烦，面色潮红[3]且有低热，舌质红，脉细数。病因为肾精虚损，不能制阳，虚火上炎，循经上蒸于耳，肾窍空虚，易受外邪，邪与虚火交蒸，化腐为脓。治疗时应滋阴降火，药方选知柏地黄丸。

诊断流程图

症 状	病 因
·耳内疼痛胀闷，耳内流脓则痛缓解	·风热上扰
·发作急，耳痛重，脓出痛减	·肝胆湿热
·时作时辍，脓包清稀无味	·肾阴虚损，虚火上炎

耳内长肉 体内有热毒

本节名词
❶蕈 ❷脉弦
❸精微

耳内长肉是指耳窍内有小肉突出，形如樱桃，或如羊奶头，或如小蘑菇，或如枣核，头大蒂小。因其形状不一，故又有“耳痔”、“耳蕈[1]”、“耳聤”等名称。以肝胆热毒所引起的居多。

耳内长肉多由肝胆蕴热、热毒袭耳，脾肾两虚、邪滞耳窍，邪毒久留、气滞血淤所致。

肝胆蕴热、热毒袭耳所生的耳肉，形状大小不一，色红无皮。常湿润，或有稀水溢出，或有脓液，或出血，触之疼痛。伴有耳鸣，严重的可导致耳聋；头晕纳差，便干溲赤，舌苔薄黄，脉弦[2]且跳动急速。肝胆蕴热、热毒袭耳造成的耳内长肉是由于耳为肝胆经脉所过，邪热结于肝胆，热毒上蒙清窍，气血受阻，凝聚于耳所致。治疗时应清肝泻火，药方选柴胡清肝汤。

脾肾两虚、邪滞耳窍所生的耳肉，其形多不大，色淡红，潮湿，迁延日久，耳内稍痛，或有脓水流出，听觉差。伴有脘腹胀闷，纳谷不香，腰膝酸痛，头晕目眩，便溏，溲清长，舌苔薄白，脉细弱。肾得后天水谷精微[3]充养，则精髓旺盛，耳窍聪灵。若脾失健运，化源不足，肾气亦虚。脾肾两虚，耳为肾窍，则受邪。邪毒滞留、气血凝聚遂致耳内长肉。治疗时应补益脾肾，药方选桂附八味丸和参苓白术散加栀子、柴胡、连翘等。

邪毒久留、气滞血淤所生的耳肉，色暗无华，触之疼痛，或出血，或有脓水流出。伴有听觉差，胃纳尚可，二便正常，舌质暗，苔薄，脉细涩等症状。这是由于邪毒袭耳，迁延日久阻塞经络，气血淤滞不散，结聚而成。治疗时应调和气血，行滞化淤，药方选当归桃红汤。

诊断流程图

症 状	病 因
·形状大小不一，色红无皮，常湿润	·肝胆蕴热，热毒袭耳
·形多不大，色淡红，潮湿	·脾肾两虚，邪滞耳窍
·色暗无华，触之疼痛	·邪毒久留，气滞血淤

Words & terms
名词解释

❶ 蕈

音同讯，指生长在树林里或草地上的高等菌类植物。

❷ 脉弦

诊脉时如按在琴弦上一样，绷得较紧，端直而长，直起直落。

❸ 精微

此处指食物精纯微小的部分。

耳朵流血肝火上升

本节名词
❶口苦 ❷相火

耳朵流血，即耳窍出血。《冯氏锦囊》中说：“耳中出血，少阴火动所致。”李东垣说：“耳中无故出血，名曰耳衄。乃肝肾相火上逆，迫血而衄。”耳衄又有虚实之分。

Words terms
名词解释

❶ 口苦
自觉口中有苦味。

❷ 相火
与君火相对而言，指寄居于肝肾二脏的阳火，有温养脏腑，主生殖的功能，与君火相配，共同维持机体的正常生理活动。相火过亢则有害。

耳朵流血均为火旺上扰，迫血妄行而致，但肝火上逆导致的耳朵流血为实火，阴虚火旺导致的耳朵流血为虚火，两者的区别在于症状发作的缓急程度、全身表现和耳窍局部肿痛情况，及出血量等。

肝火上逆会使血从耳中突然流出，量较多，耳部疼痛，心烦易怒，或胸胁胀满，口苦[1]，目赤，头痛，小便实，脉弦且跳动迅速有力，舌质红。此症状属于“实热”，多因七情过激，肝失条达，气郁化火，循经上扰耳窍，迫血妄行，致血从耳中流出，出血量多，发作急骤。肝胆火热搏结，每致气血壅滞，所以耳部疼痛。治疗时当清肝泻火，凉血止血，药方选用犀角地黄汤加龙胆草、旱莲草等，外用龙骨煅灰掺敷。

阴虚火旺会使血从耳中缓缓流出，时作时止，量不多，耳部不肿痛，头晕目眩，心悸耳鸣，腰膝酸软，神疲乏力，脉细且跳动迅速，舌质红。这类耳朵出血多是由肾阴不足、水不济火、相火[2]上炎、迫血妄行所致。呈慢性发作，时作时止。肾阴虚则精水不充，脏腑经络孔窍失养，而呈心悸、头晕、目眩、耳鸣、腰酸乏力诸肾虚表现。治疗时当滋阴降火，药方选用知柏地黄汤加麦冬、玄参。

从西医的角度讲，耳内流血兼有黄脓，极有可能是得了急性化脓性中耳炎，是病菌进入鼓室引起的鼓室黏膜炎症，可在急性上呼吸道感染、急性传染病及在污水中游泳或跳水、不适当的咽鼓吹张、擤鼻或鼻腔治疗之后经咽鼓管途径侵入中耳。

诊断流程图

症状	病因
·血从耳中突然流出，量较多，耳部疼痛	·肝火上逆
·血从耳中缓缓流出，时作时止，量不多	·阴虚火旺

鼻子上生疮 体内有热

本节名词
❶皲 ❷热毒
❸鼻翼

鼻子上生疮，是指鼻前孔附近皮肤红肿、糜烂、结痂、灼痒，有经久不愈、反复发作的特点。《医宗金鉴·外科心法要诀》中说："鼻疳者，因疳热攻肺而成，盖鼻为肺窍，故发时鼻塞赤痒疼痛，浸淫溃烂，下连唇际成疮，咳嗽气促，毛发焦枯也。"

肺经蕴热、邪毒外袭会使鼻前孔灼热干焮、微痒微痛，皮肤出现粟粒状小丘，继而表浅糜烂、溢出少许黄色脂水或结有黄痂皮，周围皮肤潮红，甚致皲[1]裂，久则鼻毛脱落，全身无明显症状。肺经蕴热、风热外袭，淤滞于鼻，熏灼鼻孔处肌肤，则出现粟粒状小丘、微红。热盛则肿而痛、灼热干焮，进而结痂。热毒[2]腐灼肌肤溃破，则糜烂溢出脂水，风盛则痒而燥裂。对其应内外兼治：内治宜清热泻肺、疏风解毒，可选用黄芩汤加减。若焮热痛甚者，加黄连、丹皮以助清热解毒、凉血止痛之力，亦可选用银翘散和泻白散加减。外治时将内服的中药渣再煎，湿热敷局部。或用漆大姑、苦楝树叶、桉树叶各30克煎水洗患处。

脾胃失调、湿热郁蒸会使鼻前孔肌肤糜烂、潮红焮肿，常溢脂水或结黄浊厚痂，痒痛，偶见皲裂出血，严重者可侵及鼻翼[3]及口唇，鼻窍不通，言谈不爽。脾胃失调、湿浊内生，蕴而生热，湿热循经上蒸，壅结鼻窍，腐蚀肌肤，则鼻窍肌肤糜烂潮红，湿浊不清，则脂液溢出，积成黄浊厚痂。对其也应内外兼治：内治宜清热燥湿，解毒和中，可选用萆薢渗湿汤加减。外治可用明矾3克、生甘草10克煎水洗涤，以清洁、消毒、敛水。糜烂久不愈者，用瓦松适量，烧灰存性，研末，撒布患处，以燥湿敛疮。

诊断流程图

症状	病因
·鼻孔灼热干焮、微痒微痛，表浅糜烂	·肺经蕴热，邪毒外袭
·鼻前孔肌肤糜烂、溢脂水或结黄浊厚痂	·脾胃失调，湿热郁蒸

Words & terms
名词解释

❶ **皲**
音同君，指手足的皮肤冻裂。

❷ **热毒**
火热郁积所成，易导致疔疮痈肿之类的邪气。

❸ **鼻翼**
鼻尖两侧的部分，由皮肤、皮下软组织及软骨组成。

嘴唇燥裂 脾胃热气太盛

本节名词
❶核黄素
❷足阳明胃经

嘴唇燥裂，是指口唇出现裂隙或裂沟，古称“唇裂肿”、“唇燥裂”。中医认为是脾胃热盛或阴虚火旺引起。现在医学一般认为是核黄素❶缺乏或脾胃热盛及阴虚火旺的征象。

Words & Terms
名词解释

❶ **核黄素**
即维生素B_2，是在自然界分布广泛的一种维生素，是哺乳动物必需的营养物，其辅酶形式是黄素单核苷酸和黄素腺嘌呤二核苷酸。

❷ **足阳明胃经**
人体十二经脉之一，简称胃经。主治肠胃等消化系统、神经系统、呼吸系统、循环系统某些病症和咽喉、头面、口、牙、鼻等器官病症。

脾胃热盛会引起口唇红肿有裂沟，伴有大渴引饮，多食易饥，口臭，大便秘结，脉象洪大或滑且跳动迅速、沉实，舌质红，苔黄厚。多因热邪入里或多食辛辣厚味所致。唇为脾之外候，足阳明胃经❷挟口环唇，脾胃热盛，唇失滋养，故可产生唇裂。临床上多伴有烦渴、易饥、口臭等阳明实热表现。治疗时当清泄脾胃实热，用清凉饮或滋唇饮，使上下清凉，火热自消。《石室秘录·唇裂》论唇裂治法时说：“火盛之极……大渴呼饮，虽非伤寒之证所得……白虎汤亦可救，但过于太凉，恐伤胃气，往往有热退而生变，仍归于亡。故白虎汤不可轻投也。我有一方，名曰清凉散。元参二两，麦冬一两，甘菊花五钱，青蒿五钱，白芥子三钱，生地三钱，车前子三钱，水煎服。此方妙在元参为君，以解上焦之焰：麦冬为臣，以解肺中之热：甘菊、青蒿为佐，以消胃中之火；尤妙车前子、白芥、生地为使，或化痰，或凉血，尽从膀胱以下泻其大热之气。”

阴虚火旺会引起唇赤干裂，颧红，潮热盗汗，虚烦不眠，小便黄，大便秘结，舌质红，苔少，脉象细数。多由于急性热病耗伤阴液，或五志过极，化火伤阴，或过服温燥劫阴之药，导致阴虚火旺，火炎灼口，出现唇裂。并兼有颧红唇赤，潮热盗汗，虚烦不眠，舌质红，脉细数等阴虚内热之象。本症与脾胃热盛唇裂，虽皆为热象，但本症为虚热，彼为实热。治疗时应根据具体情况区别对待。对于实热治疗时应清之泄之；对于虚火的治疗原则，是“壮水之主，以制阳光”，药方可用滋阴地黄丸。

诊断流程图

症 状	病 因
·口唇红肿有裂沟，多食易饥	·脾胃热盛
·唇赤干裂，颧红，潮热盗汗，虚烦不眠	·阴虚火旺

嘴唇青紫 脾阳之气太弱

本节名词

❶脾阳 ❷气短
❸淤斑

嘴唇青紫是指口唇出现青深紫色或青淡紫色。《金匮要略》中载有“唇口青”一症，视之为危候，是内脏阴阳气血衰弱的外在表现，因此多伴有脏腑机能衰退的症状。

嘴唇青紫主要是由脾阳虚弱、痰浊阻肺、气滞血淤等原因造成的。

脾阳虚弱会引起口唇青紫，其症状为纳少便溏，食后腹胀，手足不温，舌淡苔白，脉象沉弱。该症因病位在脾，脾之华在唇，脾阳❶不振，清阳不能上荣于唇，久之可见唇青紫。治疗时应用温运脾阳之法，药方选附子理中汤。

痰浊阻肺会引起口唇青紫，伴有咳喘痰鸣，甚则张口抬肩，不能平卧，痰浊稠黄，或痰自清稀，脉滑且跳动迅速，舌苔黄腻或白滑厚腻等症状。其为实证，是由于宿有咳喘痰疾，肺气不得肃降，津聚生痰；脾虚不能运化，湿停生痰，痰浊蓄留于肺，肺气阻塞，百脉不得朝布所致。治疗时应区别对待：痰热的，应清化痰热，肃肺降气，药方选麻杏石甘汤加细茶、贝母瓜蒌散；痰湿的，应温化痰湿，健脾肃肺，药方选苓甘加姜辛半夏杏仁汤。

气滞血淤会引起口唇青紫，面色黯红或淡青，胸闷不舒或时有刺痛，或胸胁苦满，气短❷、心慌，脉沉涩而缓，舌黯有淤斑❸，舌苔薄。其为实证，多因情志所伤，气机不畅，病久由气入血，淤血阻络，气血不能上荣所致。治疗时也要区别对待：气滞偏重的，应行气活血，药方选瓜蒌薤白半夏汤；血淤偏重的，应活血化淤，药方选桃红四物汤和失笑散。桃红四物汤以强劲的破血之品桃仁、红花为主，活血化淤；以熟地、当归滋阴补肝、养血调经；芍药养血和营，增补血之力；川芎活血行气，助活血之功。

诊断流程图

症 状	病 因
·口唇青紫，食后腹胀，手足不温	·脾阳虚弱
·口唇青紫，伴有咳喘痰鸣	·痰浊阻肺
·口唇青紫，面色黯红或淡青，胸闷不舒	·气滞血淤

Words & Terms

名词解释

❶ **脾阳**

脾之阳气，与脾阴相对而言，脾之温煦、推动、升清的一面。

❷ **气短**

呼吸比正常人短促，躁而带粗，气若有所窒，则语言不接续和呼吸勉强。

❸ **淤斑**

一般是由于靠近皮肤表层的毛细血管受到外力撞击出现破裂，并将血液留存在皮肤下面造成的。一旦血液被身体吸收，淤斑也就消失了。

嘴唇颤动脾虚血燥

本节名词
❶秋燥 ❷搽
❸热邪 ❹痞

唇颤动又称“唇瞤”“唇风”，俗称“驴嘴风”，可发生于上下唇，以下唇颤动较常见，好发于秋冬季节。《灵枢•五阅五使篇》中说“口唇者，脾之官也”，唇属足太阴脾经，脾虚血燥生风，故可出现口唇抖动。

Words Terms
名词解释

❶ **秋燥**

具有易损伤肺脏，易耗伤津液等特点的邪气。

❷ **搽**

音同茶，涂抹。

❸ **热邪**

易导致阳热性病症的邪气的统称，与火邪没有本质区别，常与火热并称。

❹ **痞**

胸腹间气机阻塞不舒的一种自觉症状。

胃火挟风和脾虚血燥都可能引起嘴唇颤动，其症状不同，治疗方法也不一样。

胃火挟风会引起嘴唇发痒，皮肤发红，局部有灼热感，继则出现嘴唇颤动，大便秘结，舌苔黄燥，脉象弦滑。胃火可由外感风寒或风热失解，入里化热，热传阳明而来；亦可因素嗜辛辣厚味，胃腑蕴热而致，足阳明胃经环唇，胃经实火循经上传，与外风相合，风火相煽，故可发生嘴唇颤动。治疗时可用疏风清热、表里双解之法，药方可选如双解通圣散之类，如兼大便秘结者，可用调胃承气汤。

脾虚血燥会引起下唇发痒，色红且肿，继而口唇干裂，痛如火烧，又似无皮之状，嘴唇颤动，大便干燥，舌质红少苔，脉象细且跳动迅速。血燥可因感受秋季燥邪❶，或误服苦寒、温燥之品，耗伤阴血化燥所致。对于脾虚血燥引起的嘴唇颤动，治疗时应养血疏解风燥，可内服四物消风饮，外搽❷黄连膏、紫归油。

另外，其口唇疼痛：胃火所致者，显肿痛，局部有灼热感；血燥所致者，口唇干裂而痛。其大便不通：胃火所致者，系阳明胃府热邪❸炽盛，大便燥结成实，下唇挟口属足阳明胃经，上唇挟口属手阳明大肠经，故大便秘结时日越多，往往一唇动、肿痛之势愈重，腑气一通，其势立减；血燥生风致瞤者，系脾津不布，手阳明大肠津液不足，大便滞涩难解，无“痞❹”、“满”、“燥”、“坚”、“实”等阳明经脉出现实证表现。

诊断流程图

症 状	病 因
嘴唇发痒，皮肤发红，局部有灼热感	胃火挟风
下唇发痒，红肿，口唇干裂，痛如火烧，似无皮之状，大便干燥	脾虚血燥

口中生疮 中气不足

本节名词
❶疮 ❷虚热
❸心阴虚

口中生疮简称“口疮❶”。《黄帝内经》中称为“口糜”或“口疡”。后世根据其临床表现及病机的不同，又有“口疳”、“口舌生疮”、“口中疳疮”、“口破”、“口内糜腐”等称。但一般习惯上称之为“口中溃疡”。

脾胃积热会使口、唇、舌及齿龈等处生疮，周围红肿，甚者腮舌俱肿痛，影响进食，口渴饮冷，大便秘结，尿黄赤，或兼身热，舌质红，或有裂纹，舌苔黄，脉数有力。脾胃积热引起的口疮，属于实热，多因饮食失节，嗜食辛辣醇酒，炙煿厚味，脾胃积热，脾开窍于口，脾胃之热上蒸于口所致。治疗时应清热泻火，药方选凉膈散、泻黄散。

阴虚火旺引起的口疮易反复发作，每因劳累或夜寐不佳而诱发，疮面黄白色，周围淡红，疼痛昼轻夜重，口干，心烦失眠，手足心热，舌红少苔，或有红裂纹，脉象沉细且跳动有力。阴虚火旺引起的口疮，属于虚热❷，多因思虑劳倦，心阴暗耗，或热病后期，阴分受伤，阴虚火旺，上炎于口所致。治疗时应滋阴清火，切忌苦寒伤阴，如偏于心阴虚❸者，药方选黄连阿胶鸡子黄汤；偏于肾阴虚者，药方选知柏地黄汤等。

中气不足会引起口疮反复发作，时轻时重，疮面色淡，疼痛较轻，纳少脘胀，大便不实，肢软神疲，短气懒言，舌质淡，边有齿痕，舌苔白，脉象细弱。中气不足引起的口疮多因气虚、劳倦、久病等使脾胃中气受损，或口疮日久灼阴耗气，脾胃气虚，阴火内生所致。治疗时应用补中益气汤或黄芪建中汤；如气阴两虚者，可选生脉散。

诊断流程图

症 状	病 因
·口、唇、舌及齿龈多处生疮，周围红肿	·脾胃积热
·反复发作，常因劳累或睡眠不佳而诱发	·阴虚火旺
·口疮反复发作，时轻时重，疮面色淡	·劳倦、久病等导致脾胃中气受损

Words & Terms
名词解释

❶ 疮

皮肤上肿烂溃疡的病，痈、疖、疽、疖等的总称。

❷ 虚热

一指阴阳气血虚亏引起的发热；一指热病而见昏迷症状者。

❸ 心阴虚

多由劳神过度、久病或热病耗伤心阴所致，又称心血虚。

咽喉肿痛 体内热气太盛

本节名词
❶嗌 ❷颌 ❸肌膜

咽喉肿痛，是指咽部红肿的症状。以咽喉部红肿疼痛、吞咽不适为特征，又称“喉痹”。历代医学文献有“喉痹”、“嗌❶肿”、“喉风”、“乳蛾”、“喉痈”等名称。

Words & Terms
名词解释

❶ 嗌
音同意，指咽喉。

❷ 颌
音同和，指构成口腔上部和下部的骨头和肌肉组织。上部叫上颌，下部叫下颌。

❸ 肌膜
肌细胞纤维的外膜。由质膜、覆盖的基膜和相连的胶原纤维松散网络组成。

肺胃热盛会引起咽喉红肿，灼热疼痛，有咽喉堵塞感，且下结核疼痛，伴高热，口渴欲饮，咳嗽痰黄，口臭，舌红，苔黄，脉洪大且跳动迅速。肺胃热盛引起的咽喉肿痛，为里热实证，多由嗜食辛辣，肺胃蕴热，循经上扰咽喉，气血壅滞而致。对于肺胃热盛引起的咽喉肿痛，治疗时当清热利咽消肿，药方用金灯山根汤加减。

体内热毒壅闭会使咽喉肿胀、疼痛剧烈，说话、吞咽困难，颌❷下结核疼痛，痰鸣气急，牙关紧闭，如肿胀坚硬散漫则无脓，肿胀高突上部紧束下部软则有脓，伴有发热，口渴，头痛，脉跳迅速，苔黄，舌红。体内热毒壅闭引起的咽喉肿痛，是由于脾胃积热化火，上扰咽喉，蒸灼肌膜❸，血肉壅腐而致。对于体内热毒壅闭引起的咽喉肿痛，治疗时当清热解毒消肿，根据肿胀无脓或有脓，选用五味消毒饮、清咽利膈汤、仙方活命饮加减。

肺肾阴虚会使喉核肿胀，压之可有豆渣样物渗出，微红微痛，有咽喉堵塞感，干咳无痰或痰少而黏，伴口渴，五心烦热，午后面部潮红，气短懒言，神疲乏力，舌红少苔，脉细且数。肺肾阴虚引起的咽喉肿痛，是由于身体一向阴虚，虚火上炎咽喉所致。对于肺肾阴虚引起的咽喉肿痛，治疗时当养阴清肺，药方用甘露饮。偏于肾阴虚者，腰酸膝软，虚烦失眠，眩晕耳鸣，治疗时应滋肾降火，药方用知柏地黄汤。

诊断流程图

症状	病因
·咽喉红肿，灼热疼痛，有堵塞感	·肺胃热盛
·咽喉肿胀、疼痛剧烈，痰鸣气急	·热毒壅闭
·喉核肿胀，压之可有豆渣样物渗出	·肺肾阴虚

咽喉溃烂 体内有火

本节名词
❶白喉 ❷喉核
❸肾亏

咽喉部出现白色腐膜称作咽喉腐烂，严重者可蔓延至鼻部。《重楼玉钥》中说："喉间起白如腐一症，其害甚速。"一般来说，时疫白喉[1]为疫毒所致，有传染性，以小儿多见；其他则无传染性，小儿、成人均可能得之。

时行疫毒会使咽喉疼痛肿胀，局部出现灰白色腐膜，不易拭去，拭去则出血。继则咽喉红肿剧烈，且疼痛干燥，白腐范围较大。然后腐膜经久不退，或自行脱落，汗出如油，面色苍白如纸，两目直视，四肢不温。咽喉为肺胃之通道，外感疫病之毒，直犯肺胃，流过经络。疫毒与气血相搏，故红肿热痛，腐烂而成伪膜，以致气道不和或梗塞。轻者出现发热喘咳，干咳如吠，声音嘶哑等的痰浊窒盛证候；重者出现面色苍白，痰鸣唇绀，吸气困难等喉部梗阻证候。时行疫毒引起的咽喉溃烂，前期为疫毒之邪，侵袭肺卫。治疗时应疏风清热解毒，药方选用银翘散加土牛膝、玄参等。中期疫毒内传，阳明气分实热。治疗时应清热解毒消肿，药方用仙方活命饮加僵蚕、蝉衣、土茯苓，如大便干结则加大黄。后期疫毒内盛凌心，心阳虚脱，阴阳不相维系，阴虚里热。治疗时应温阳固脱，益气生脉，药方用四逆汤和生脉散。

肺胃热盛会使咽部红肿剧烈，疼痛较剧，喉核[2]部出现白黄色脓点并逐渐连成腐膜，易拭去，不出血，伴有高热口渴，腹胀，便秘。此乃热毒壅阻肺胃，循经上扰伤腐咽部肌膜所致。治疗时应清热解毒消肿，药方用普济消毒饮或凉膈散。

阴虚火旺会使咽喉出现片、块状白色腐膜，伴腰酸、神疲无力，盗汗，舌质红，脉细弱且跳动迅速。这是由于先天不足，或素体肾亏[3]，邪毒循足少阴经上扰咽喉，腐伤肌膜而成。治疗时应滋阴降火，药方用知柏地黄汤加玄参、麦冬。

Words & terms
名词解释

❶ 白喉

以发热，咽痛，咽、喉、鼻等处出现白色假膜不易剥脱为主要表现的疾病。

❷ 喉核

位于口咽两侧的扁卵圆形组织，是喉关的组成部分。

❸ 肾亏

肾虚、肾气虚的俗称。以肾精不足为主要症状，临床表现可偏于肾阴虚，或肾阳虚。

诊断流程图

症 状	病 因
咽喉疼痛肿胀，有灰白色腐膜，拭去则出血	时行疫毒
喉核部出现白黄色脓点，易拭去而不出血	肺胃热盛
咽喉出现片、块状白色腐膜，但范围较小	阴虚火旺

牙齿松动 肾气虚

本节名词
❶龈 ❷耳鸣
❸尿后余沥

牙齿浮动，又称牙齿动摇。手阳明之脉入下齿，足阳明之脉入上齿，齿为骨之余，寄龈[1]以为养，所以齿动与手足阳明之脉和肾关系密切。牙齿浮动又以老年人多见。

Words terms
名词解释

❶ 龈
牙床上的肉，分上龈、下龈。

❷ 耳鸣
人们在没有任何外界刺激条件下所产生自觉耳中有鸣响声的异常声音感觉。

❸ 尿后余沥
排尿后仍有尿液点滴不尽的表现。

阳明热壅会使人出现牙齿浮动，伴有牙龈红肿，或牙龈宣露，口臭，便秘，脉滑数，舌质红，苔黄白腻偏干。这大多是由于饮酒过度或嗜食辛辣所致。齿龈为阳明络脉所系，若肠胃积热，上蒸于口，腐其齿龈，则齿失所固而动摇。《寿世保元》中说："土热则焦摇。"治疗时宜清胃固齿，药方选清胃散或甘露饮。

肾阴虚会使人出现牙齿浮动，继而牙龈宣露，伴有腰酸、头晕、耳鸣[2]、脱发，脉细数，舌体瘦薄，舌质嫩红，苔薄或少苔。此症多见于青壮年，或因房劳甚而伤肾精，或素有遗精之疾，致肾精不充，骨髓失养，则齿根动摇。治疗时应滋肾固齿，药方选六味地黄丸加骨碎补，或用滋阴清胃固齿丸。

肾气虚会使人出现牙齿浮动，伴有腰酸，尿后余沥[3]，甚则小便不禁，听力减退，脉沉细弱，舌淡苔白。此证多见于老年人，或劳力过度者，肾气虚失于固摄，故牙齿浮动。治疗时应补肾固齿，药方选还少丹。

此外，牙齿浮动，与口腔卫生也有着密切关系。如果经常不漱口，不刷牙，食物残渣夹于齿缝，附于齿龈，日久作热，腐蚀牙根，则齿必摇。因此，保持口腔卫生也是防治牙齿浮动的必要措施。

从临床治疗的结果来看，牙齿松动若在1～2度之间，应首先去除病因，并治疗原发疾病，松动牙齿即刻好转并逐渐稳固。对于松动度较大、牙槽骨吸收多、松动已达根尖或分叉点以下3度的牙齿，以拔除为宜。

诊断流程图

症 状	病 因
·牙齿浮动，伴有牙龈红肿	·阳明热壅
·牙齿浮动，牙龈宣露，伴有头晕耳鸣、脱发	·肾阴虚
·牙齿浮动，伴有腰酸，尿不净	·肾气虚

牙齿焦黑冷风侵袭经脉

本节名词

❶肾热 ❷玉女煎

牙齿焦黑，《脉经》中称之为“齿焦”、“齿忽变黑”。《诸病源候论》中有“牙齿历蠹候”、“齿黄黑候”，“历蠹者，牙齿黯黑之谓”。《温病条辨》则把“齿黑”列为热邪深入下焦的重要标志。

清代温病学家叶天士尤重视验齿，他在《南病别鉴》中说：“齿焦无垢者，死；齿焦有垢者，肾热胃劫也。”

牙齿焦黑与齿垢焦黑不同，后者是指附于牙齿上面的污垢而言，刮之可去。

下焦太热会使人出现牙齿焦黑，热深不解，口干舌燥，手指蠕动，脉沉数。这是由于热邪深入下焦，热深难解，津液干涸，齿失津润而致。对于下焦热盛引起的牙齿焦黑，治疗时应用咸寒甘润法，三甲复脉汤主之。

肾热[1]胃劫会使人出现牙齿焦黑，上附污垢，伴有咽干口渴，烦躁不眠，或腹满便秘，脉数，舌绛。这是由于肾热胃燥，气液被耗，齿失滋养，则见齿黑。对于肾热胃劫引起的牙齿焦黑，治疗时应用清胃救肾法，玉女煎[2]主之；若有腹满便秘的可用调胃承气汤治疗。

风冷侵袭经脉会使人出现牙齿黄黑而干燥，伴有齿根浮动，腰膝酸软，脱发，脉沉弱，舌质淡黯，苔薄白。此证内因在于髓虚血亏，不能养齿，外又受到冷风入经，内外相客，齿枯无润，故令齿黄黑。正如《诸病源候论》中所说：“风冷乘其经脉，则髓骨血损，不能荣润于牙齿，故令牙齿黯黑，谓之历蠹。”对于冷风侵袭经脉引起的牙齿焦黑，治疗时应用填精除风法，药方选地骨皮散治之。

牙齿焦黑，多见于温病热极伤阴期，预后不佳。《脉经》把牙齿焦黑列为死候之一，如“病人目无精光，及牙齿黑色者，不治。”但只要我们谨守病机，积极治疗，或可冀有幸生者。

诊断流程图

症 状	病 因
·牙齿焦黑，口干舌燥，手指蠕动	·下焦热盛
·牙齿焦黑，伴咽干口渴，烦躁不眠	·肾热胃劫
·牙齿黄黑干燥，伴齿根浮动，腰膝酸软	·风冷客经

Words & terms

名词解释

❶ 肾热

肾受邪热所致的病证，症见色黑、牙齿枯槁、身热如蒸。

❷ 玉女煎

出自《景岳全书》，具有清胃泻火，滋阴增液之功。由石膏、熟地黄、麦冬、知母、牛膝组成。

牙龈出血 体内有火

本节名词
❶实火 ❷虚火
❸肾阴

牙龈出血，指牙缝或牙龈渗出血液。这一症状在《黄帝内经》中属“血溢”、“衄血”范畴；《金匮要略》则归入“吐衄”专篇；《诸病源候论》设有“齿间血出候”；至明代《景岳全书》始有“齿衄”症名。

Words & Terms
名词解释

❶ 实火
一指阳热亢盛之火邪；一指邪火炽盛引起的实热证。

❷ 虚火
也作“上火”。一般是指阴虚而导致火升的病理现象。

❸ 肾阴
肾之阴气，与肾阳相对而言，是肾之宁静、滋润、濡养和成形的一面，并可制约过亢的阳热。

足阳明胃经行于上齿，手阳明大肠经行于下齿；又肾主骨，齿为骨之余，所以本症与胃、大肠及肾关系密切，但以胃的病变为常见。

胃肠中有实火❶会使人齿龈出血如涌，血色鲜红，兼有齿龈红肿疼痛，口气臭秽，口渴喜热饮，便秘，脉洪数有力，舌质红赤，苔黄腻。这是由于过食辛辣之物，胃肠积热，热从火化，上烁于齿，损伤血络，故见牙龈出血，为阳、热、实证。治疗时应清胃泻火，药方选清胃散，或通脾泻胃汤。

胃中虚火❷会使人齿龈出血，血色淡红，兼有齿龈腐烂，但肿痛不甚，口干欲饮，脉滑数无力，舌质光红少津，苔薄且干。多是因为胃阴素虚，虚火浮动，上行于齿龈，耗灼胃络而成。治疗时应养胃阴清胃火，药方选甘露饮加蒲黄以止血；若虚火炽盛，血色较红，可用玉女煎引胃火下行，兼滋其阴。

肾虚火旺会使人齿龈出血，血色淡红，齿摇不坚，或微痛，兼有头晕，耳鸣，腰膝酸软，脉细数，舌质嫩红少苔。此证多见于肾阴❸素亏，或病后肾阴不足者，牙为骨之余而属肾，肾阴虚不能制火，阴火上腾，致阴血随火浮越而引起牙龈出血。治疗时应滋肾阴、降阳火，药方选知柏地黄丸加牛膝、骨碎补。

值得注意的是，各种血液系统的疾病也可出现牙龈出血的症状，常表现为牙龈出血或拔牙后出血不止，用一般的止血方法不易止住。遇到这种情况，一定要详细检查，找出出血的原因，对症下药。

诊断流程图

症 状	病 因
·齿龈出血多，血色鲜红，伴有口臭	·胃肠实火
·血色淡红，兼有齿龈腐烂	·胃中虚火
·齿龈出血，血色淡红，牙齿松动	·肾虚火旺

牙龈溃烂 胃热太盛

本节名词
❶硬结 ❷麻疹
❸疟

牙龈腐烂，是指牙床周围的组织破溃糜烂而疼痛。本证在《诸病源候论》中被称为“齿漏”，其后，历代医书统称“牙疳”。其又分为“走马牙疳”、“风热牙疳”、“青腿牙疳”等。

走马牙疳表现为牙龈边缘或颊部硬结[1]发红，一两天内就出现腐烂，呈灰白色，随即变成黑色，流出紫色血水，气味臭恶，腐烂部不痛不痒，舌质红，舌苔黄腻，脉象数。走马牙疳的出现多因麻疹[2]、痘疹、痧毒、伤寒、疟[3]、痢疾等病余毒未清，内热炽盛，伤及牙龈引起，比较严重。治疗时以解毒清热为主，常用解毒消疳汤内服。正气虚者，加人参、黄芪；脾虚者，加服人参茯苓粥；热久津伤者，可服甘露饮，外擦以人中白散于患处。

风热牙疳表现为初起牙龈红肿疼痛，发热较速，易损伤出血，疼痛，时流黏稠唾液，颌下有硬块，按之疼痛，间有恶心呕吐，便秘，舌质红，舌苔薄黄，脉象浮数。多因平素胃腑积热，又外感风热之邪，邪毒侵袭牙龈，伤及肌膜所致。治疗时用疏风清热解毒法，常用清胃汤。日久不愈，可加人参、玄参；兼湿重者，加茵陈、生苡仁、车前子。

青腿牙疳表现为牙龈肿胀，溃烂出脓血，甚者可穿腮破唇，兼两腿疼痛，有肿块，形如云片，色似青黑茄子，肌肉顽硬，行动不便。青腿牙疳的出现与地区、生活、饮食有关，是由于时常坐卧寒冷湿地，寒湿之气滞于经脉，加以少食新鲜蔬菜、水果，过食牛羊肥腻腥膻，郁滞胃肠而为火热，口腔上炎所致。治疗时用祛寒行湿，清火解毒法，常以活络流气饮加蒲公英、马齿苋。

如果牙龈经常出现溃烂，观察牙龈颜色。如果牙龈深红发紫，说明有炎症反应。牙龈炎或牙周炎都会导致牙龈营养缺乏，免疫力缺失，从而出现牙根外露，牙龈溃烂的症状。

诊断流程图

症状	病因
·牙龈红肿疼痛，牙龈边缘迅速糜烂	·胃腑有热，又感风热
·牙龈肿胀，溃烂出脓血，两腿疼痛	·生活环境潮湿所致
·牙龈边缘或颊部迅速腐烂，气味恶臭	·患其他病时余毒未消，伤及牙龈

Words & terms
名词解释

❶ 硬结
肌肉变得坚硬，结成硬的块状。

❷ 麻疹
初期发热、咳嗽、流涕、眼结膜充血、畏光，2～3天后口腔颊黏膜粗糙，有细小白点。

❸ 疟
一种按时发冷发烧的急性传染病。

牙龈萎缩 气血亏损

本节名词
❶胃火 ❷肾精
❸虚火上炎

牙龈萎缩是指龈肉日渐萎缩而言。这一症状在历代医书中散见于牙龈宣露、牙齿动摇、齿衄、齿挺等病的论述中。龈萎症在临床上很少单独出现，常与牙根宣漏、牙齿松动、牙龈溃烂以及牙龈出血等并见。

Words & terms
名词解释

❶ **胃火**

胃热炽盛化火的病变。

❷ **肾精**

肾中之精，来源于先天之精，又依赖后天之精的滋养而充盛，为肾之功能活动的物质基础。

❸ **虚火上炎**

阴虚，水不制火，而致虚火上升的病理变化。

牙龈萎缩又叫牙周萎缩。牙龈附在牙齿和牙槽骨上，起保护和支撑牙齿的作用。牙龈萎缩后会使牙根暴露，对冷、热特别敏感。

胃火❶上蒸会出现牙龈萎缩，龈肉萎缩腐颓，牙根宣露，伴有口臭，口渴喜凉饮，大便秘结，脉滑数，舌质红，苔黄厚。

肾阴亏损会使人出现牙龈萎缩溃烂，边缘微红肿，牙根宣露，伴牙齿松动，头晕耳鸣，腰酸，手足心热，脉细数，舌红苔少。

两者均为不同程度的邪火熏灼牙龈所致。因为上下牙龈属阳明胃与大肠，若过食膏粱肥甘，胃肠积热，或嗜酒食辛，热灼胃府，均可使热邪循经上损牙龈，牙龈失荣，则龈肉萎缩而根宣露。又因为齿为骨之余，肾主骨，若房劳过度，耗伤肾精❷，精血不能上溉于齿，兼以虚火上炎❸，致使牙龈萎缩而牙根外露。两者相比，胃火上蒸为实证，肾阴亏损为虚证。前者治疗时应清胃泻火，药方选择清胃散。后者治疗时应滋阴降火，药方选知柏地黄丸。

气血双亏会使人出现牙龈萎缩，颜色淡白，牙齿松动，伴牙龈出血，头昏目花，失眠多梦，脉沉细，舌质淡，苔薄白。此症多见于虚损之人。由于气血不足，牙龈失去濡养，兼以虚邪客于齿间而致。与上述两者的区别在于：牙龈萎缩伴龈肉色白，与上二症的牙龈红肿有明显不同。治疗时应补气益血，药方选八珍汤。

诊断流程图

症 状	病 因
· 牙龈萎缩腐烂，伴有口臭、口渴	· 胃火上蒸
· 牙龈萎缩溃烂，伴有牙齿松动，头晕耳鸣	· 肾阴亏损
· 牙龈萎缩，牙齿松动，伴牙龈出血	· 气血双亏

咬牙 体内有蛔虫

本节名词

❶脉滑数 ❷嗜异
❸虚风内动 ❹水不涵木

咬牙，是指上下牙齿相互磨切、格格有声。这一症状在古典医籍中有不同的名称。《金匮要略》、《诸病源候论》称其为“啮齿”；唐宋以来，又有“齿啮”、“咬牙”、“嘎齿”等名。

心胃有火热会使人常于睡中咬牙，口渴思冷饮，消谷善饥，呕吐嘈杂或食入即吐，口臭，舌苔黄而少津，脉滑数[1]。此乃心胃中火热所致。治疗时应清泄胃火，常用药方为清胃散。

体内有蛔虫而出现咬牙，多见于小儿，常于夜间发作，夜间磨牙会使孩子的牙齿过多地磨损，另外还会使其颞下颌关节的功能出现紊乱，甚至对容貌也会产生不利的影响。常表现为睡中咬牙，贪食，有嗜异[2]怪癖，面黄肌瘦，舌质淡红，舌苔白，脉弦滑。这是因为体内有蛔虫扰动所致。治疗时应以驱虫为主，佐以健脾化湿法，常用追虫丸、使君子散或乌梅丸。

体内气血虚弱会使人出现咬牙，声音低微，面色白，唇舌爪甲色淡无华，头目眩晕，倦怠乏力，少气懒言，舌体胖，舌质淡，舌苔薄白或白，脉细弱或虚大。这是因气血虚弱，筋脉失于滋养而致。治疗时应用益气养血法，药方用八珍汤加减。

体内虚风内动[3]会使人咬牙连声，或手足颤抖，面色憔悴，两颧嫩红，或盗汗，或咽干口燥，舌质红，舌苔极少或无苔，脉沉细。体内虚风内动引起的咬牙，不管是出现在杂病中或出现在温病中，都是阴精耗伤、水不涵木[4]所致。治疗时应用柔肝滋肾、育阴潜阳、息风止痉法，药方选镇肝息风汤、大定风珠。

长期咬牙可能会引发一系列的并发症，导致睡眠质量下降、记忆力减退、引发口臭或口腔异味、损伤听力和味觉，所以一定要引起重视。

诊断流程图

症 状	病 因
·睡眠中咬牙，口渴时喜欢喝凉饮料	·心胃火热
·睡眠中咬牙，有嗜异怪癖，面黄肌瘦	·身体里有蛔虫
·声音低微，面色白，倦怠乏力	·气血虚弱
·咬牙声不断，或手足颤抖，面色憔悴	·虚风内动

Words & Terms
名词解释

❶ **脉滑数**
往来流利，应指圆滑，如珠走盘的脉象。

❷ **嗜异**
病人喜食异物。

❸ **虚风内动**
阴虚、血虚内生的风证。

❹ **水不涵木**
肾主水，肝属木。根据五行的生克制约关系，水不涵木，即肾阴虚不能滋养肝木，出现肝阴不足，虚风内动的病症。

舌头开裂 热气太盛

本节名词
❶阴虚 ❷极期
❸急下存阴

舌上出现裂纹，其形状有横形、纵形、人字形、川字形、井字形等，均称为舌裂。唐朝孙思邈又称之为“舌破”，《千金方·心脏脉论》中说：“脏实……肉热口开舌破。”

Words & Terms
名词解释

❶ 阴虚

阴分不足，津血亏损，滋润、荣养不够的病理变化；因阴不制阳，也可出现阳相对亢盛的虚性机能亢奋的病理变化。

❷ 极期

疾病的症状最为明显的时期。

❸ 急下存阴

也称急下存津法，指在热病过程中，由于津液日夜耗损，急需用泻下药通大便，泻去实热，以保存津液的方法。

舌裂在口腔科被称为裂纹舌，它的特征是在舌背上形成深沟，沟的排列方向有的象叶脉，有的象脑纹，于是有叶脉舌与脑纹舌之称。一般无自觉症状，遇刺激性食物有轻度不适或刺痛。舌裂病人之所以苦恼，是由于舌裂不易清洁，易导致感染不适。

从临床观察来看，舌裂一般都主热证，但从舌苔之有无，以及苔色之不同，主病差异很大。

体内阴虚[1]液涸引起舌头出现裂纹，无苔，舌质红绛少津，口干，消瘦，五心烦热，或见出血、发斑，脉细数。此症多发生于病之极期[2]，常见于温热病后期，因邪热久羁，热毒燔盛，灼烁津液，阴液大伤；或因某些慢性病久延失治，脏腑亏损，伤阴耗液；或因素体阴虚，误食温燥之物，伤阴所致。药方选增液汤滋阴清热，如伴有出血发斑之症，可与犀角地黄汤合用。

体内阳明经脉实热引起舌头出现裂纹，舌苔黄糙，身热出汗，恶热烦躁，口渴引饮，大便秘结，腹满坚硬拒按，甚则谵语，循衣摸床，脉洪大且跳动迅速或沉实。该症常见于外感热病过程中邪热炽盛的高峰阶段。病机为邪热内传阳明，搏结于胃肠，化燥成实，消烁津液，而致舌裂。治疗时应急下存阴[3]，釜底抽薪，药方选大承气汤。

此外，还需要注意的是，健康之人也会偶尔有舌裂，或与生俱来，或为时已久，但其人一切如常，则不可视为病态。这种舌裂的特点是舌质呈健康的肉红色，不胖不瘪，不老不嫩，舌苔薄白荣润，口中津液如常，其人毫无所苦，亦无其他不适感。

诊断流程图

症 状	病 因
· 舌上有裂纹，舌红少津，身体消瘦	· 阴虚液涸
· 舌上有裂纹，舌苔黄糙，恶热烦躁	· 阳明实热

舌头干燥阳气太盛

本节名词

❶气分 ❷阳虚

舌上有苔，苔面缺乏津液，苔质干燥，或舌光无苔，望之枯涸，扪之燥涩，称为舌头干燥。此证应与“舌上无苔”加以区别。舌头干燥常伴口渴，并称为“口干舌燥”。

阳盛灼津会引起舌头干燥，苔黄且燥或焦燥起刺，口渴喜冷饮，汗多，便秘溲黄，脉洪数。其多由外感热病过程中，邪热炽盛，灼烁津液而致。治疗时重点是清热、祛邪、保津。选方时根据邪热所犯部位而定，如邪热壅肺者，用麻杏石甘汤加芦根、全瓜蒌、鱼腥草等；热在气分❶者，用白虎加人参汤；热结胃肠者，用承气汤类；热在肝胆者，用龙胆泻肝汤；热在营血者，用清营汤、犀角地黄汤。

体内阴虚液亏会引起舌头干燥，质红绛，少苔或无苔，身热不甚，面潮红，手足心热，口干欲饮，尿短赤，神色萎靡，脉细数。这是由于热病后期邪热久羁，阴液亏耗所致；或五志过极化火伤阴；或嗜酒辛热食品，营阴暗耗等原因。治疗原则是滋阴、清热、增液，如胃津匮乏者，选益胃汤；肝肾阴虚者，用青蒿鳖甲汤、六味地黄汤加麦冬、五味子等。

体内阳虚❷津不上承会引起舌头干燥，苔白，口干不欲饮，或喜热饮，面色白或青灰无华，倦怠嗜卧，食欲不振，腹满冷痛，四肢厥冷，尿清便溏，脉沉迟。这是由慢性病久延失治，或选经大吐、大泻、大汗、折伐阳气，阳气虚弱，三焦气化失司，水液代谢紊乱，津不上承而致。治疗时宜温阳补气，可选四逆加人参汤；如阳虚水湿停留者，选真武汤温阳利水。

对于糖尿病或老年人因津液分泌减退而感到口干者，尤其在夜间，可将枸杞子洗净备用，需要时取一粒含在舌上，几秒钟后，就会从舌根生出津液，可解除口中干渴。

诊断流程图

症 状	病 因
·舌苔黄燥或焦燥起刺，壮热面赤烦躁	·阳盛灼津
·舌红少苔或无苔，面潮红，口干欲饮	·阴虚液亏
·舌苔白，口干不欲饮，食欲不振	·阳虚津不上承

Words & terms

名词解释

❶ 气分

温热病邪由卫入里，邪热亢盛，正邪交争剧烈的病理阶段。

❷ 阳虚

机体阳气不足，机能减退或衰弱，代谢活动减退，机体反应性低下，阳热不足的病理变化。

舌头萎缩 心脾虚弱

本节名词
❶肝阴虚 ❷颃颡

舌形敛缩，无力自由伸缩转动，甚至伸不过齿，称为舌头萎缩，又称“痿软舌”。本证出自《灵枢·经脉篇》：“肌肉软，则舌痿。”临床较为少见，多属危重难治之症。

Words & terms
名词解释

❶ 肝阴虚

肝之阴液亏虚，致筋脉、头目、爪甲失于濡养，并虚热内扰的病理变化。

❷ 颃颡

颃，音同航；颡，音同嗓。指鼻咽部，咽的上部与鼻腔相通的部分，是人体与外界进行气体交换的必经通路。

体内痰湿阻碍络脉会引起舌软无力转动，言语不利，面白唇青，胸脘痞满，呕恶痰多，肢体困重，心悸眩晕，脉沉滑，舌淡红，苔白厚滑腻。这是由于肺、脾、肾三脏功能失调，三焦气化失司，尤以脾失转输运化之功能，使津液停蓄不化，聚而生湿，凝而成痰，痰气闭阻舌络，则舌之经脉失养，而成舌萎。治疗时应燥湿健脾，涤痰开窍，药方选涤痰汤。

心脾两虚引起的舌软无力，面色无华，唇、指甲淡白，心悸怔忡，失眠健忘，饮食减少，四肢倦怠，脉细弱，舌淡嫩，苔薄白。这是因劳倦伤脾，脾失健运，气血化源不足，久则心脾气血虚极。舌为心窍，又为脾之外候，心脾两虚，气血不足以奉养于舌，筋脉乏气之温煦，血之濡养，而为舌萎。治疗时应补养心脾，药方用归脾汤。

肝肾阴涸会引起舌枯晦敛缩而萎，口干齿燥，昏沉嗜睡，神倦耳聋，两颧红赤，脉微细欲绝，舌紫绛无苔。此症乃是热邪久羁，劫灼肾阴；或伤精、失血之后，下焦阴精被夺，肾阴涸则肝失滋养，肝阴虚❶则下汲肾水，肾脉循喉咙，挟舌本；肝脉循喉咙入颃颡❷，肝肾阴涸，不能上贯经脉而导致舌萎。治疗时应育液养阴，药方用加减复脉汤。

舌萎有新久、虚实之别。新病舌萎多见于急性热病的危重阶段，久病舌萎常见于内伤杂病。上述诸症，痰湿阻络舌萎属实；心脾两虚、肺热熏灼、肝肾阴涸舌萎为虚。施治之法，实证以涤痰开窍祛邪为主，虚证以补气养血、清肺润燥、滋补肝肾扶正为要。

诊断流程图

症 状	病 因
·舌软无力，面白唇青，心悸眩晕	·痰湿阻络
·舌软无力，面色无华，四肢倦怠	·心脾两虚
·舌枯晦敛缩而萎，口干齿燥，昏沉嗜睡	·肝肾阴涸

舌头发红 体内有热

本节名词

❶阳盛 ❷斑疹

舌头颜色比正常的淡红深，呈鲜红或深红，称为红绛舌，是体内有热的表现。舌红与舌绛，严格地说是两种不同的舌色，主病也有一定的区别。如《舌鉴辨正》中说：“色深红者，气血热也；色赤红者，脏腑俱热也。”

舌红与舌绛一般都主热证，常见于高热症或化脓性感染症。二者仅在程度上有轻重之分，绛舌为红舌的进一步发展，其形成的机制及临床意义相类似。

阳盛[1]实热会出现舌红绛，且多见于温热病邪热亢盛阶段，邪盛而正未衰。主要临床表现为：舌质红绛，色泽鲜明，发热，心烦躁扰，甚则出现神昏谵语、斑疹[2]隐隐，口渴饮冷，脉洪大且跳动迅速有力。其成因为邪热互侵，营热蒸腾，热灼营阴。舌质由红转绛，意味着热势逐渐严重。舌质红绛，一般认为是热入营血的标志。治疗时应清营凉血，药方选清营汤、犀角地黄汤等。

阴亏虚热会出现舌红绛，且多见于温热病及某些慢性病后期，正虚邪衰。主要临床表现为：舌质红绛，色泽晦暗，潮热面赤，心悸盗汗，五心烦热，神倦，脉细且跳动迅速。其成因为邪热久羁，灼烁阴液；或某些慢性病久延失治，阴亏液耗；或因过用汗下、误投燥热药，以致阴液受损，虚火上炎。治疗时应遵循“壮水之主，以制阳光”的原则。对于温病来说，药方选益胃汤、加减复脉汤。如果出现舌质红绛，舌面光滑如猪肝状，干瘪枯萎的现象，应抓紧用大剂补阴，否则，预后大多不佳。

舌的两侧发红多为肝胆热盛，常见于高血压、甲状腺功能亢进或发热。舌尖发红常因工作时间过长，经常失眠，心火过亢，致使消耗过多，体内缺乏维生素或其他营养物质所致。

诊断流程图

症 状	病 因
·舌红色泽鲜明，发热，心烦躁扰	·阳盛实热
·舌红且色泽晦暗，潮热面赤，心悸盗汗	·阴亏虚热

Words & terms

名词解释

❶ 阳盛

人体之阳主温煦和兴奋，阳偏盛则机能亢奋或热量过剩，可出现明显的热象等病理表现。

❷ 斑疹

点大成片，色红或紫，抚之不碍手的叫做“斑”，多由热郁阳明，迫及营血而发于肌肤。形如粟米，色红或紫，高出皮肤之上，抚之碍手的叫做“疹”，多因风热郁滞，内闭营分，从血络透发于肌肤。

舌头青色 体内寒气凝结

本节名词 ❶下利清谷 ❷寒邪

对于舌头出现青色，《舌胎统志》中形容其“如水牛之舌”，是由淤阻引起的。青舌与蓝舌相似，《神验医宗舌镜》中说：“五色有青无蓝，蓝浅而青深，故易蓝为青。”

Words & Terms
名词解释

❶ 下利清谷

泻下的粪便如清水，伴有未消化的食物残渣，无粪臭味，并有恶寒肢冷、神倦脉微等脾肾阳虚症状。

❷ 寒邪

具有寒冷、凝滞、收引等特性的邪气。

《辨舌指南》中说：“蓝者，绿与青碧相合。”青舌多主寒、主淤；蓝舌多主湿热、肝风，且较少见。二者临床意义不同。

全舌青色，多为寒邪直中肝肾，阳郁不宣；舌边青色，是内有淤血。青舌可见于心力衰竭、酒精中毒性肝硬化、阿狄森病、结节性动脉周围炎等症。值得注意的是，青舌不是一种疾病的特殊症状，许多妇科疾病和肠胃疾病也会出现青舌。

体内寒气凝结阳气郁结会引起舌青而润滑，恶寒蜷卧，四肢厥逆，口不渴，吐利腹痛，或下利清谷❶，或手足指甲唇青，脉来沉迟且无力，甚或无脉。多由寒邪直入于里所致。寒为阴邪，阴寒内盛，阳气郁而不宣，气血凝滞所致。外感病见此，常为寒邪❷直中少阴、厥阴之证；或因慢性病，屡经汗下，阳气受戕，肝肾虚衰，寒从内生，舌青意味着阳气将告败绝。《神验医宗舌镜》说：“若杂病见此……真阳衰绝之候，其有可治者，或稍带微蓝，或略带蓝纹……藏气未绝。”治疗时应重剂温阳祛寒，药方选四逆汤、附子理中汤、吴茱萸汤等。

体内淤血郁结会引起舌青而干涩，口燥漱水不欲饮，面色黧黑，口唇青紫，胸满，皮肤甲错，出血紫黑，脉迟细涩；局部可出现青紫斑块，肿块积，肿胀刺痛。主要原因有三：①寒邪入侵脏腑，血得寒则凝；②气虚或气滞不能推动血运，停而为淤；③外伤或其他原因出血之后，离经之血停留体内。有淤血而见舌青，这和体表受跌仆伤而发青是同一道理。对于体内淤血郁结而引起的舌头青色，治疗时除了要活血化淤之外，还须根据致淤原因标本同治。当淤血化去后，舌质颜色即可恢复正常。

诊断流程图

症 状	病 因
·舌青润滑，恶寒蜷卧，四肢厥逆	·寒凝阳郁
·舌青干涩，面色黧黑，口唇青紫	·淤血郁阻

舌头紫色 体内有热毒

本节名词

❶谵妄 ❷吐利

舌呈紫色，或色紫带绛晦然不泽，或紫中带青而滑润，均称舌紫。舌紫易与舌绛、舌青相混淆。在古代医学文献里，有认为舌紫乃舌绛的进一步发展者；也有因舌紫与舌青的主病相类似而归为一类者。

体内血液中有热毒会使舌质紫而带绛，高热烦躁，甚或昏狂谵妄❶，斑疹紫黑，或吐血，衄血，脉洪数。这是因为热邪常发生于温热病，营热不解，热邪深入血分，热深毒盛，迫血妄行而致。

体内寒邪直中会使舌紫而带青，身寒战栗，四肢厥冷，腹痛吐利❷，或手、足、指甲、唇发青，脉沉迟，甚或沉伏不起。本症的形成，或因素体虚寒、复感寒邪，或因伤寒失治、误治转属。

血液中有热毒而引起的舌紫与寒邪直中而引起的舌紫，两症均属危重症，必须及时抢救。前者治疗时应凉血解毒，药方选犀角地黄汤、神犀丹等；后者治疗时应迅速使用回阳救逆法，药方选四逆汤、回阳救急汤等。

体内淤血内积会使舌质紫而带灰，晦暗不泽，或腹内有结块，伴胀痛，疼痛以刺痛为主，痛处固定不移，面黯消瘦，肌肤甲错，脉细涩。其成因有二：①素有淤血，复又邪热内蕴，经脉淤滞。②因情志郁结，或因寒湿凝聚，使脏腑失和，气血淤滞，日久淤积成块，舌紫即为淤血内积的症状。对于体内淤血内积而引起的舌头紫色，治疗时以活血化淤为主，药方选膈下逐淤汤、血府逐淤汤之类。

紫舌常见于慢性支气管炎、充血性心力衰竭、肝硬变等疾病，如果舌质长期呈暗红色或紫色，要警惕癌症的发生。大多数癌症患者的舌质都呈暗红色或紫色，其中食道癌、贲门癌呈现率最高，其次为白血病、肺癌等。

Words & terms

名词解释

❶ 谵妄

由于里热过盛或痰火内扰等原因，以致意识模糊、胡言乱语、有错觉幻觉、情绪失常，或有兴奋激动等症状。

❷ 吐利

呕吐、下利之症并见。

诊断流程图

症 状	病 因
·舌质紫而带红，高热烦躁	·血分热毒
·舌紫而带青，身寒战栗，四肢厥冷	·寒邪直中
·舌质紫而带灰，晦暗不泽	·淤血内积

舌头淡白色气血不足

本节名词
❶杂病 ❷气虚
❸血虚

舌质色浅淡，红少白多或纯白无红色者，称为淡白舌。舌淡白在内伤杂病[1]中较为多见，外感热病后期亦有之。无论外感或内伤疾病，凡舌见淡白色，一般多为虚证，常表示病程较长，不易迅速治愈。

Words & terms
名词解释

❶ 杂病
泛指伤寒、温病以外的多种疾病，以内科病症为主。

❷ 气虚
由劳倦内伤或重病、久病后元气不足，脏腑组织功能低下，抗病力减弱的病理变化。

❸ 血虚
血液亏虚，血的营养和滋润功能减退，以致脏腑百脉、形体器官失养的病理变化。

淡白舌色在临床中很常见，清代傅松元《舌胎统志》一书将淡白舌色分成两类：一类是“较平人舌色略淡，此枯白之舌色略红润”的淡白舌；另一类是枯白舌，“连龈肩皆无血色”。

气血两虚会引起舌色淡白尚润，舌体大小正常或略小，唇淡，面色无华，头晕耳鸣，神疲肢软，声低息微，心悸自汗，妇人月经量少且色淡或闭经，脉虚细软。此症原因很多，如先天禀赋不足、后天失于调养、疾病久延、失血过多等。其中有气虚[2]不能生血，或血虚[3]而后气衰，最终至气血两虚，以致不能上荣于舌，故舌色浅淡而白，为气血双亏，可见于贫血症。另外，淡白舌还常见于营养不良、慢性胃炎、内分泌腺功能不足等疾病。治疗时宜气血双补，如用十全大补汤之类，缓缓图功。

脾虚寒湿会引起舌色淡白湿润多津，舌体胖嫩，舌边有齿印，神色萎顿，膝冷畏寒，泄泻清稀，水谷不化，不思饮食，腹胀，肢体浮肿，按之不起，脉沉迟或沉细。这是由于脾阳亏损，脾虚化源匮乏，脏腑经络无以滋荣，反映于舌，故淡白无华；脾虚不能制水，水湿失于运化，浸润于舌，故见舌体肿大胖嫩。本症脾阳虚衰是本，寒湿潴留为标。治疗时宜以温脾助阳、祛寒逐湿为法。药方选实脾散、苓桂术甘汤加减。

若舌淡白，毫无血色，枯萎无光泽，无舌苔，称为熟白舌，此情况属危重之症，病人阳气衰微，阴精衰竭。

诊断流程图

症 状	病 因
·舌色淡白润泽，面色无华，头晕耳鸣	·气血两虚
·舌色淡白湿润，舌体胖嫩，神色萎顿	·脾虚寒湿

舌上无苔 肾阴不足

本节名词

❶胃阴 ❷噎膈

舌上无苔，光滑洁净，严重者如镜面，叫做“舌光”，亦称“镜面舌”、“光滑舌”、“光莹舌”、“光剥舌”、“光红柔嫩”、“舌光无苔”，提示证情危笃，辨证时应当注意。

舌上无苔轻者表示营养不良，缺乏维生素B_{12}或铁；重者表示体液亏乏，病情危笃。

胃阴[1]干涸会引起舌红而光，舌面乏津，舌心尤甚，烦渴不安，不思饮食，或知饥不食，干呕作恶，或见胃脘疼痛，肌肤灼热，低烧，大便秘结，甚则噎膈[2]，反胃，脉细数无力。

肾阴欲竭也会引起舌绛而光，其色干枯不鲜，扪之无津，舌体瘦小，咽喉干燥，面色憔悴，头晕目眩，牙齿色如枯骨，腰膝酸软，潮热盗汗，脉沉细数。

上述两者均为阴液涸竭的虚证，病至为危重。乃因汗下太过，或久病失治，或温病邪热久羁，或过服温燥劫阴之药，或失血、伤精，使胃、肾阴液虚竭，不能上营于舌，以致舌绛而光，干燥无津。前者治疗时应滋养胃阴，可用益胃汤，或用炙甘草汤去姜、桂加鲜石斛、蔗浆、麦冬。后者治疗时应滋补肾阴，可选十全甘寒救补汤，或左归饮。

气血两虚会引起舌淡白而光，常见面色皖白或萎黄，唇甲淡白，头晕眼花，心悸失眠，疲倦乏力，少气懒言，语声低微，手足麻木，饮食不振，大便溏薄，小便清长，脉沉细无力。此症多由脾胃损伤，饮食不振，气血无以化生，病久而见气血两虚，舌质不得濡养，舌苔逐渐脱落，新苔不能续生，以致全舌淡白而光滑。治疗时应健脾养胃、补气生血，药方选用十全甘温救补汤。

诊断流程图

症 状	病 因
·舌红而光，舌面乏津，烦渴不安	·胃阴干涸
·舌绛而光，色干枯瘦小，面色憔悴	·肾阴欲竭
·舌淡白而光，面色皖白或萎黄，心悸失眠	·气血两虚

Words & terms
名词解释

❶ 胃阴

胃的阴液，与胃阳相对而言，指胃之柔和、滋润的一面，与胃阳相互协调，以维持胃的正常通降及纳食化谷功能。

❷ 噎膈

食物吞咽受阻，或食入即吐的一种疾病。

舌苔白色体内有寒气

本节名词

❶阴邪 ❷寒湿

❸脾阳虚

舌上苔呈白色，称为“舌苔白”。《辨舌指南·白苔类诊法》中说：“舌地淡红，舌苔微白……干湿得中，不滑不燥，斯为无病之苔……”即正常人舌质淡红，舌苔微白，与病理性白苔不同，应注意区分。

Words & terms

名词解释

❶ 阴邪

六淫病邪中的寒、湿等邪气。

❷ 寒湿

致病则阻滞阳气的运行，血流不畅，发生肌肤疼痛、关节挛痹等症。

❸ 脾阳虚

脾阳不足，功能减退，温煦无力，运化失职，并虚寒内生的病理变化。

舌苔白、舌质偏白的人多伴有形寒肢冷，手足不温，为阳气不足导致的虚寒体质。

风寒侵入皮表会引起舌苔白，主要表现为恶寒或恶风，头项强痛，发热，无汗，身痛，脉浮紧。风寒之邪外袭肌表，由皮毛而入，邪犯太阳膀胱经，寒为阴邪[1]，易伤阳气，所以《辨舌指南》中称：“舌无苔而润，或微白薄者，风寒也，外证必恶寒、发热。”治疗时应辛温解表，药方选麻黄汤。

寒湿侵袭皮表会引起舌苔白滑，恶寒发热，无汗，头痛头重，腰脊重痛，肢体酸楚疼痛，或一身尽痛，不能转侧，脉紧。这是由于冒寒晓行，或远行汗出，淋受凉雨，寒湿[2]外受，邪客肌表所致。治疗时应疏风散湿，药方用羌活胜湿汤。

脾阳虚[3]衰会引起舌苔洁白，光亮少津，其形有如片片雪花散布舌上，其色比一般白苔更白，并见面色少华，腹中冷痛，喜温喜按，腹满时减，食欲不振，便溏溲清，形寒肢凉，身倦乏力，气短懒言，脉迟或缓而无力。这是由于久病导致脾阳亏损，或屡经吐下，中气大伤，或饮冷中寒，脾阳逐渐衰败，内寒凝闭中焦，既不能运化水湿，又无以输布津液，以致舌苔白净，津少光亮，形似雪花。治疗时应温中健脾，甘温扶阳，药方用附子理中汤化裁。胃痛者可用干姜（或良姜）、荜拔煎水喝，具有温胃散寒作用。老年人因阳虚大便干，可用肉苁蓉、附子、干姜、葱白煎水喝。

诊断流程图

症状	病因
舌苔薄白，恶寒或恶风，头项强痛	风寒入表
舌苔白滑，恶寒发热，无汗，头痛头重	寒湿袭表
舌苔洁白，光亮少津，布散舌上	脾阳虚衰

舌苔黄色 体内有湿热

本节名词

❶染苔 ❷实热

❸日晡潮热

舌上苔呈黄色，称为“舌苔黄”，或称“舌胎黄”、“黄胎”。早在《黄帝内经》中已有“舌上黄”的记载。临证诊察黄苔，应分清苔质的厚、薄、润、燥、腐、腻等情况。

临床诊治时除需分清苔质的情况外，还需辨别染苔[1]和其他假象，如饮食或季节气候的影响，夏季舌苔可见薄而淡黄，素嗜饮酒的人苔多黄浊，吸烟多的人每见黄垢中微有黑晕，均应与病理黄苔相区分。在舌上常有一层厚厚的黄苔，多半是浅表性胃炎或胃溃疡，黄色的深浅与炎症的轻重成正比。

体内胃热炽盛会引起舌苔黄，身大热，但恶热不恶寒，汗大出，面赤心烦，渴饮不止，脉洪大。此症因伤于寒邪，化热入里，或温病邪热入于气分，致阳明胃热炽盛所致。治疗时应清热生津，药方用白虎汤。

体内胃肠实热[2]会引起舌苔深黄；厚而干燥，甚或老黄焦裂起芒刺，面赤身热，日晡潮热[3]，口渴，汗出连绵，大便秘结，腹满疼痛不得按，烦躁，谵语，甚则神志不清，循衣摸床，脉沉有力或滑实。这是由于阳明在经之热邪未解，传入胃腑，与肠中燥屎相搏，结于胃肠，故见舌苔深黄，厚而干燥，甚或老黄焦裂起芒刺。治疗时应荡涤燥结，药方选承气汤类。

脾胃湿热壅滞会引起舌苔黄而垢浊，舌质红，自觉身热心烦，口渴不欲饮，脘腹胀满，不思饮食，恶心呕吐，大便垢腻恶臭，脉滑数。这是由于感受湿邪，久郁入里化热，或素嗜辛热厚味之食，助湿积热，或胃中有宿食积滞，湿热秽浊之邪与胃中陈腐宿垢相结，上泛于舌所致。治疗时应清热化湿辟浊消积，方选枳实导滞丸、泻心汤等。

诊断流程图

症 状	病 因
· 舌苔黄，身体很热，汗多，面赤心烦	· 胃热炽盛舌苔黄
· 舌苔深黄，厚而干燥	· 胃肠实热舌苔黄
· 舌苔黄而垢浊，舌质红，身热心烦	· 脾胃湿热壅滞舌苔黄

Words & terms

名词解释

❶ 染苔

因被食物或药物的颜色所染，出现了虚假苔色的舌象。

❷ 实热

一指邪气盛实之发热；一指热病而见发狂等精神见症。

❸ 日晡潮热

每日下午3时至5时左右体温升高，或热势加重的表现。

舌苔灰黑色 脾功能衰弱

本节名词
❶泄泻 ❷湿热
❸脾失健运

舌上苔色呈现灰中带黑者，称为“舌苔灰黑”，或称“舌胎灰黑”。舌苔灰黑者，病情一般较重，临床须根据舌面润燥程度及全身症状进行辨别。苔色呈浅黑时即为灰，苔色呈深灰时即渐黑；苔灰主病略轻，苔黑主病较重。

舌苔呈灰色，是先有体弱再兼热性病，或久病兼消化不良症的征象。舌苔色黑，临床常见患有肺癌、胃癌、食道癌及经常使用化疗和放疗的病人，尿毒症、恶性肿瘤等病情恶化时也会出现黑苔，是病情危急的征象。

脾阳虚衰会引起舌苔灰黑而薄润，面色萎黄，饮食少思，腹中冷痛，腹满，口不渴，喜热饮，大便稀溏或泄泻❶，完谷不化，四肢不温，脉沉迟。此症多由脾气久虚，气损及阳，或寒邪直中，或因误治，或因贪食生冷，损伤脾阳，中阳不振，阴寒内盛所致。治疗时应温中散寒，药方用附子理中汤。

痰饮内阻会引起舌苔灰黑水滑，或灰黑而腻，头昏目眩，胸腹胀满，脘部有振水音，口渴不欲饮，肠鸣便溏，或形体素盛而今瘦，倦怠困乏，脉弦滑。此乃因脾阳不振，津液不能正常敷布和运行，遂聚而生湿，停而为饮，凝而为痰，寒饮痰湿停滞胃肠，寒湿壅盛所致。对于痰饮内阻引起的舌苔灰黑，治疗时应温阳化饮，药方选苓桂术甘汤等。

湿热❷内蕴会引起舌苔灰黑，厚腻而黏，自觉身热，午后则热象明显，寒热起伏，口苦，唇燥，面色淡黄或晦滞，胸脘痞闷，腹胀，小便短黄，脉沉滑。此多因脾失健运❸，水湿内停，久郁化热，湿热蕴蒸，秽浊壅滞中焦所致。对于湿热内蕴引起的舌苔灰黑，治疗时应辛开芳化，化湿清热，药方用三仁汤或黄连温胆汤。

Words terms
名词解释

❶ **泄泻**
亦称“腹泻”，是指排便次数增多，粪便稀薄，或泻出如水样。

❷ **湿热**
高温酷热后，接连阴雨绵绵，人体极易感受外来湿邪的侵袭，出现浑身无力、舌苔浊腻、脾胃不合、食欲下降、心烦焦躁、头身困重、口渴恶心等，中医称此为“夏日伤寒”或湿热病。

❸ **脾失健运**
脾运化功能失常的病理变化。

诊断流程图

症 状	病 因
·舌苔灰黑而薄润，面色萎黄，饮食少思	·脾阳虚衰
·舌苔灰黑水滑，头昏目眩，口渴不欲饮	·痰饮内阻
·舌苔灰黑，厚腻而黏，自觉身热	·湿热内蕴

舌苔溃烂 胃功能失调

本节名词

❶食臭 ❷肠鸣 ❸消食导滞

舌苔腐烂，是指舌苔如豆腐渣，苔质疏松而厚，揩之即去，但旋即又生。舌苔腐烂与舌腻有别，舌腻多在舌的中根部较厚，边尖部较薄，颗粒细小致密，紧贴舌面，不易刮脱。两者病因病机不同，所以临床应加以区别。

胃热痰浊上逆会令人舌苔腐烂，舌苔质地疏松，浮于舌面，形如豆腐渣而厚腐，伴见恶心口苦，或咳吐黄痰，或脘闷纳差，脉弦滑而数。

宿食积滞会令人舌苔腐烂，舌苔质地疏松，浮于舌面，厚腐而臭，伴见干噫食臭[1]，嗳腐吞酸，脘闷，腹振肠鸣[2]，纳差便溏，脉细滑而数。

胃热痰浊上逆引起的舌苔腐烂与宿食积滞引起的舌苔腐烂，两者都是因胃失和降，胃浊上泛所致。但前者以痰浊为主，后者以停食为主。两者的区别在于：胃热痰浊引起的舌苔腐烂，形如豆腐渣而厚腐，同时伴有恶心泛吐黄痰，脘闷口苦，口黏纳呆等症；宿食积滞引起的舌苔腐烂，厚腐而臭，伴随有干噫食臭，嗝腐吞酸，腹胀肠鸣等症。

舌苔溃烂多为脾胃热盛，蒸腾胃浊，邪气上升而成。因胃为水谷之海，以通降为顺，若胃失和降，胃中水谷不能化为精微，反生浊痰，或食停气滞，阳旺之躯，邪从热化而生腐苔，多属实证。个别病人，因气虚不能运化，可表现为虚中夹实。治疗时应降逆和胃，不可纯用温燥，只宜于和胃降逆之中，稍佐补气之品加以调理。

对于因胃热痰浊上逆而引起的舌苔腐烂，治疗时应佐以清热化痰辟浊，药方选温胆汤加味。

对于因宿食积滞而引起的舌苔腐烂，治疗时应佐以消食导滞[3]，药方选枳实导滞丸等。切不可用温燥表散诸剂。《辨舌指南》中说："犯之必变灰暗，不可不知也。"

Words & Terms 名词解释

❶ 食臭

嗝气有酸臭味，多因宿食不消所致。

❷ 肠鸣

肠蠕动亢进而咕咕有声的表现。

❸ 消食导滞

用具有消除食滞作用的药物来恢复脾胃运化功能的治法，又称消食化滞、消导法。适用于消化不良，食积内停之症。

诊断流程图

症 状	病 因
·舌苔质地疏松，浮于舌面	·胃热痰浊上逆
·舌苔质地疏松，浮于舌面，厚腐而臭	·宿食积滞

舌苔白腻肝胆功能失常

本节名词
❶伏邪 ❷外邪
❸膜原

舌苔白腻，是指舌面罩着一层白色浊腻苔，苔质致密，颗粒细小，不易刮脱。正常人在饮用牛奶或豆浆后，出现舌苔白腻，属染苔或假苔，属于正常现象。

Words & terms
名词解释

❶ 伏邪

感而不随即发病，而伏藏于体内的病邪，也指这一类发病类型。

❷ 外邪

风、寒、暑、湿、燥、火和疫疠之气等从外侵入人体的致病因素。

❸ 膜原

原指胸膜与膈肌之间的部位；明代吴有性将其用于温病辨证，指半表半里的位置。

《形色外诊简摩》中说："伏邪[1]时邪皆由里发，即多夹湿，故初起，舌上即有白苔，且厚而不薄，腻而不滑，或粗如积粉。"说明白腻苔在伏邪中常见到。白腻苔与白腐苔，虽然苔质皆较厚，但两者不同，腐苔颗粒粗大，刮之易去；腻苔颗粒细小，累附舌面，不易揩去，以此为辨。

外感寒湿会使人出现舌苔薄且白腻，恶寒发热，头痛头胀如裹，身重疼痛，无汗，脉浮紧。这是由于汗出受寒，或浴后当风，或涉水淋雨，或晓露夜行，感受寒湿之邪，卫阳受遏，寒令色白，湿主腻苔，因其寒湿在表，故舌苔呈薄白腻，舌质无变化。《通俗伤寒论·六经舌胎》："然必白浮滑薄，其胎刮去即还者，太阳经表受寒邪也。"治疗时宜温散寒湿，药方选羌活胜湿汤。

湿气内阻会使人出现舌苔白厚腻而干，或厚如积粉，舌质红，发热恶寒，身痛出汗，手足沉重，呕逆胀满，脉缓。这是由于感受湿热病毒所致，亦或因湿浊内蕴，复感外邪[2]而致。湿热由表入里，蕴伏于膜原[3]之间，阳气被郁，湿浊上泛，所以出现舌苔白腻。治疗时应化湿辟浊清热，药方选达原饮或雷氏透达膜原法。

寒饮内停会使人出现舌苔白腻水滑，舌质青紫，面色白或晦暗，眩晕，神疲肢寒，呕恶清涎，脘腹胀满，得温则舒，口不渴，或渴不欲饮，小便少，脉沉迟。此症多因脾阳不振，水饮内停所致。对于寒饮内停引起的舌苔白腻，治疗时应温阳醒脾行水，药方选温脾汤。舌苔白腻一症，历代医家多认为：主湿、主痰、主寒。《辨舌指南》："白滑而腻者，湿浊与痰也。滑腻厚者，湿痰与寒也。"

诊断流程图

症状	病因
·舌苔薄白腻，恶寒发热，头痛头胀	·外感寒湿
·舌苔白厚腻而干，舌红，发热恶寒	·体内湿气阻滞
·舌苔白腻水滑，舌青紫，面色白或晦暗	·寒饮内停，舌苔白腻

舌苔黄腻湿气内阻

本节名词

❶木郁化火 ❷正气

舌苔黄腻，是指舌面有一层黄色浊腻逆苔，其苔中心稍厚，边缘较薄，归属腻苔类。黄腻苔，在古代医籍中记载较少。《金匮要略》虽有“黄苔”，但未明言“黄腻”。后世温病学说兴起，对黄腻苔的认识渐趋深刻。而对此论述比较详细的，以《辨舌指南》为最。

舌苔黄腻在中医诊断中称为黄腻苔，由邪热与痰涎湿浊交结而形成。苔黄为热，苔腻为湿，为痰，为食滞。黄腻苔主湿热积滞，痰饮化热或食滞化热等症。临床多见于急慢性胃肠炎，胆囊炎，尿毒症等病人的舌象。

痰热蕴肺会使舌苔黄腻，咳嗽，喉中痰鸣，咳黄稠痰或痰中带血，胸膈满闷，甚者呼吸迫促，倚息不得卧，脉滑数，右寸实大。这是由外邪犯肺，郁而化热，热灼肺津，炼液成痰，痰与热搏，蕴于肺络或胸膈，上蒸于舌，而见黄腻苔。或素有痰浊，蕴而化热，亦可见黄腻苔。治疗时应清肺化痰，药方用清金化痰汤加减。

肝胆湿热会使舌苔黄且黏腻，头重身困，胸胁满闷，腹胀，纳呆厌油，口苦，甚则面目及皮肤发黄，鲜如橘子色，溲赤便秘，脉滑数或濡数。这大多因嗜食肥甘醇酒，水谷不得消化，聚湿生热；或情志怫郁，木郁化火❶，均可影响肝胆疏泄功能。治疗时应化湿泄浊，药方选茵陈五苓散加减。

大肠湿热会使舌苔黄腻，腹痛下利，里急后重，大便脓血，肛门灼热，小便短赤，脉弦滑而数。此乃由于暴饮暴食，伤及脾胃，湿滞不运，蕴久化热；或夏秋之际，因过食生冷不洁之物，损伤脾胃，正气❷不支，又受暑湿之邪，内外相搏，湿热下注于大肠，大肠传导失司，秽浊之气熏蒸于上，而见舌苔黄腻。治疗时应清热利湿，调畅气机，药方用白头翁汤、木香槟榔丸。

诊断流程图

症 状	病 因
·舌苔黄腻，咳黄稠痰或痰中带血	·痰热蕴肺
·舌苔黄黏腻，头重身困，口中发苦	·肝胆湿热
·舌苔黄腻，大便脓血，小便短赤	·大肠湿热

Words & Terms

名词解释

❶ **木郁化火**

五行中，肝属木，木郁即肝郁。由于肝郁引起肝阴亏损或素有内热而出现肝火症状，称为木郁化火。临床表现有头痛，眩晕、面赤、呕血，咳血，甚或发狂等。

❷ **正气**

人体正常功能活动的统称，即人体正常功能及所产生的各种维护健康的能力，包括自我调节能力、适应环境能力、抗邪防病能力和康复自愈能力等。

第3章

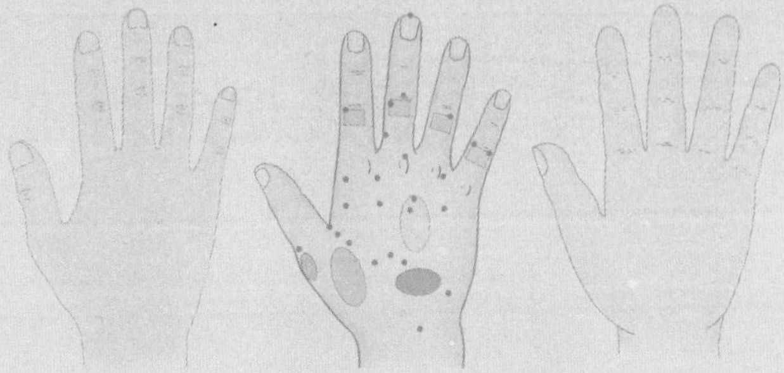

观手诊病的方法

手是人体全身脏腑器官的完整缩影，所以，人体组织器官的病变均可在手的某些部位上得以体现。《灵枢》中有诊鱼际纹路之法及爪甲诊病法；唐代王超《水镜图诀》中介绍过小儿指纹诊病方法。此外，手部还有大片的病理反射区，是神经的聚集点。一只手正反面有70多个病理反射区和治疗穴位，临床实践证明，对这些穴区进行刺激可治疗近百种疾病。

本章主要从手掌外形、五指、指甲、掌纹四个方面介绍了应用手诊的相关知识，有助于读者全方位地了解手诊，为疾病自疗打下基础。

本章看点

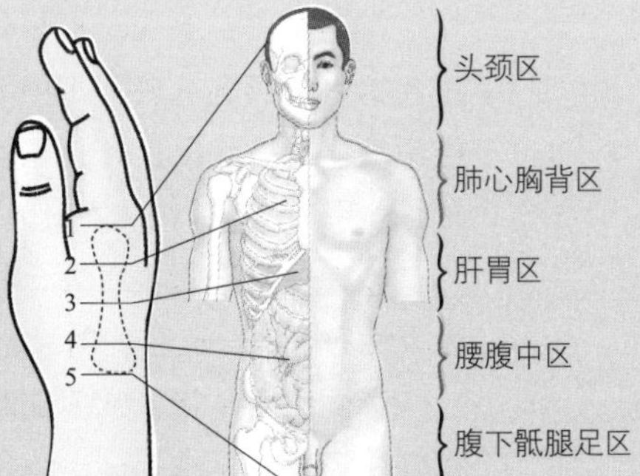

手掌类型与病症诊断

本节名词
❶三豹纹 ❷痹
❸衰老症

手型，就是手掌的外形特征。临床上通过对手形的望诊观察，可以对某些病症作出诊断。常见的手型有原始型、四方型、竹节型、圆锥型、汤匙型、鼓槌型和柔弱型。

Words & terms
名词解释

❶ 三豹纹
手指伸直时，指背关节处的皱纹。

❷ 痹
中医指由风、寒、湿等引起的肢体疼痛或麻木的病。

❸ 衰老症
就是未老先衰。

原始型手，手掌肥厚，手指短且弯曲，指关节厚硬粗糙，掌面坚硬，尤其掌根部，特别粗厚。掌纹简单粗犷。指背三豹纹[1]深而杂乱，手背青筋浮露，皮肤颜色较深。该手型提示体质较好，一般生病也较轻微，但性格急躁，易精神紧张，应注意预防高血压和呼吸系统疾病。

四方型手，手掌方正平直，指甲短且方，拇指刚直，筋骨厚而坚实且有弹性，手腕接近四方形，三豹纹较平淡。该手型提示体力较好，精力充沛，全身发育良好，但成年后易得心脑血管疾病。

竹节型手，外形修长，手指瘦削，指节突出，指端介于方形和尖形之间，指甲较长，拇指长而大。三豹纹明显，肤色较深，手背筋肉和血管隆起。该手型提示易因用脑过度而致体力较差，呼吸、泌尿、生殖等系统功能均较为薄弱。

圆锥型手，手掌纤细柔软，掌上部狭窄，指根较粗，指尖呈圆锥状，指甲较长。三豹纹较淡，肤色白，青筋隐而不显。该手型提示脾胃功能较差，易得消化系统疾病；中晚年时，易得风湿痹[2]痛等症。

汤匙型手，手腕、指根处粗壮，指尖也不似其他类型由粗变细，反而粗大如汤匙一般，指甲圆厚且大而坚硬，筋骨结实有力。该手型提示身体健康状况良好，但若嗜烟酒不加以节制，到了一定年龄易得衰老症[3]；若见手背青筋粗浮，易得高血压、糖尿病等。

鼓槌型手，指尖粗大，指根相对小，手掌相对薄弱。该手型提示先天性心脏病以及心脏病引起的循环系统病症和肺结核病晚期。

柔弱型手，指、掌薄而略带弯曲，手指柔弱无力，指端较尖，肤色较白，青筋显露明显。该手型提示健康状况较差，泌尿、生殖系统功能薄弱，易得神经衰弱等症。

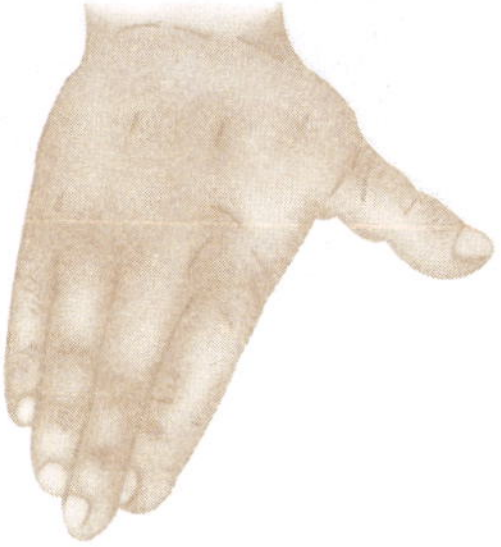

原始型手

手掌肥厚，指短而弯曲，指节厚硬粗糙，掌纹简单粗犷。提示体质较好，但易得高血压和呼吸系统疾病。

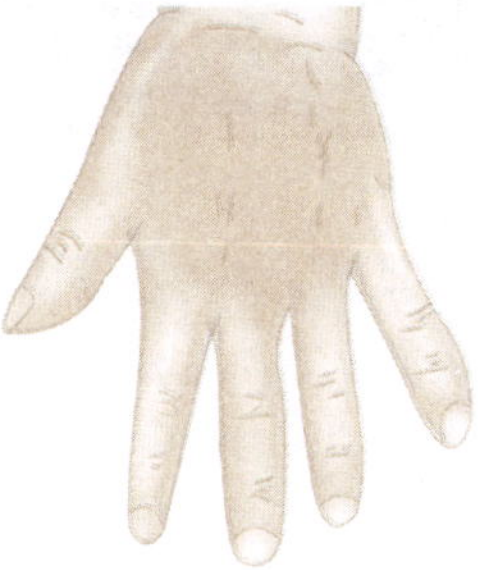

四方型手

手掌平直方正，指甲短，呈方形，手背三豹纹较淡。提示体力较好，但成年后易得心脑血管疾病。

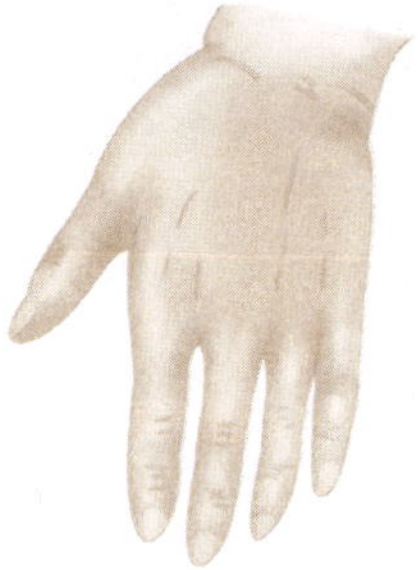

竹节型手

外形修长，指关节突出，手指瘦削，指甲较长，肤色较深，手背筋肉和血管隆起。提示呼吸、泌尿、生殖等系统功能均较为薄弱。

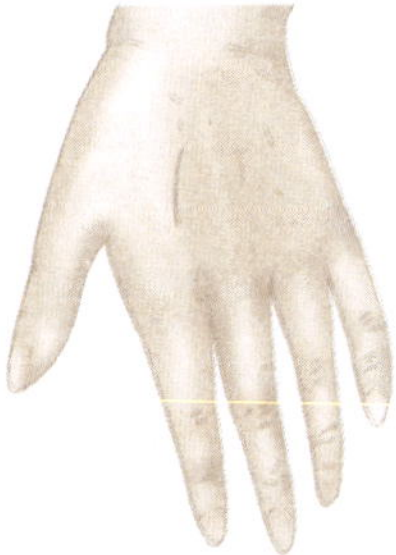

圆锥型手

手型纤细柔软，指根较粗，尖端呈圆锥状，指甲较长。提示脾胃功能较差，易得消化系统疾病，中晚年时，易得风湿痹痛等症。

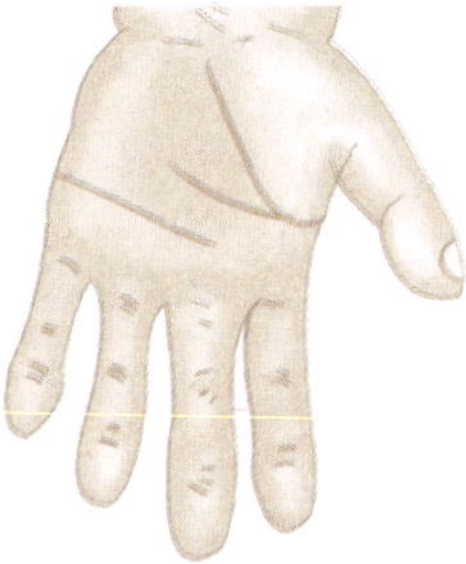

汤匙型手

手腕、指根处粗壮，指尖粗大如汤匙一般，指甲圆厚且大而坚硬。提示身体健康状况良好，但若见手背青筋粗浮，易得高血压、糖尿病等。

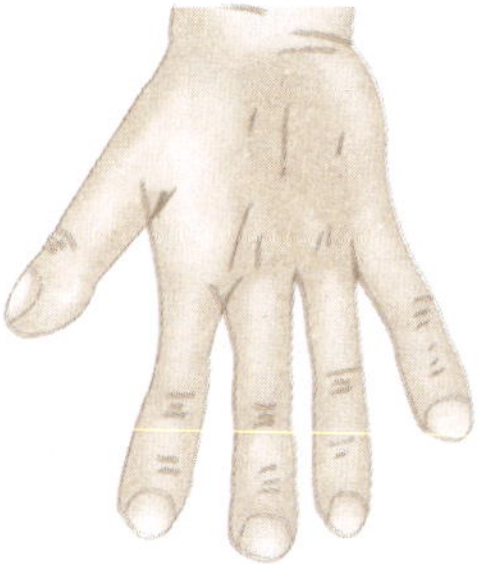

鼓槌型手

因长期患病后，指尖逐渐粗大，指根相对小，手掌相对薄弱。提示先天性心脏病以及心脏病引起的循环系统病症和肺结核病晚期。

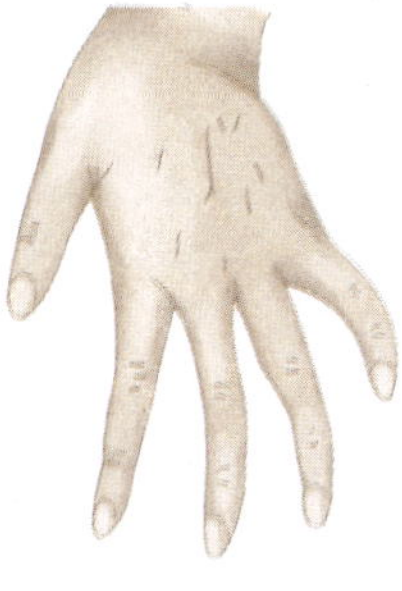

柔弱型手

手指柔弱无力，指、掌薄而略带弯曲，指端较尖，肤色白。提示健康状况较差，泌尿、生殖系统功能薄弱，易得神经衰弱。

手掌色泽与病症诊断

本节名词
❶胡萝卜素血症
❷中性脂肪 ❸雷诺病

正常人的手掌颜色应是红黄隐隐，明润含蓄的。若掌色过深或过浅，甚至出现其他颜色，则多为异常征兆，提示有不同的病变。望诊时，还须排除年龄、职业和精神因素刺激等特殊情况。

Words terms
名词解释

❶ **胡萝卜素血症**

一种因血内胡萝卜素含量过高引起的肤色黄染症，可使正常皮肤呈现黄色，因进食过量富含胡萝卜素的食物造成。

❷ **中性脂肪**

即甘油三酯，分布在皮下、肌纤维间、大网膜、肠系膜以及肾周围等脂肪组织中。

❸ **雷诺病**

即雷诺综合症，又称肢端动脉痉挛症，是由于支配周围血管的交感神经功能紊乱引起的肢端小动脉痉挛性疾病。

手掌出现红色病理变色

手掌出现浅红色，提示低热和脏器功能较差；手掌出现鲜红色，一般提示人体有正在出血的地方；手掌出现深红色，一般提示有炎症；手掌出现暗红色，一般提示伤口已经开始愈合；若暗红色偏紫，提示血液有淤滞，血液循环欠佳。

手掌出现黄色病理变色

手掌局部发黄，提示对应脏器有慢性病变。手掌和面部均见橘红色，提示胡萝卜素血症❶。掌面不见发黄，手指与手指之间的分叉处见黄色改变，提示胆固醇和中性脂肪❷偏高。掌色呈土黄色，且无光泽，是癌症的先兆。

手掌出现青色病理变色

手掌呈暗青色，伴有掌心凹陷，提示肝郁、诸郁。手掌见青绿色改变，提示肠道功能障碍。手掌见青色改变，提示肾病或贫血。

手掌出现白色病理变色

手掌见白色改变，提示营养不良、贫血、淤血、慢性潜在性出血、心脏病、高血压、低血压、雷诺病❸或痛风等病症。掌面见局限性白色斑点，提示体内有慢性疼痛性炎症；若红白斑点相间，提示炎症较严重，极有可能得了化脓性感染。

手掌出现黑色病理变色

手掌见黑色改变，一般提示恶性病症。全手被一层黑气覆盖，提示高血脂症。手掌出现暗褐色，提示肾病。手掌中间部分见黑褐色改变，提示肠胃病。

手掌的其他变化与病症诊断

本节名词

❶乙状结肠 ❷皮肌炎

观手形诊病除了可以观察手掌的类型和色泽变化之外，还有很多其他的方面，如手掌的形态变化、手掌的静脉变化、手掌的温度变化、手掌的出汗状况等。

观察手掌形态变化诊病

手掌水肿，并伴有手指麻木，提示有心脏病。手掌小鱼际部和小指边缘肌肉下陷，皮肤无光泽，提示慢性腹泻或慢性下痢等。手掌有凸出带尖的浅黄色斑点，中间色重，四周呈点状，应考虑肿瘤的可能性；若斑点呈咖啡色或暗青色且发亮，则应引起高度注意，要马上做进一步的检查，以排除恶性肿瘤的可能。

观察手掌静脉变化诊病

手掌见明显青筋，甚至手关节处也可见，提示肠道有宿便，燥屎积滞，大多患有习惯性便秘或静脉瘤、痔疮等症。可根据青筋浮显的部位判断宿便停滞的部位。其中，右手掌对应盲肠部；左手掌对应乙状结肠❶部，若顺延第一线分布的部位青筋浮显，提示横结肠有宿便积滞；若右手指青筋浮显，提示升结肠有宿便停滞；若左手指见青筋，提示降结肠有宿便停滞。

观察手掌温度变化诊病

手掌心热，提示阴虚证、肝肾阴虚证、血虚证、骨蒸痨热；手掌背热，提示阳盛证。手掌温度较正常人温暖许多，提示甲状腺功能亢进症、高血压、糖尿病、类风湿性关节炎、红细胞增多症或消化不良。手掌温度较正常人冰凉许多，提示心脏功能不全、动脉阻塞、皮肌炎❷、雷诺病、风寒型感冒等。

观察手掌出汗状况诊病

手掌常出汗，若手足不见温暖，提示气虚或阳虚；若伴有手足心发热，提示血虚。手掌出汗，且发热不退，提示内热。手掌汗出如珠，淋漓不断，且四肢厥冷，提示气虚阳脱。若一侧手掌出汗，另一侧手掌无汗，提示气血痹阻，经络不畅。

Words & Terms 名词解释

❶ **乙状结肠**

结肠的一部分，长约40厘米～50厘米，位于左腹下部及小骨盆内，呈“乙”状或“S”形弯曲。

❷ **皮肌炎**

一种皮肤和肌肉的弥漫性非感染性炎症疾病。临床可见皮肤发红、水肿，肌肉炎症、肌无力、疼痛及肿胀，可伴有关节、心肌等多种器官损害。

手指形态与相对应的疾病

本节名词
❶瘿瘤 ❷脓胸
❸脑垂体

手指是人体上肢的最末端，气血循环至此复回。因此通过观察手指，可以诊断脏腑的盛衰虚实和有关的病症。上节中提到手掌的几种类型，以及它们对应的不同疾病，手指也有不同类型和对应的疾病。

Words terms
名词解释

❶ 瘿瘤
指由于其他生物的寄生，所引起的植物体异常发育或异常生长的部分。相当于现代医学范围的甲状腺肿瘤。

❷ 脓胸
胸膜腔受化脓性病原体感染，产生脓性渗出液积聚，称为脓胸。

❸ 脑垂体
位于丘脑下部的腹侧，卵圆形，是身体内最复杂的内分泌腺，所产生的激素不但与身体骨骼和软组织的生长有关，且可影响其他内分泌腺的活动。

指尖较方，指甲呈四方形，指背纹理较淡的，称为“方状指”。该指形一般提示身体健康，但易患结石病、神经衰弱症。

指厚而方，指尖呈汤匙状的，称为“汤匙状指”。这种指形一般提示身体状况良好，但易得心脑血管疾病及糖尿病等。

手指细长，指关节大，状如竹节的，是“竹状指”。此种指形提示体质较差，呼吸系统和消化系统功能较薄弱。

手指圆长尖细，形如圆锥的，称为“圆锥状指”。该指形提示健康状况一般，易得胸胁部及胸腔内相关病症和消化系统疾病等。若拇指、食指和中指呈圆锥状改变，则患有瘿瘤❶。

5根手指的形态各不相同的，称为“混合型指”。该指形提示抵抗力较强，一般不易得病。

指根相对较细，掌部肌肉薄弱，与汤匙状指相比，指色发暗，指根偏粗的，称为“鼓槌状指”，也称“杵状指”。这种指形一般提示先天性心脏病、血液循环系统和呼吸系统慢性疾病以及肿瘤。伴有鼓槌状指的肿瘤一般都是恶性的，患者要引起高度注意。鼓槌状指的一大部分患者，起因于呼吸系统疾病，如慢性支气管炎、支气管扩张症、慢性阻塞性气肿、重症肺结核、脓胸❷以及肺部肿瘤等；还有一小部分的患者是由其他病症所致，如慢性溃疡性结肠炎、胆汁性肝硬化、慢性肾炎、甲状腺功能亢进症、脑垂体❸病变导致的肢端肥大症等。也有人认为，病症不同，其杵状指发生的指头也各不相同。如痛风，独见于两手拇指；肠结核、肠癌，多见于拇指与食指；心脏病多见于拇指和中指；胃病、子宫病、肝癌多见于中指。

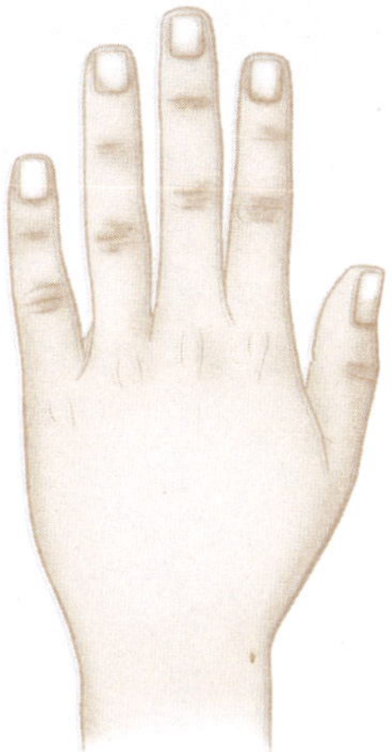

方状指

指尖较方，指甲呈四方形，指背纹理较淡。该指形一般提示身体健康，但易患结石病、神经衰弱症。

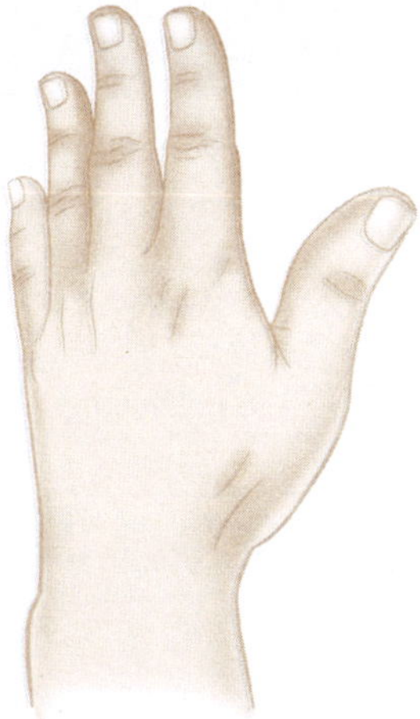

汤匙状指

指厚而方，指尖呈汤匙状。这种指形一般提示身体状况良好，但易得心脑血管疾病及糖尿病等。

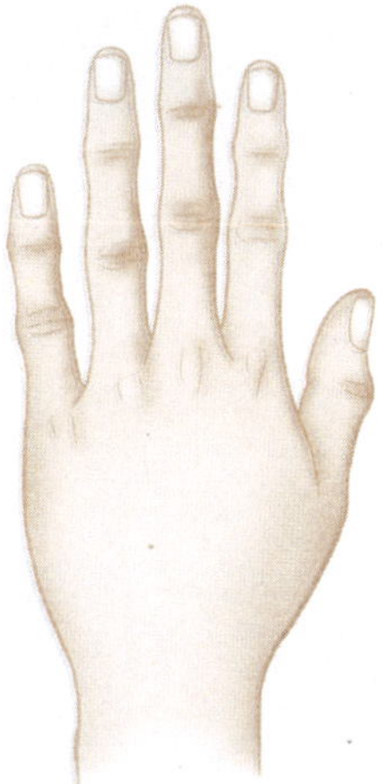

竹状指

手指细长，指关节大，状如竹节。此种指形提示体质较差，呼吸系统和消化系统功能较薄弱。

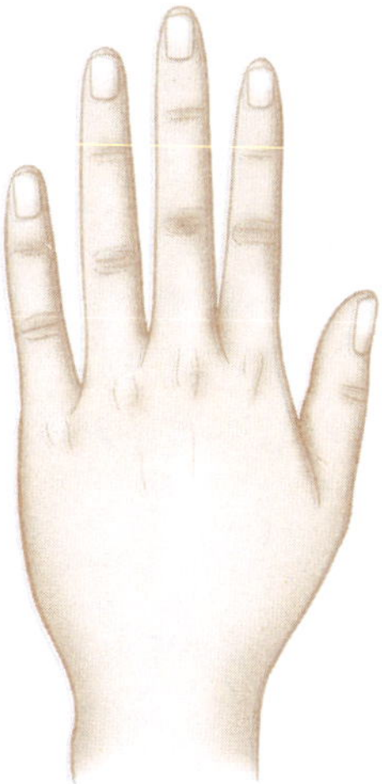

圆锥状指

手指圆长尖细，形如圆锥。该指形提示健康状况一般，易得胸胁部及胸腔内相关病症和消化系统疾病等。若拇指、食指和中指呈圆锥状改变，则患有瘿瘤。

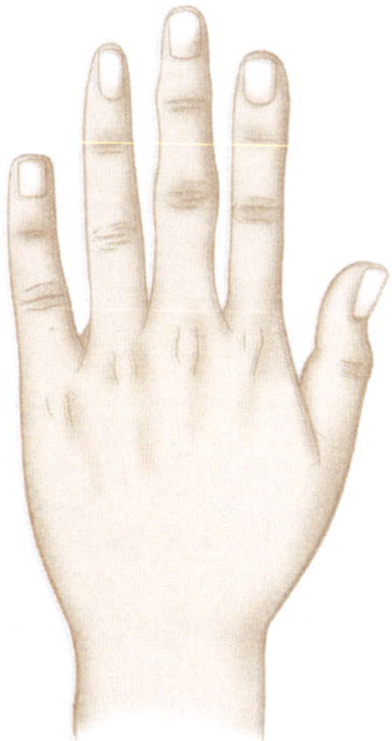

混合型指

5 根手指的形态各不相同。该指形提示抵抗力较强，一般不易得病。

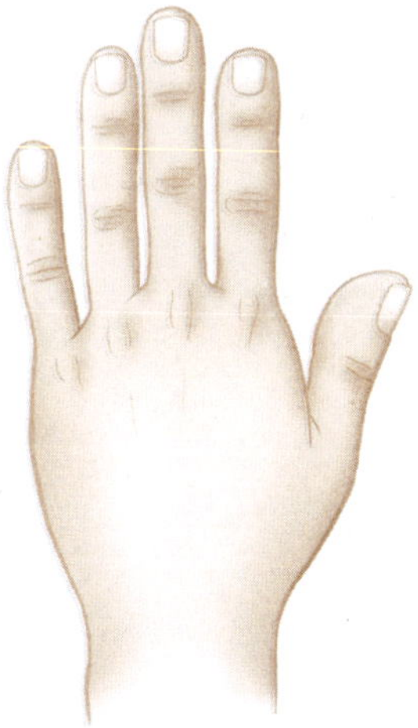

鼓槌状指

指根相对较细，掌部肌肉薄弱，与汤匙状指相比，指色发暗，指根偏粗。这种指形提示先天性心脏病、血液循环系统和呼吸系统慢性疾病以及肿瘤。

根据手指的异常变化诊断疾病

本节名词

❶近节 ❷退行性病变 ❸神经衰弱 ❹井穴

五个手指健康的标准是：拇指圆大、强壮；食指和无名指长短一致；中指比食指、无名指长半个指节；小指长至无名指末节横纹线。各指长短比例得当，指形圆润、丰满、有力，若出现比例不当或指形改变，则提示脏腑的病变。

根据拇指的异常变化诊断疾病

拇指下端到腕间整个鼓起的部分被称为拇指丘，它跟呼吸器官及胃、大肠、胰脏等脏器的功能密切相关。所以，拇指丘肌肉发达者，消化功能较好，血液循环通畅，肺活量大。

拇指以圆大强壮，指节长度达食指近节❶与中节之间为佳。拇指特别瘦削，表示幼年时体质欠佳；拇指过分粗壮，提示肝火亢盛；拇指指节矮短，且过于坚硬，不易弯曲，提示高血压、心脏病；拇指过于扁平薄瘦，提示神经质。若拇指出现硬块，并见紫色淤血状改变，提示呼吸系统疾病。

拇指指甲内侧的少商穴是肺经的出发点，经常按揉此穴，能够直接刺激呼吸器官，使其强健起来，也能使胃肠脏器的血液循环更为畅通。

根据食指的异常变化诊断疾病

大肠经的运行经过食指，因此食指与大肠有着密切的关系。如果消化功能发生异常，食指会有所反映。

食指以圆秀挺直，三个指节由下到上逐节缩短为佳。食指过分瘦削，表示青年时期体质欠佳，且肝功能较差，精神萎靡不振，易疲劳；食指末节过长，提示健康状况较差；食指中节过粗，提示钙质吸收不好，骨骼、牙齿易出现损坏，易得骨质疏松、骨关节退行性病变❷、牙髓炎等症；食指近节过短，提示神经系统疾病；食指指头偏曲、指节缝隙增大，提示脾胃功能失调。若食指出现硬块，并见紫色淤血状改变，提示消化系统疾病。

位于食指指甲下方的商阳穴是大肠经的井穴，刺激商阳穴是促进大肠等消化器官的有效方法。

Words & Terms

名词解释

❶ 近节

手指靠近掌心的一节。

❷ 退行性病变

随着年龄的增长，人体的细胞、组织、器官所发生的一种异常改变。

❸ 神经衰弱

属于心理疾病的一种，是一类精神容易兴奋和脑力容易疲乏、常有情绪烦恼和心理生理症状的神经症性障碍。

❹ 井穴

所出为井，也就是指在经脉流注方面好像水流开始的泉源一样。全身十二经脉各有一个井穴，故又称“十二井穴”。

根据中指的异常变化诊断疾病

中指以圆长健壮，三个指节长短一致，指形刚直无偏曲为佳。中指细小、苍白、瘦弱，提示壮年时期体质不佳，心血管功能不良；中指指头偏曲，指节间有缝隙，提示小肠功能薄弱；中指中节特别长，提示钙质代谢功能欠佳，骨骼和牙齿易发生病变；中指偏短，提示肺、肾有病变；中指偏长，提示易得心脑血管疾病。若中指出现疼痛、硬块，并见紫色淤血状改变，提示神经系统疾病。

根据无名指的异常变化诊断疾病

无名指应圆秀健壮，各指节长短较为一致，指形挺直而不偏曲，长度达中指末节的一半略多。无名指苍白瘦弱，提示中年时期体质较差，肾与生殖系统功能欠佳；无名指偏曲，指甲间有缝隙，提示易患泌尿系统疾病和神经衰弱[3]症；无名指中节过长，提示骨骼、牙齿较脆弱。

无名指通过经络与肝胆等脏器形成了密切的关系，若无名指出现僵硬不顺，动作迟缓的现象，提示肝胆功能严重失调。肝胆是掌管体内解毒和消化任务的重要器官。肝胆的血液循环畅通，这些功能才能得以顺利地进行，才有助于身体健康。反之，如果肝胆血液循环不畅，器官机能下降，健康自然会受到威胁。若肝胆功能欠佳，可按无名指指甲下方的关冲穴。

根据小指的异常变化诊断疾病

小指应细小明直，指节长短较为平均，长度到无名指末节横纹线或略微超过一点。小指苍白瘦弱，提示老年时期身体状况较差，或患有消化系统病症；小指偏曲，指节间缝隙较大，提示肺活量较小。若小指出现硬块，并见紫色淤血改变，提示心脏及泌尿、生殖系统病变。

小指与人体的很多脏器有密切的关系，如膀胱、心脏、子宫、睾丸、肾脏等。这些脏器如果发生病变，小指上一般会有异常的征兆。也就是说，我们可以通过观察小指来诊断这些脏器是否正常。

如上述所说，小指发紫、发硬，就是以上脏器发出的警告。这时，患者要马上接受治疗，使其回复正常的功能。小指指甲下方的少冲穴和少泽穴分别为心经、小肠经的井穴[4]，经常刺激这两个穴位可以有效调节心脏和泌尿系统的血液循环，改善这些脏器的机能。

小指的近节出现浊紫色淤血状改变，提示小肠血液循环不畅，进而导致小肠消化吸收功能差，患者易患腹泻。如果淤血消失，则小肠功能恢复正常。

常见的指甲形态与体质的对应关系

本节名词
❶皮带
❷慢性消耗性疾病

甲诊最早见于《黄帝内经》，书中对脏腑气血功能失调及外邪入侵所致的病理性指甲的变化有着明确的记载。指甲如同手掌和手指一样，也有不同的形态，这些不同的形态暗示性格，提示病症，对观诊有着重要的意义。

Words & Terms
名词解释

❶ 皮带

指甲根部与指背皮肤相连接处薄而整齐，状如一条带子的部分。

❷ 慢性消耗性疾病

一般指各种恶性肿瘤、肺结核、慢性萎缩性胃炎、严重创伤、烧伤、系统性红斑狼疮、慢性化脓性感染、慢性失血等一类过度消耗身体能量物质，造成机体能量负平衡的疾病总称。

长形指甲，即长方形的指甲。这种指甲形态提示性格稳定，极少会因为精神刺激而产生病变，但易得各种急、慢性炎症。

方形指甲，指甲皮带[1]平行，状如四方形。该种指甲提示体质较差，虽无明显病症显现，但有遗传性病症存在，多数表现为心血管功能障碍，如心律不齐等症。

扇形指甲，状如一把展开的纸扇。该种指甲提示少年时期体质较好，但若不保护好身体，成年后易得十二指肠溃疡、肝病、胆囊炎等症。

百合形指甲，指甲较长，前后较小，类似长菱形，中间部分明显凸起，四周内曲，状如百合片。这种指甲形态多见于女性，提示经常生病，消化功能欠佳，易缺钙，易关节酸痛，易得血液系统病症。

碗形指甲，状如扇圆形，形似饭碗样的指甲。该种指甲提示易得呼吸道、消化道慢性疾病。

翘甲形指甲，指甲前端翘起，前高后低，前宽后窄。这种指甲形态提示抵抗力低下，易患某种免疫性缺损，长期存在某种慢性病症，尤以呼吸道炎症性病变最为多见。

大甲形指甲，指甲宽大呈长方形，包裹整个指头，且指甲厚而坚硬。该种指甲的人大多不注意自己的身体健康状况，耐病能力较强，但易得肿瘤和骨髓病变。

矩形指甲，指甲短而宽，呈矩形，扁平，皮带较宽，甲皮粘连紧凑。该种指甲提示身体较为壮实，一般情况下很少生病，但一旦生病则是急性重病。易得胃窦炎、十二指肠病、心脏病、各种风湿病、关节病等。

圆形指甲，指甲呈圆形。该种指甲的人，表面上健壮结实，很少生病，实际上是对病症不敏感，一旦得病就很严重。如急性胰腺炎、溃疡性出血、心包积液、癌症等。

带白环形指甲，指甲根部有一半月形，色如白玉，边界清晰、整齐。这种指甲的人精神负担较重，常失眠，易见疲劳，易得慢性消耗性病症[2]。

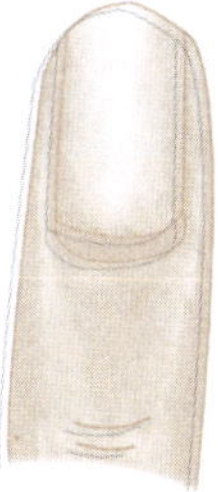

长形指甲

提示易得各种急、慢性炎症。

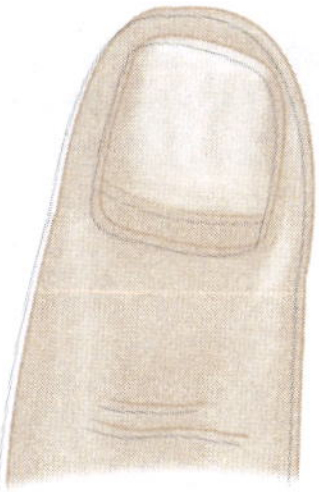

方形指甲

提示体质较差，有遗传性病症存在，多数表现为心血管功能障碍。

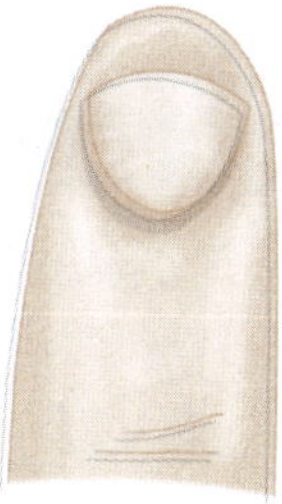

扇形指甲

提示成年后易得十二指肠溃疡、肝病、胆囊炎等症。

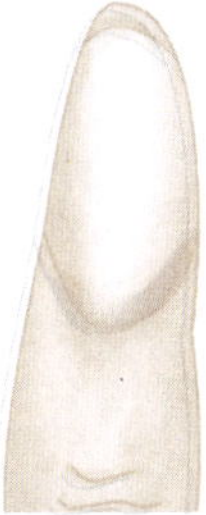

百合形指甲

提示消化功能欠佳，易缺钙，易关节酸痛，易得血液系统病症。

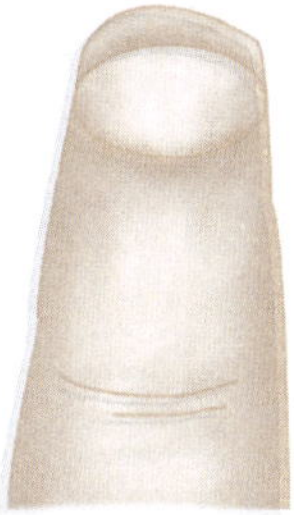

碗形指甲

提示易得呼吸道、消化道慢性疾病。

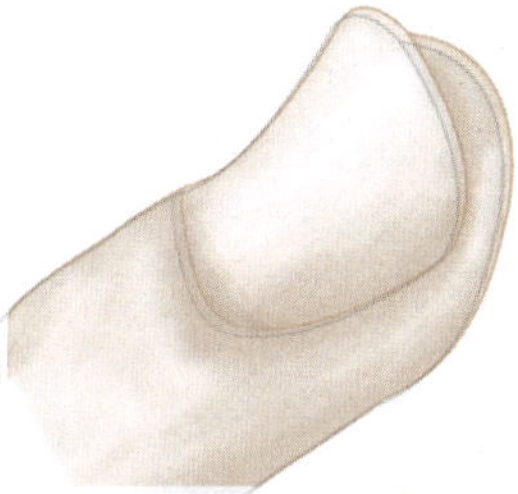

翘甲形指甲

提示抵抗力低下，易患某种免疫性缺损，长期存在某种慢性病症。

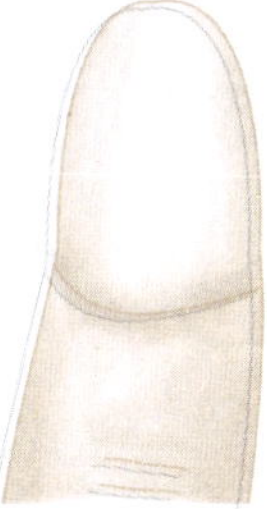

大甲形指甲

提示耐病能力较强，但易得肿瘤和骨髓病变。

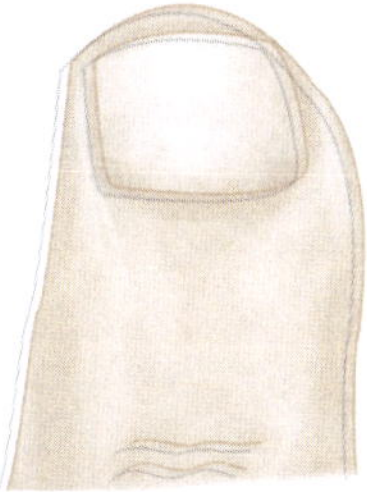

矩形指甲

提示易得胃窦炎、十二指肠病、心脏病、各种风湿病、关节病等。

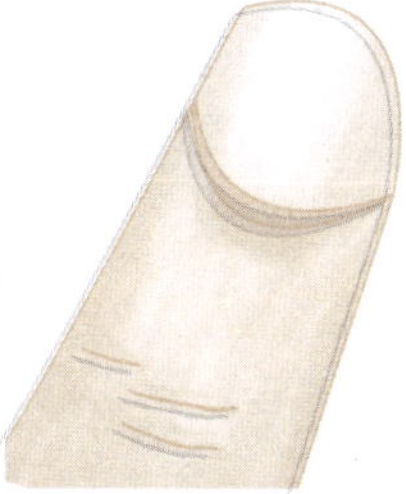

圆形指甲

提示对病症不敏感，易得急性胰腺炎、溃疡性出血、心包积液、癌症等。

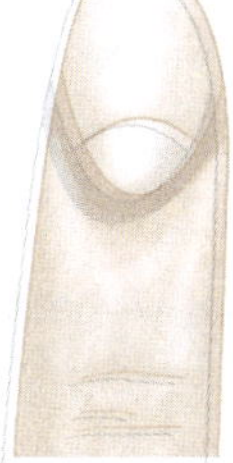

带白环形指甲

提示精神负担较重，易失眠，易见疲劳，易得慢性消耗性病症。

根据指甲的颜色变化诊断病症

本节名词

❶艾迪生病 ❷西蒙病

手掌各种色泽的改变可以提示不同的病症，指甲也一样。一般来讲，指甲会呈现绯红色、黄色、蓝色、青紫色、白色、黑色等颜色上的变化，这些细微的变化都要引起注意。

Words & Terms

名词解释

❶ 艾迪生病

因肾上腺本身的慢性疾病而致的肾上腺皮质激素分泌不足的一较少见的内分泌疾病。

❷ 西蒙病

称为垂体前叶机能减退症，是多种病因所致腺垂体激素分泌不足，继发性腺、甲状腺、肾上腺皮质功能低下所呈现的临床征群。

绯红色指甲与对应病症

指甲根部见绯红色改变，其他部位颜色较淡，提示肺脾两虚，相火独旺，可见咳痰、咯血的症状。指甲尖端和中部见绯红色改变，根部呈淡白色，提示肾虚证。男性多出现咽干口燥、头晕目眩等症状；女性则会出现月经不调等症。

黄色指甲与对应病症

指甲枯黄肥厚，尤其出现在拇指内侧，提示胃、十二指肠溃疡。指甲呈鲜黄色改变，指头亦见发黄，但未出现其他黄疸症状，为湿热郁蒸之兆。指甲见晦黄色改变，但无其他黄疸症状，多见于久病之后脾胃两虚者，常有呕血或慢性失血症状；也提示肝癌、胃癌、子宫癌等癌症。指甲见污黄色，提示湿疹。指甲出现枯棕色，提示银屑病。

蓝色指甲与对应病症

指甲呈青蓝色，提示急性病症，如霍乱、白喉、喉头水肿、大叶性肺炎、急性肠道传染病等。指甲出现蓝色改变，多是血淤、心肝淤阻，或因肝经受邪所致。

青紫色指甲与对应病症

青紫色指甲可由邪热深重，气血郁滞所致，常出现口干、口渴、喜冷饮、高热、大汗淋漓等一系列临床表现，相当于现代医学中的急性传染病、如伤寒、乙型脑炎等。一般来讲，青紫色指甲多提示病情较重，需要进行积极的治疗。

白色指甲与对应病症

全甲见白甲征，提示白化病。指甲见淡白色改变，提示急性失血或慢性贫血。指甲萎白无光泽，提示元气亏损、肝血不荣。

黑色指甲与对应病症

黑色指甲提示艾迪生病❶、西蒙病❷，也可能是维生素B_{12}缺乏的缘故。指甲根部出现灰黑色直线条，提示肝肾阴虚。

观察甲半月诊断疾病

本节名词

❶甲床 ❷上焦

甲半月，又称甲白环、甲印。是指从甲根部长出的一个半月形、色白如玉、未充分角化的甲。根据甲半月的形状、大小以及甲半月指数的多少，可对病症作出判断。

健康人的甲半月手指数目为8～10个。甲半月正常，提示身体健康，尤其是血液循环功能健全，肠道吸收良好。但还要做全面的诊断，不能只凭甲半月未变，就认为身体一切正常。

出现甲半月的手指数目为9～10个，甲半月超过甲床长度的1/5或以上，属于热性体质。这提示身体素质较好，脏腑功能强盛；病理状况下则提示阳气亢盛，易上火，夏季怕热，大便燥结。若甲半月超过甲床长度的1/3，提示肠道吸收功能过强，血压偏高，有脑出血的危险。

出现甲半月的手指数目少于8个，甲半月长度少于甲床❶长度的1/5，属于寒性体质。这提示先天体质较差，小病不断。若仅见1或2个手指有甲半月，则提示身体状况更差，肠胃功能欠佳，经常腹泻且不易痊愈；老年人常见尿频或淋漓不断，女性表现为痛经、经期腰背酸痛等。若十指都没有甲半月，提示心脏循环系统功能低下。

热性体质与寒性体质之间的即为过渡性体质。过渡性体质者平时要注意保护身体，若饮食不当，起居无定时，劳力过度，会使原来健康的身体逐渐亏乏，阴阳气血失调。该体质者既表现出寒象，又表现出热象。如食欲较好，却不喜冷饮。上焦❷有火，呈现五心烦热、午后低热、口干唇红等症状；而下焦有寒，见腰膝酸冷、遗精带下、腹胀泄泻等症状。

甲半月的数目不是一成不变的，可以相互转化，但主要是热性体质向寒性体质的转化，热性体质者的甲半月边界逐渐模糊，颜色逐渐接近甲床的颜色。过渡性体质最终会发展成10个手指都没有甲半月的状况。

Words & terms

名词解释

❶ **甲床**

指人指甲或趾甲覆盖的那块皮肤。

❷ **上焦**

人体部位名，三焦之一。三焦的上部，从咽喉至胸膈部分。

手掌上的1线感情线

本节名词
❶关节腔 ❷交感神经

1线，起于手掌尺侧，从小指掌指褶纹下1.5厘米～2厘米处，以弧形、抛物状延伸到食指与中指指缝之间下方，这条线以深长、明晰、颜色红润、向下分支少为正常。

Words & Terms
名词解释

❶ **关节腔**

由关节软骨与关节囊滑膜层所围成的密闭、潜在腔隙，内有少量滑液，可润滑关节、减少摩擦，腔内为负压，有利于关节的稳定。

❷ **交感神经**

植物性神经的一部分。由中枢部、交感干、神经节、神经和神经丛组成。

1线又称为感情线、远端横曲线、小指根下横曲线、天线，主要代表呼吸系统功能的强弱。观察1线的长度和走向，可以分析出植物神经对消化系统功能的影响；观察1线从中指到无名指这一段，可以分析出呼吸系统功能的强弱。

1线的主要病理变化

1线的特征	病理诊断
1线过长，已经到达食指的第三关节腔❶下缘	表明可能患有胃肠神经官能症，即胃肠植物神经功能紊乱
1线分成两支，一支延伸到食指的第三指关节腔下缘，另一支进入食指与中指指缝内	提示胃的功能薄弱，消化吸收不良
1线在无名指下发生畸断	提示肝功能较差，或早年曾经患过严重的疾病，引起肝脏的免疫功能下降
1线在无名指下方被两条竖线切断	提示血压不稳定，其血压偏高或偏低，还要结合交感神经❷区和副交感神经区查看。若在竖线的两旁有脂肪隆起，多患高脂血症
1线呈锁链状	提示自幼呼吸功能薄弱
1线长，流入食指与中指缝内，且2线下垂向乾位	提示自幼患有胃病，吸收消化功能很弱
在手掌的小鱼际处，1线始端有较大的“岛”形纹	多提示听觉神经异常
1线尾端出现较小的“岛”形纹或大量凌乱的羽毛状纹线	提示患有咽炎或鼻炎
1线在无名指下部有延伸向2线的叶状“岛”形纹	提示患有乳腺增生
1线在无名指下有较小的“岛”形纹	提示视神经方面发生异常变化

1线的主要病理变化

标准的1线

1线起于手掌尺侧，从小指掌指褶纹下1.5厘米~2厘米处，以弧形、抛物状延伸到食指与中指指缝之间下方。主要代表呼吸系统功能的强弱。

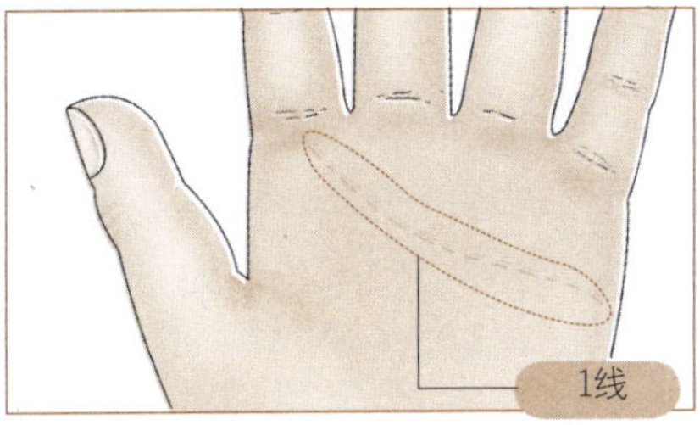

1线过长

1线过长，到达食指的第三关节腔下缘，表明可能患有胃肠植物神经功能紊乱。

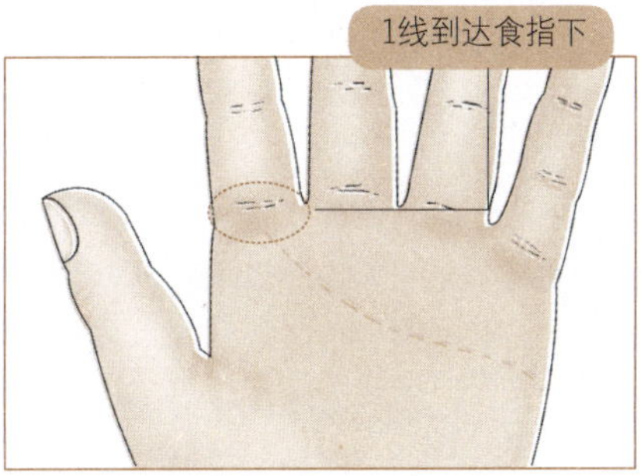

1线畸断

1线在无名指下发生畸断，提示肝的能力较差，或早年曾经患过严重的疾病，引起肝脏的免疫功能下降。

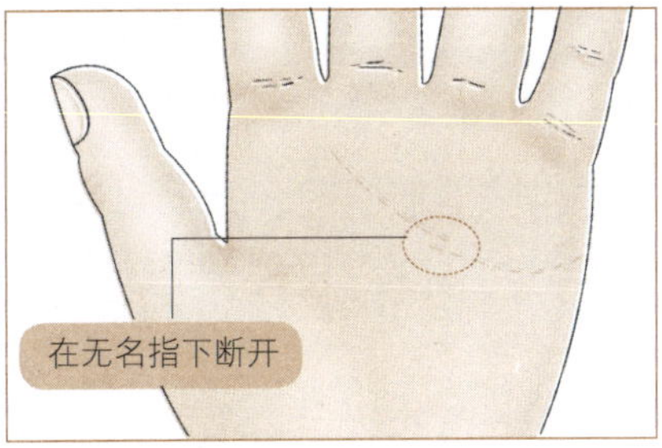

1线被切断

1线在无名指下方被两条竖线切断，提示血压不稳定。

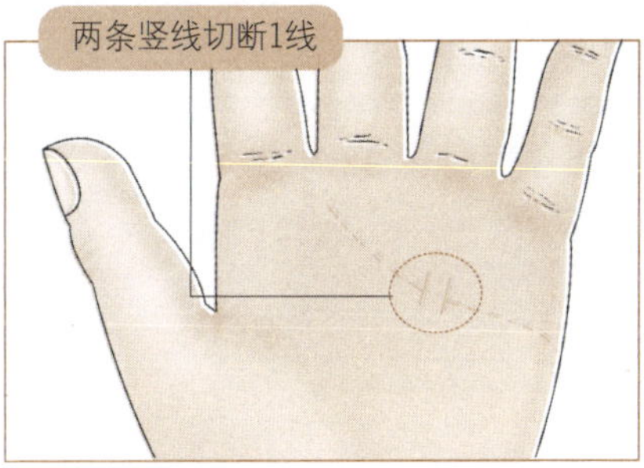

1线呈锁链状

1线呈锁链状，提示自幼呼吸功能薄弱。

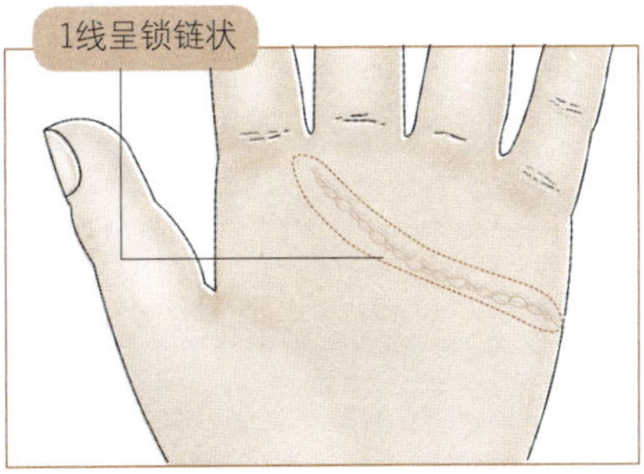

1线分成两支

1线分成两支，一支延伸到食指的第三指关节腔下缘，另一支流入食指与中指指缝内，提示胃的功能薄弱，消化吸收不良。

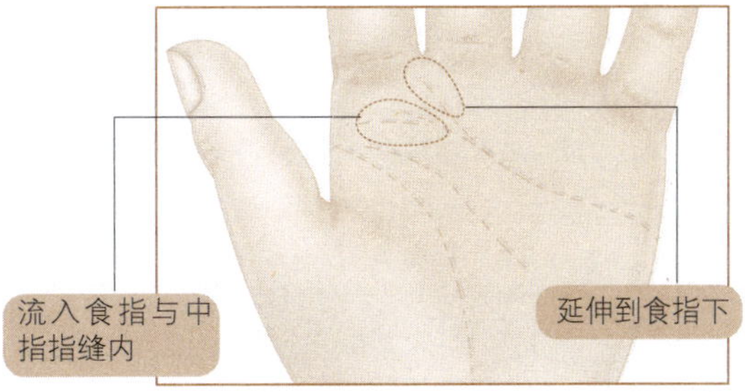

手掌上的2线脑线

本节名词
❶神经官能症
❷美尼尔氏综合征

2线，起于手掌桡侧，从食指掌指褶纹与拇指掌指褶纹内侧连线的1/2处，以抛物状延伸到无名指中线，这条线以微粗、明晰不断裂、微微下垂、颜色红润为正常。

Words & Terms
名词解释

❶ 神经官能症

又名神经症，是一组精神障碍的总称，包括神经衰弱、强迫症、焦虑症、恐怖症、躯体形式障碍等等，患者深感痛苦且妨碍心理功能或社会功能。

❷ 美尼尔氏综合征

以突发性眩晕、视物旋转、剧烈呕吐、不敢活动，耳鸣、耳聋或眼球震颤为主要临床表现，有明显的发作期和间歇期。

2线又称为脑线、近端横曲线、小鱼际抛物线、智慧线、人线。此线所提示的疾病，偏重于神经、精神方面及心血管系统功能的变化。智力高低，甚至外伤都可从这条线上反映出来。凡具备标准型2线的人，大多身体比较健康，充满活力，心情愉快。2线末端过于下垂的人，多见于思想家；若过于平直，则提示此人头脑固执、性格急躁。有关2线所提示的健康状况，大部分来自遗传，此线主要提示心脑的健康状况。

2线的主要病理变化

2线的特征	病理诊断
2线与3线始端并连过长，而且呈链状	自幼消化吸收功能较差，后天要特别注重对脾胃的调理和保养
2线过长，下垂到乾位，而且线上有凌乱纹理	患有神经官能症❶
2线断裂	提示易头痛，或脑细胞曾有过严重的损害
2线呈锁链状	自幼胃肠的消化吸收功能差，营养不良，易导致记忆力减退
2线中断，或在手心处分开2、3支	提示有心脏病，或常见于先天性风湿性心脏病
2线中部有较大的“岛”形纹连接	多提示患有眩晕症，或美尼尔氏综合征❷
2线过于平直	提示此人头脑固执、急躁，易患头痛
2线位于劳宫穴附近出现“□”形纹	提示多有脑震荡史或全麻手术史，脊髓疾病、腰椎骨折等病
2线在无名指下出现“□”形纹	多为腹部手术遗留的肠黏连和腹部外伤的标记
2线上有明显“十”字纹	提示此人心律不齐，预防隐性冠心病
2线上有明显“米”字纹	多提示患有血管性头痛或心绞痛

2线的主要病理变化

标准的2线

2线起于手掌桡侧，从食指掌指褶纹与拇指掌指褶纹内侧连线的1/2处开始，以抛物线状延伸到无名指中线，主要提示心脑的健康状况。

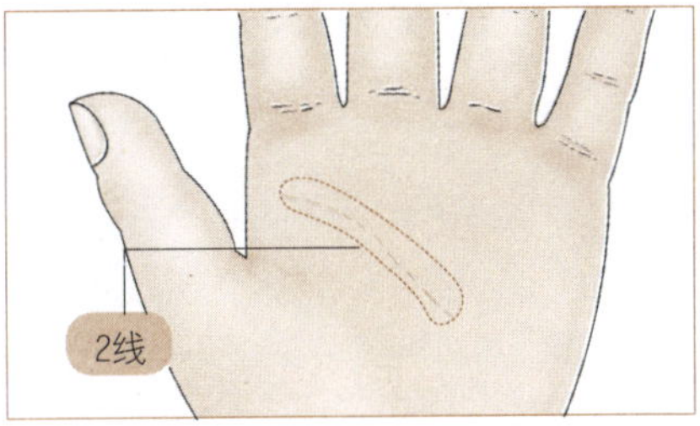

2线过长

2线过长，下垂到乾位，而且线上有凌乱纹理时，提示患有神经官能症。

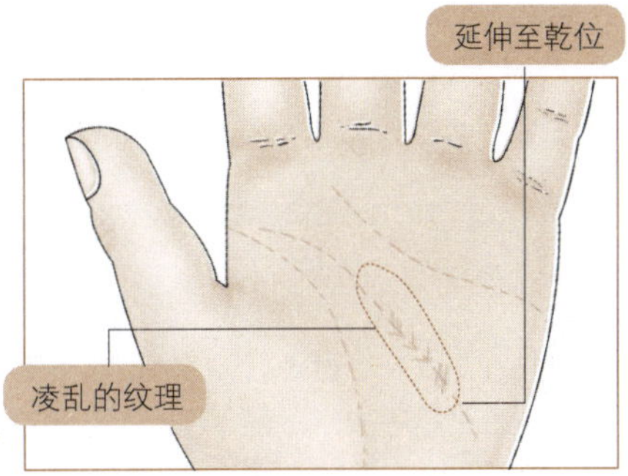

2线断裂

2线断裂，提示易头痛，或脑细胞曾有过严重的损害，要注意心脑血管疾病的检查。

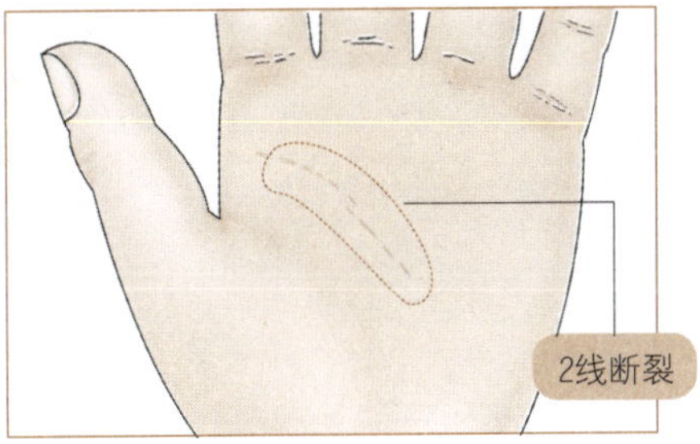

2线呈锁链状

2线呈锁链状，提示自幼胃肠的消化吸收功能差，营养不良，易导致记忆力减退。

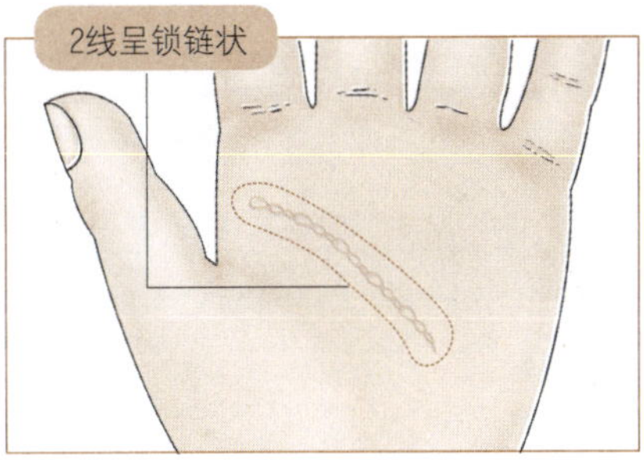

2线与3线并连过长

2线与3线始端并连过长，而且呈锁链状，提示自幼消化吸收功能较差，要特别注重对脾胃的调理和保养。

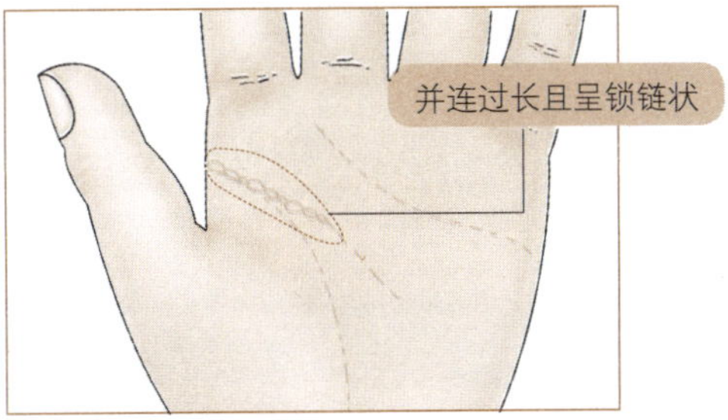

2线分支

2线在手心处分开2、3支，提示有心脏病，常见于先天性风湿性心脏病。

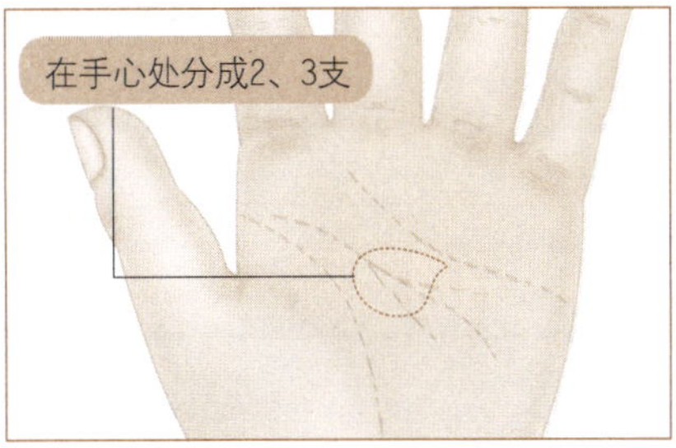

手掌上的3线生命线

本节名词
❶猩红热 ❷脾土

3线，起于手掌桡侧，从食指掌指褶纹与拇指掌指褶纹内侧连线的1/2处，以弧形、抛物线状延伸至腕横纹，弧度不超过中指中线下垂直线。此线以微粗、明晰不断、颜色红润为正常。多数人手掌上3线与2线相交。

Words & Terms

名词解释

❶ 猩红热

A群溶血性链球菌感染引起的急性呼吸道传染病。其临床特征为发热、咽峡炎、全身弥漫性鲜红色皮疹和疹退后明显的脱屑。

❷ 脾土

脾在五行合土，故名。又脾属太阴，喜燥而恶湿，其病易为湿困，故有脾为湿土、太阴湿土之称。

3线又称为生命线、大鱼际曲线、大鱼际抛物线、地线、本身线。这条线主要反映人的体质、精力、能力、健康状况及身体疾病的状况。

3线的主要病理变化

3线的特征	病理诊断
3线在起点处有断裂	提示幼年曾有过较严重的疾病，甚至危及生命，如肺炎、猩红热❶、伤寒等
3线内侧有一条护线产生	肠道功能失调、便秘、腹泻
3线过短	免疫力差，易患慢性消耗性疾病而影响生命
3线呈锁链状	提示机体抵抗力差，易生病
3线末端出现分叉纹	提示患有关节炎
3线起点偏高	胆气刚硬，肝木旺盛，其病为肝木克土或胆囊炎症
3线起点偏低	精力不足，脾土❷虚弱，胃肠消化吸收功能较差
3线尾端出现“伞”形纹	提示患有腰腿痛
3线的包围面积过大，超过中指中线	提示有血压偏高的病状
3线包围的面积较小，没有达到中指中线	提示血压偏低，身体较差，不论男女，都易患消化不良
3线尾端出现“岛”形纹	女性提示子宫肌瘤，男性提示前列腺炎或前列腺肥大，且“岛”形纹越小表示越有病理意义
3线尾端出现“米”字纹	提示易患心绞痛
3线在肾区断裂或出现“米”字纹	提示患有肾结石

3线的主要病理变化

标准的3线

3线起于手掌桡侧，从食指掌指褶纹与拇指掌指褶纹内侧连线的1/2处开始，以弧形、抛物线状延伸至腕横纹，此线主要反映人的体质、精力、能力、健康状况及身体疾病状况。

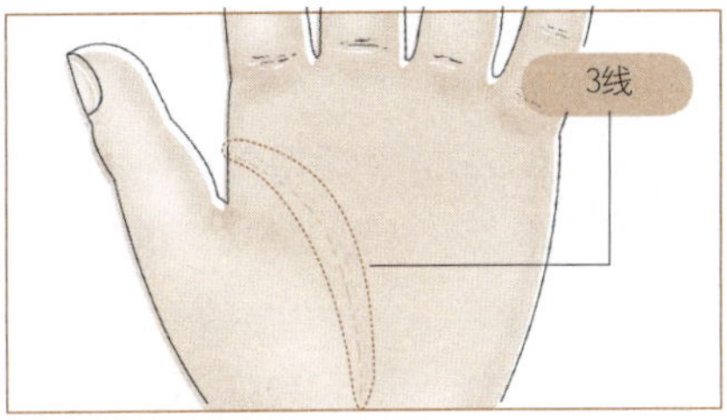

3线过短

3线过短，提示免疫力差，易患慢性消耗性疾病而影响生命。

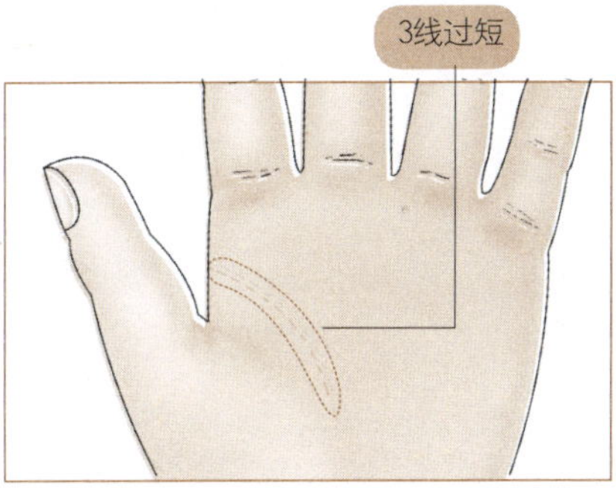

3线内侧的护线

3线内侧有一条护线，提示患有肠道功能失调、便秘或腹泻的病症。

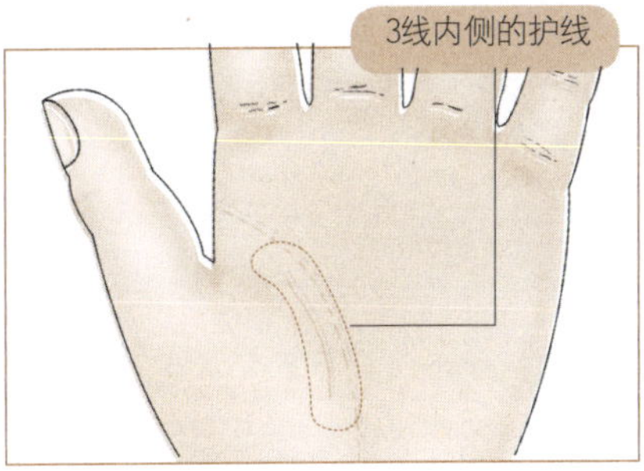

3线始端断裂

3线在起点处断裂，提示幼年曾有过较严重的疾病，甚至危及生命。

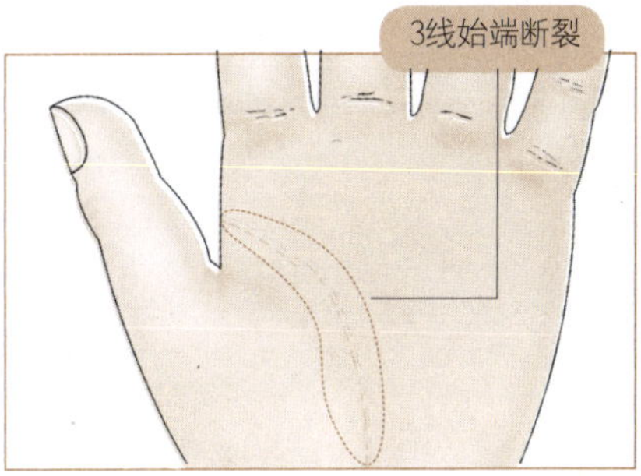

3线呈锁链状

3线呈锁链状，提示机体抵抗力差，易生病。

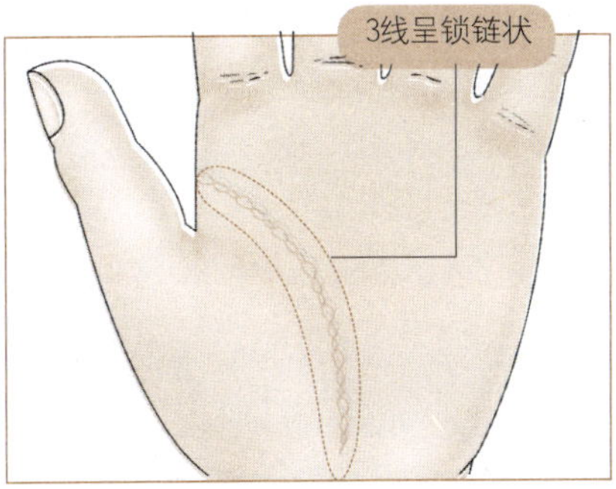

3线末端分叉

3线末端出现分叉纹，提示患有关节炎。

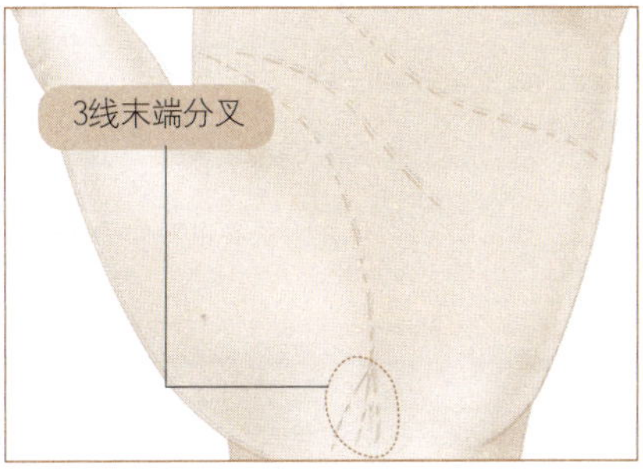

手掌上的4线健康线

本节名词
❶内出血 ❷胆囊

4线，起于大小鱼际交接处（以不接触3线为原则），斜行向小指方向（以不接触1线为原则）延伸。在掌纹诊病过程中，4线是预测、诊断重病发生、发展的一条非常重要的线。

Words & terms
名词解释

❶ **内出血**
出血的一种，指流出血管的血液停留在身体内部而不排至体外，如脑出血、肾上腺出血、胰出血等。

❷ **胆囊**
位于右方肋骨下肝脏后方的梨形囊袋构造，有浓缩和储存胆汁之用。

4线长短不一，一般手上没有这条线比较好。如果有这条线，则以劲而有力，成一条直线为最佳，表示身体健康活力强；如果这条线没有气力，又呈现断断续续的状态，表示身体衰弱。

4线又称健康线。此线反映的身体情况主要包括：肝脏免疫功能、机体抵抗力的强弱及身体状况的好坏。关于这条线的出现，手诊专家王晨霞女士认为，身体健康的人一般很少有这条线，这条线大多见于脑力劳动者或身体弱的人。而且在身体情况变差的时候，4线会随着身体变差而一直加深，直到健康恢复，线才又变浅。这表明，有健康线反而不健康，特别表现在肝肾功能较差，或患有慢性呼吸系统疾病的人身上，通常这些患者手掌上会出现深而明显的4线。如果4线没有接触或与3线相交时，表示和大病无关。

4线的主要病理变化

4线的特征	病理诊断
出现深长的4线，且线上出现“岛”形纹	多提示肝的健康状况较差
4线深长配合潜血线形成倒“八”字纹	提示有内出血❶倾向
4线深长切过1线	提示疾病偏重于呼吸系统
4线过长切过3线	提示疾病偏重于免疫系统，且有危及生命的可能
4线断断续续，呈片断形或梯形	表示消化系统机能衰退
4线为波形	表示肝脏或胆囊❷机能较衰弱，有时也表示风湿症
4线粗大并形成弓形	表示体力衰弱
4线与3线相连接的地方，出现较大的“岛”形纹	表示患有呼吸系统疾病，如果“岛”形纹内部有细小杂线，同时“岛”形纹松弛，提示呼吸器官或喉咙有炎症

4线的主要病理变化

标准的4线

4线起于大小鱼际交接处，斜行向小指方向延伸，且不接触1线和3线。此线主要反映肝脏免疫功能、机体抵抗力的强弱及身体状况的好坏。

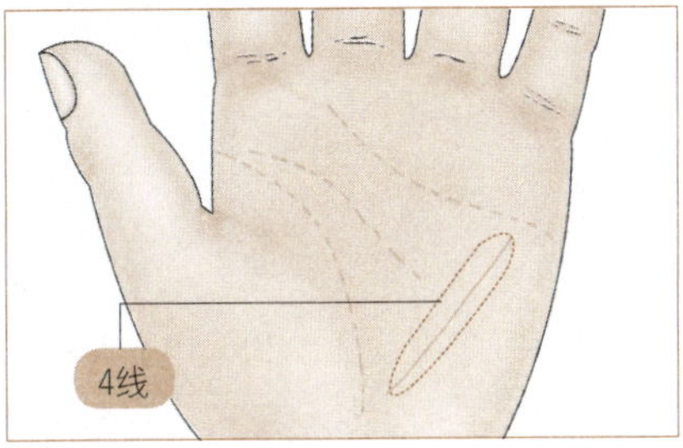

4线上的“岛”形纹

出现深长的4线，且线上出现“岛”形纹，多提示肝的健康状况较差。

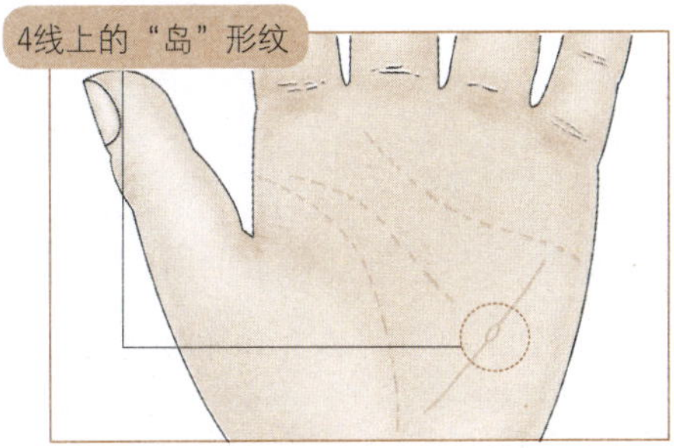

4线切过1线

4线深长切过1线，提示易患呼吸系统疾病。

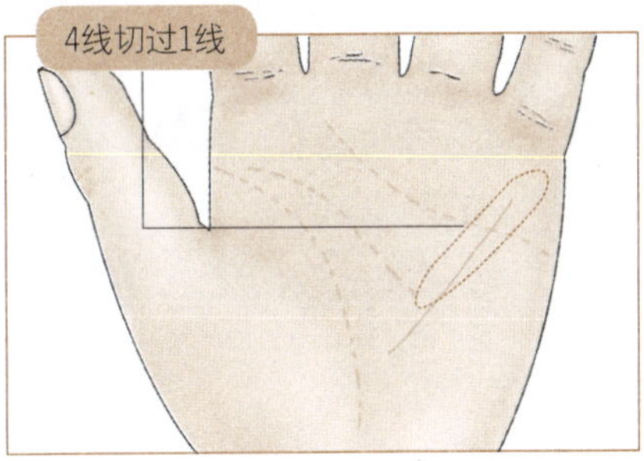

4线切过3线

4线过长切过3线，提示易患免疫系统疾病，且有危及生命的可能。

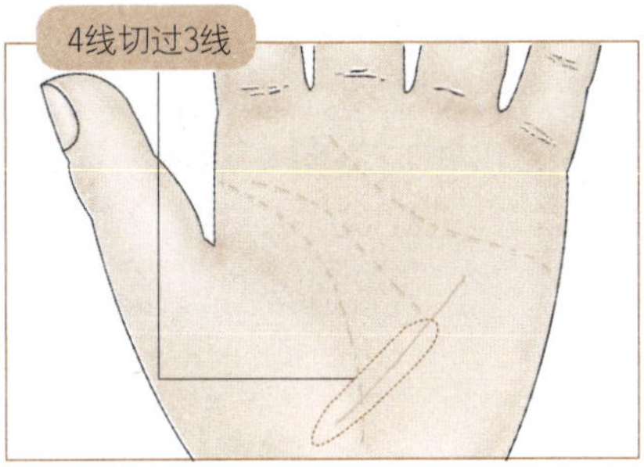

4线与潜血线形成倒“八”字纹

4线深长配合潜血线形成倒“八”字纹，提示有内出血倾向。

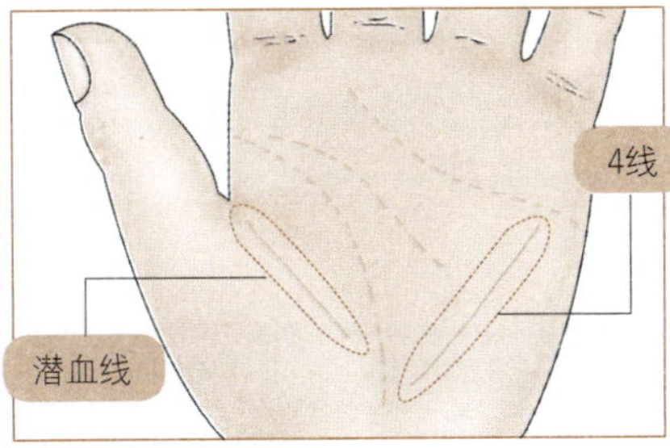

4线呈梯形状

4线断断续续，呈片断形或梯形，提示消化系统机能衰退。

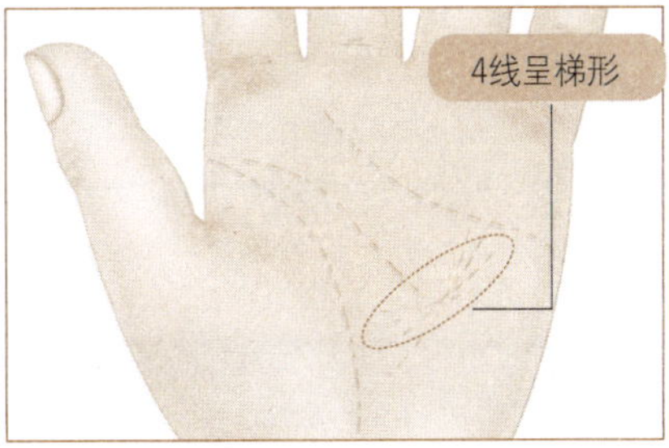

手掌上的5线玉柱线

本节名词
❶胀气 ❷肺心病
❸胃下垂

5线，起于坎位，向上通过掌心，直达中指下方。此线不能太粗，最好为细而浅，笔直而上，明晰不断，以颜色红润为最佳。这条线主要反映心血管系统和呼吸系统的健康状况。

Words & terms
名词解释

❶ 胀气

肠胃毛病中相当常见的一种，其最明显的特征是扣诊时腹部呈现空心的声音。

❷ 肺心病

指由肺部胸廓或肺动脉的慢性病变引起的肺循环阻力增高，致肺动脉高压和右心室肥大，伴或不伴有右心衰竭的一类心脏病。

❸ 胃下垂

指站立时，胃的下缘达盆腔，胃小弯弧线最低点降至髂嵴连线以下。

5线又称玉柱线。古代手相中认为，手掌有5线的人，多可以做大官，因此叫做“玉柱”。但现在经过王晨霞女士研究发现，手掌出现这条线并非健康之兆，而且此线越长（连到中指下）健康状况越不好，主要表现为青少年时期身体较弱。若这条线比较短，提示在其出现的阶段体质下降，但现在已经痊愈。5线代表的慢性病主要是心肺功能减退，有些人目前感觉身体健康状况良好，如果出现5线，则表示中老年时期易患有心脑血管方面的疾病。

5线的主要病理变化

5线的特征	病理诊断
无名指下有2条平行的5线延伸向1线	提示可能患有高血压
5线始端出现“岛”形纹	提示胃肠的消化吸收功能差，常会有腹部胀气❶的症状
5线末端出现如羽毛球拍形状的长竖岛纹	提示患有胃下垂
5线深长到离位处分成3个分支	提示容易患有肺心病❷
5线深长到中指下方	心肺功能减退，中晚年有心脑血管方面的疾病
5线始端出现圆滑小“岛”形纹	易患痔疮
5线的尾端有大量的干扰线	常会出现胸闷气短的情况
5线与1线相交处有凌乱的分支	易患肺炎
5线起始端位于地丘处有竖形的小“岛”纹	久坐的人，容易患便秘、痔疮
5线低矮，或起始端出现鱼尾纹	提示体质较差，易便秘
5线在明堂处终止，且顶端有竖长岛纹	提示患有胃下垂❸
5线起端坎位处有小坑或有明显的“米”字纹	提示已经患有肾结石

5线的主要病理变化

标准的5线

5线起于坎位，向上通过掌心，直达中指下方，主要反映心血管系统和呼吸系统的健康状况。

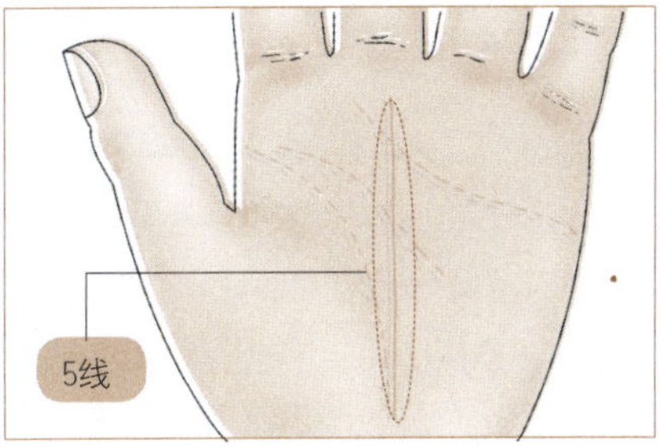

无名指下2条平行5线

无名指下有2条平行的5线延伸向1线，提示可能患有高血压。

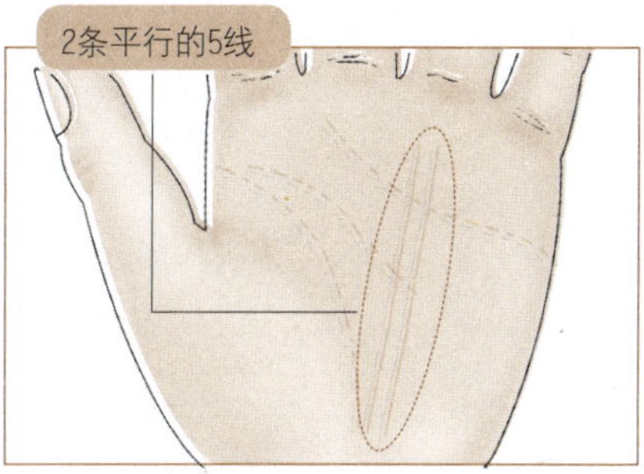

5线始端的“岛”形纹

5线始端出现“岛”形纹，提示胃肠的消化吸收功能差，常会有腹部胀气的症状。

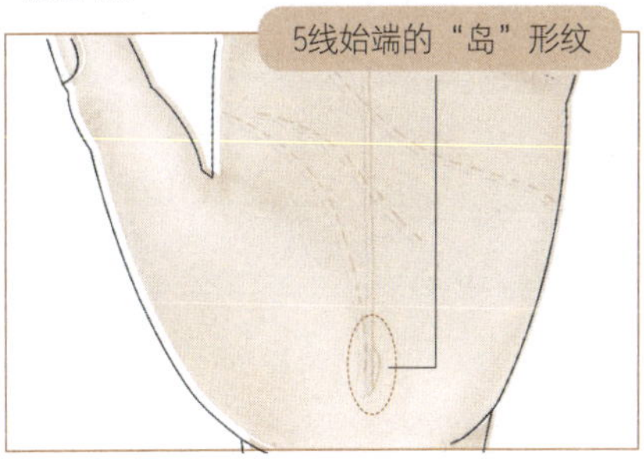

5线末端的“岛”形纹

5线末端出现如羽毛球拍形状的长竖“岛”形纹，提示患有胃下垂。

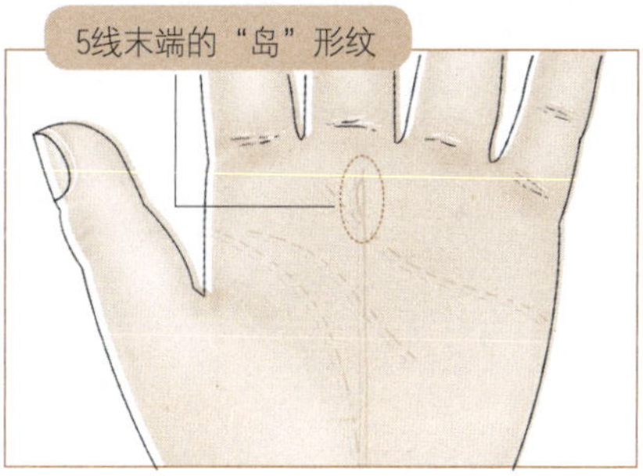

5线在离位分支

5线深长到离位处分成3个分支，提示容易患有肺心病。

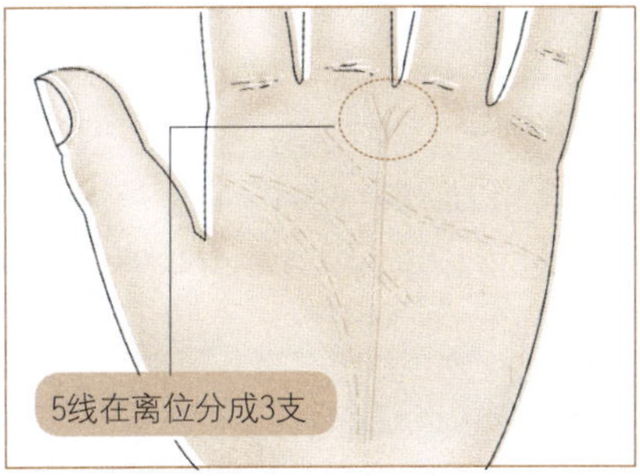

5线延伸到中指下方

5线深长到中指下方代表患有慢性病，主要是心肺功能减退，中晚年易患心脑血管疾病。

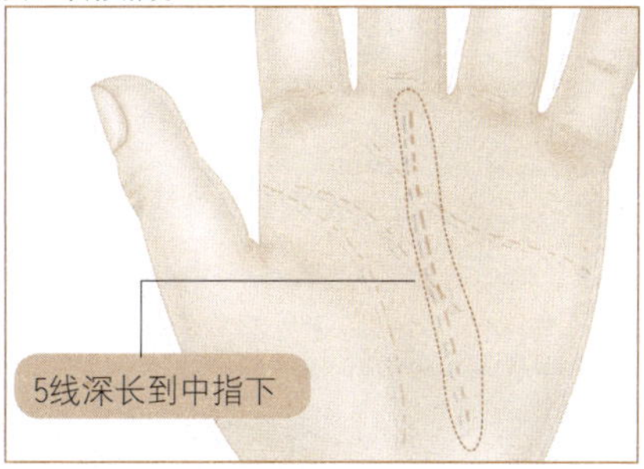

手掌上的6线障碍线

本节名词
❶慢性消耗性疾病

6线又称“障碍线”、“干扰线”。凡是手掌上所有横切各主线或某些辅助线的不正常纹线，都可称为6线，它的位置并不是固定不变的。6线要深刻、较长时才有诊断价值，细小短浅时，诊断意义不大。

Words & terms
名词解释

❶ **慢性消耗性疾病** 一般是指各种恶性肿瘤、肺结核、慢性萎缩性胃炎、严重创伤、烧伤、系统性红斑狼疮、慢性化脓性感染、慢性失血等一类过度消耗身体能量物质，造成机体能量负平衡的疾病总称。

6线又称障碍线。这条线可以反映出近期身体的好坏，若在短时间内出现大量横切过各主线和散布于各脏腑区域的6线，提示人的精神和思想都达到了极其疲劳的状态，若不及时调整身心，可能会影响到内脏的功能。6线不同于其他线的是，它在短时间内就会发生很大改变，而其他纹线是不经常变化的。有这条线的人，最常发生的心理问题是：抑郁、固执、情绪低落或消极。

这条线在皮纹学上称为“白线”，它是最不稳定的线，观察它的种种变化，就可以判断疾病的发展状况，也可以观察治疗的情况。

6线的主要病理变化

6线的特征	病理诊断
深长的 6 线切过 3 线	体内潜伏着严重的疾病，例如癌症或心脑血管疾病等
出现 2 厘米~ 3 厘米长的 6 线切过 1、2、3 条主线	患有慢性消耗性疾病❶
无名指与中指下的 1 线有方形纹且与 6 线相交，且伴有“井”字纹、三角纹	患有慢性支气管炎
有一条平直的 6 线从 1 线下出发，穿过 2 线，侵入 3 线，向拇指关节腔延伸，这条 6 线呈断续状或上面有“岛”形纹	可能患有肿瘤，并且 6 线会随着病情而改变
手上突然出现大量细小、浅短的 6 线	提示近期常有饮食不规律、熬夜或工作压力较大的情况
有较多 6 线横切 3 线	体质较差
6 线横切 3 线，且月丘上有格子纹	肾虚或有呼吸系统方面的疾病
女性掌部各主线有浅细的 6 线穿过，且掌色红，尤其是乾位颜色鲜红	患有更年期综合征
1 线在中指下方被 6 线切过	有血压不稳的症状

6线的主要病理变化

标准的6线

6线是横切各主线或辅线的不正常纹线，位置不固定，主要反映近期身体的状况。

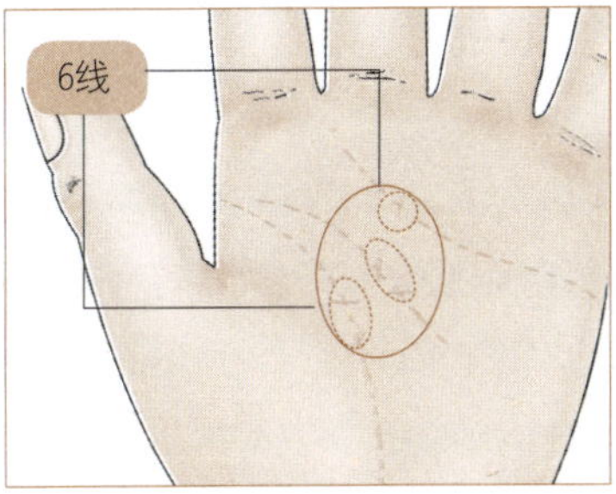

6线切过1、2、3线

2厘米～3厘米长的6线切过1、2、3线，提示患有慢性消耗性疾病。

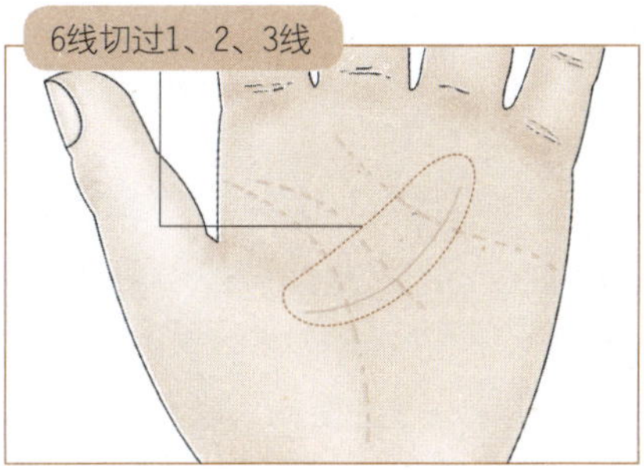

6线经过1、2、3线延伸向拇指下

有一条平直的6线从1线下出发，穿过2线，侵入3线，向拇指关节腔延伸，且此线呈断续状，提示可能患有肿瘤。

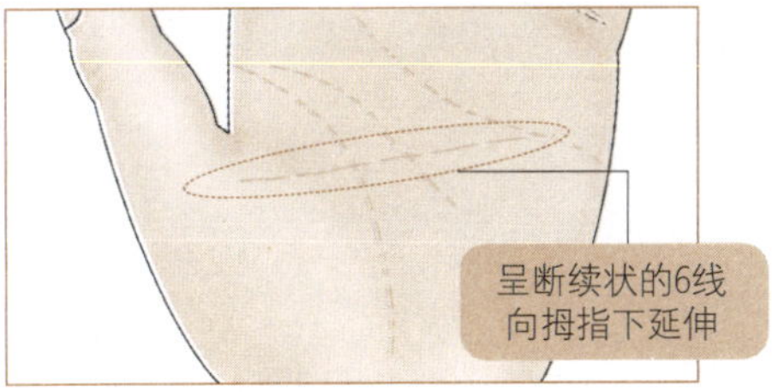

6线切过3线

深长的6线切过3线，提示相应年龄时期，可能发生重大疾病。

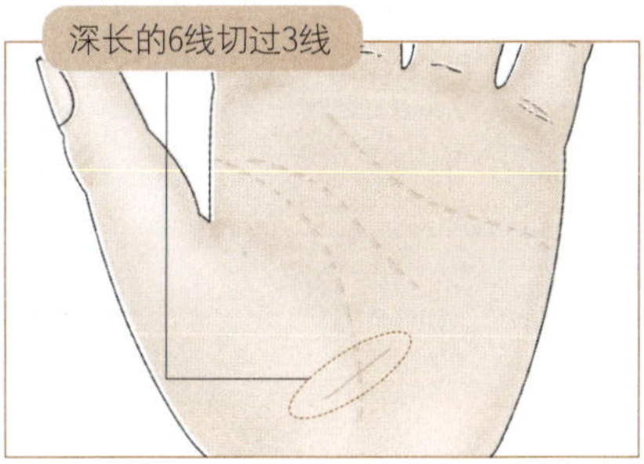

多条6线切过1线

无名指与中指下的1线有多条6线穿过，提示患有慢性支气管炎。

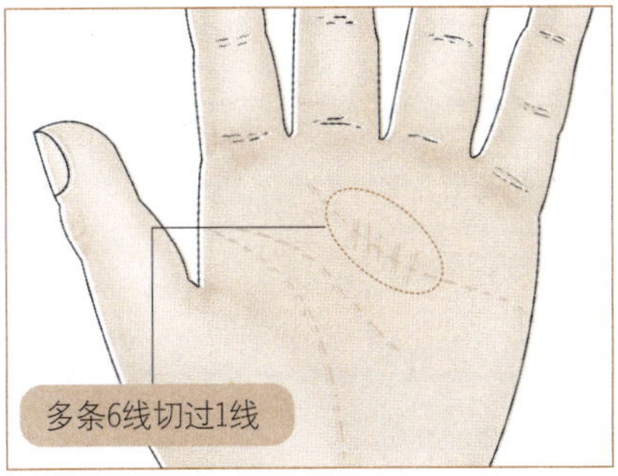

出现大量6线

手上突然出现大量细小、浅短的6线，提示近期常有饮食不规律、熬夜或工作压力较大的情况。

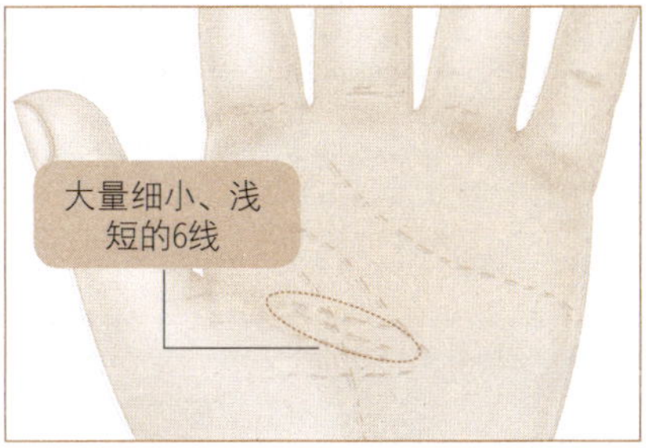

手掌上的7线成功线

本节名词
❶阴阳学说 ❷心肌

7线，是一条位于无名指下的竖线，一般不超过1线。又称太阳线、成功线，是5线的副线，比5线短，这种线很少见。据观察研究，此线多与血压的高低有关。

Words terms
名词解释

❶ 阴阳学说

在阴阳概念基础上建立起来的中医学基本理论，它认为阴阳对立统一、消长转化、相反相成的关系贯穿于自然与人体等一切事物之中，是人体生理和病理发生、发展、变化的根源及规律。

❷ 心肌

由心肌细胞构成的一种肌肉组织。

7线之所以被称为“太阳线”，命相学认为“太阳”者，贵人也。出现7线，是命中有贵人庇佑。贵人虽然和血压没有任何关系，可是“太阳”者，诸阳之首也。从中医的阴阳学说[1]论：阳太盛——血压高；阳不足——血压低，这反而很符合7线的实际功用。

高血压是世界最常见的心血管疾病，也是最大的流行病之一。它经常会引起心、脑、肾等脏器的并发症，严重危害着人类的健康。由于部分患者并无明显的症状，因此通过手诊诊断方法，提前发现高血压，对早期预防、及时治疗有极其重要的意义。

低血压，是由于血压偏低而引起的一系列症状，虽然这不算是一种疾病，但可能是由其他疾病所引发的，而且它会使人头晕眼花、精神疲惫、注意力不集中或昏倒、休克，导致其他伤害产生。所以患有低血压也必须积极治疗，从而保证身体健康，提高生活质量。

7线的主要病理变化

7线的特征	病理诊断
7 线旁出现“米”字纹	患有高血压，并伴有心肌[2]供血不足
7 线穿过 1 线，交感神经区扩大	多会出现高血压
7 线形成，但没有切过 1 线，交感神经区缩小	提示多患有低血压
有一条或多条 7 线，且线较长	提示容易患颈椎增生
7 线有干扰线切过，形成如“丰”字纹	易患慢性支气管炎
有明显的 7 线，且线旁有血脂丘隆起	患有高血压且伴有血脂高
在无名指下，有两条平行的 7 线穿过 1 线	可能患有高血压
有多条 7 线，且线较短	可能血压偏低
7 线处出现“井”字纹	提示血压偏低

7线的主要病理变化

标准的7线

7线是一条位于无名指下的竖线，一般不超过1线。此线主要反映血压的高低。

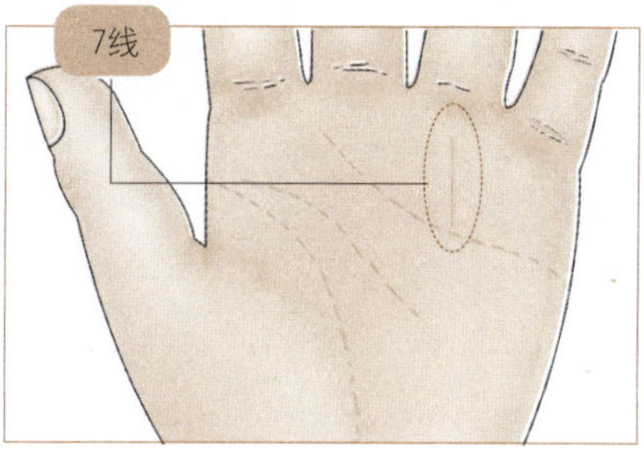

7线穿过1线

7线穿过1线，交感神经区扩大，提示多会出现高血压。

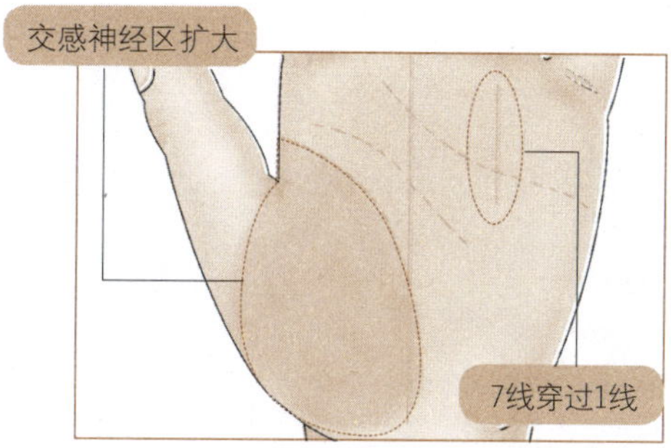

7线未切过1线

7线没有切过1线，且交感神经区缩小，提示多患有低血压。

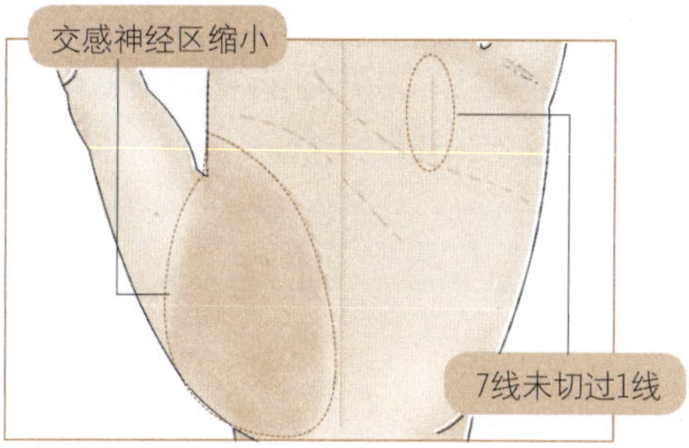

出现一条或多条7线

有一条或多条7线，且线较长，提示容易患颈椎增生。

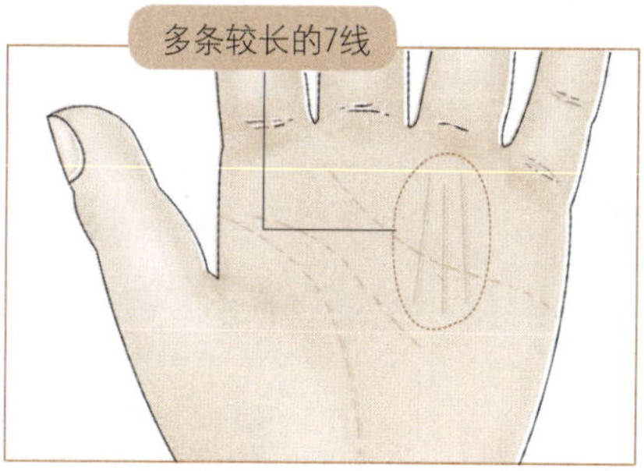

7线旁有“米”字纹

7线旁出现“米”字纹，提示患有高血压，并伴有心肌供血不足。

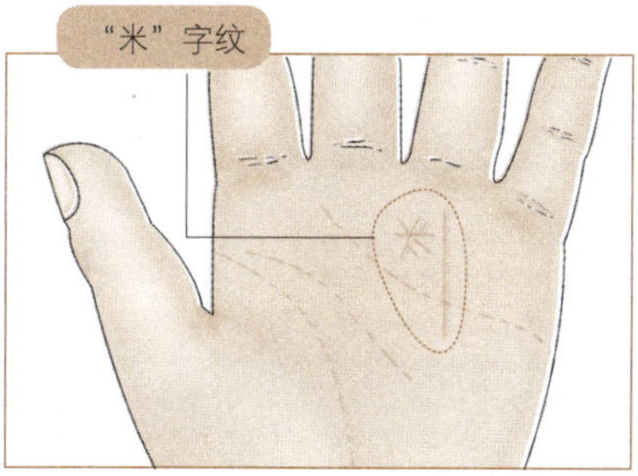

7线与干扰线形成“丰”字纹

7线有干扰线切过，形成“丰”字纹，提示易患慢性支气管炎。

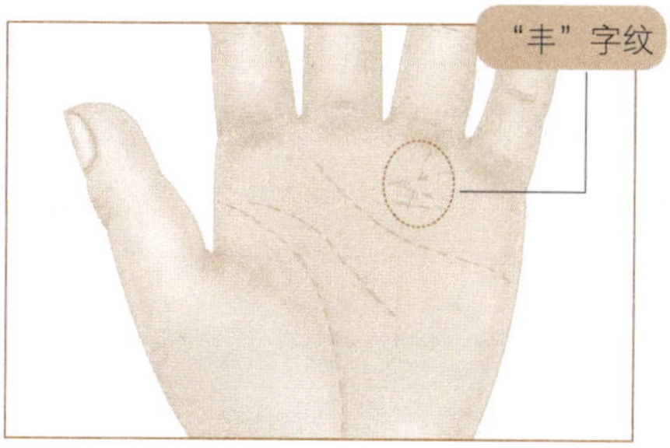

手掌上的8线放纵线

本节名词
❶动脉硬化 ❷血糖

8线，位于小鱼际的腕横纹上1厘米～2厘米处，是一条向内延伸的短横线，一般人很少见。这种线多见于生活不规律，长期熬夜，身心极度疲劳，体力过度消耗或性生活过度、嗜酒、长期服用安眠药、麻醉品的人。

Words & terms
名词解释

❶ **动脉硬化**
动脉的一种非炎症性病变，可使动脉管壁增厚、变硬，失去弹性、管腔狭小。动脉硬化是随着人年龄增长而出现的血管疾病。

❷ **血糖**
即血液中的糖分，绝大多数情况下是葡萄糖。

8线又称放纵线、糖尿病线，除此之外还被称为“远游线”。据说有这条线的人，喜欢远游，不好守祖业。经过研究发现，无论是喜欢出门旅游的人，还是待在家里，足不出户的人，只要生活规律被打乱，特别是经常熬夜，手上就会出现8线。生活不规律，不注意饮食控制、适当运动及控制体重，将会产生一些可怕的后果，比如会患上糖尿病、高血压、高血脂等疾病。而这些病症，易引起视力减退、肾脏功能损害、动脉硬化❶等一系列问题。

还有一种人也会出现这条线，那就是糖尿病遗传者，而且8线在糖尿病的遗传规律上，还有隔代的特点。如果已经患有糖尿病，那一定要注意饮食。中医学认为，糖尿病的病因是身体长期阴虚燥热，导致内分泌失调，影响血糖❷。所以应避免食用会引起身体燥热的食物，而且还要戒食高脂肪和高糖分食物。

8线的主要病理变化

8线的特征	病理诊断
出现三条8线	提示容易患糖尿病
一条深长的8线横穿过3线肾区时	提示糖尿病已经直接影响到肾脏的代谢功能
出现弯曲的8线	生活不规律，需要调整作息
乾位出现一条8线，且有13线形成	提示患有糖尿病
出现杂乱的8线	易失眠、多梦，是神经衰弱的信号
8线过直	爱吃肉，易肥胖
8线上有多条细、小、断断续续的纹络	容易神经衰弱、失眠多梦
刚出生的婴儿手上出现8线	提示应考虑家族中是否有糖尿病史，且要加强外界因素与饮食、环境的防护，以避免糖尿病的发生
稍肥胖人手掌有一条笔直的8线	营养过剩的信号，要预防脂肪肝
儿童手掌上出现8线	提示多梦

8线的主要病理变化

标准的8线

8线位于小鱼际的腕横纹上1厘米～2厘米处，是一条向内延伸的短横线，主要见于生活不规律或嗜酒、长期服用安眠药、麻醉品的人。此外8线还可反映糖尿病的发生。

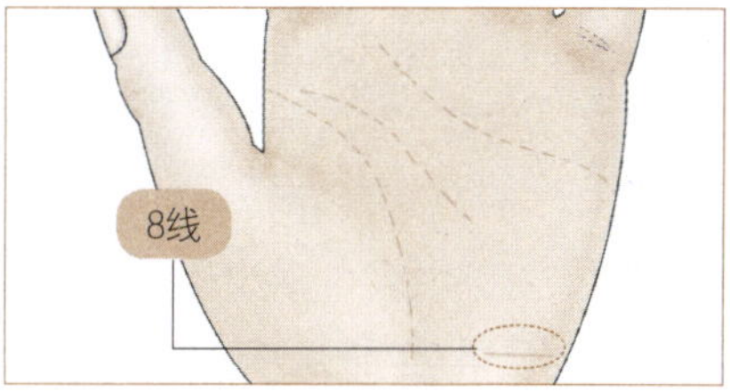

8线穿过肾区

一条深长的8线横穿过3线肾区时，提示糖尿病已经直接影响到肾脏的代谢功能。

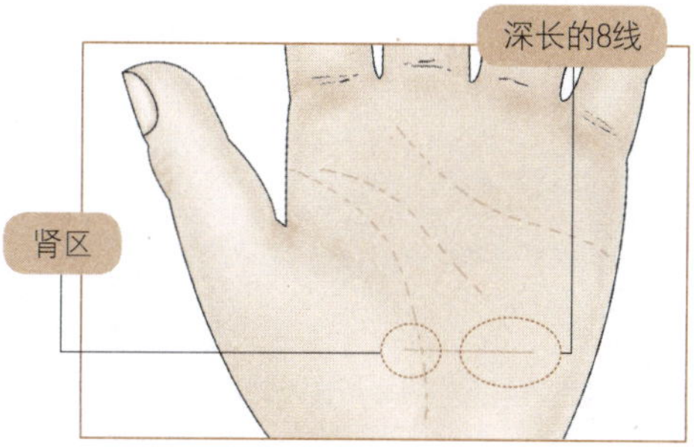

乾位的8线

乾位出现一条8线，且有13线形成，提示患有糖尿病。

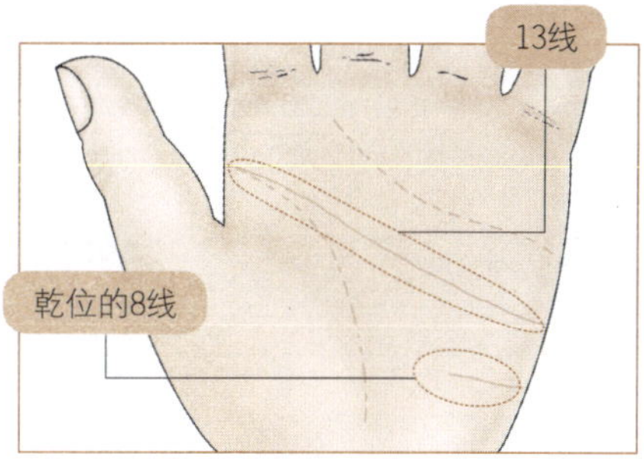

三条8线

出现三条8线，提示容易患糖尿病。

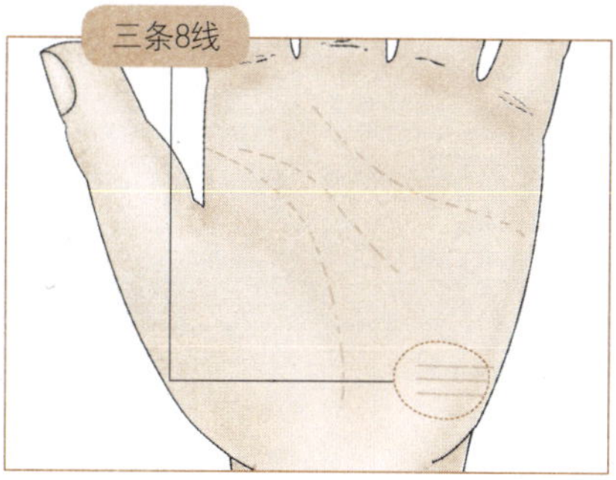

弯曲的8线

出现弯曲的8线，提示生活不规律，需要调整作息。

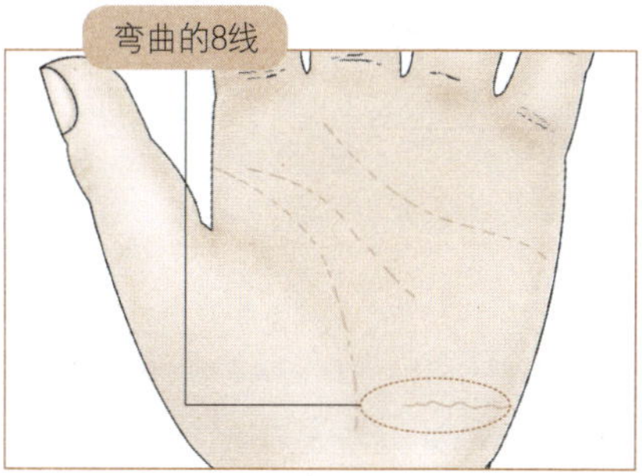

8线杂乱

出现杂乱的8线，提示易失眠、多梦，是神经衰弱的信号。

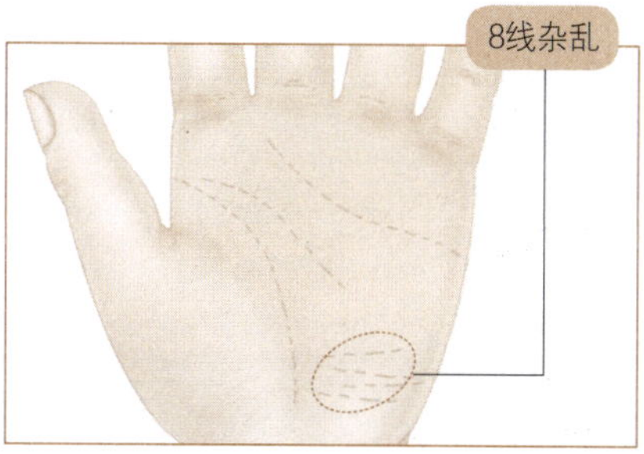

手掌上的9线过敏线

本节名词

❶过敏体质
❷心肾不交 ❸抗体

9线，起始于食指与中指指缝间，以弧形延伸到无名指与小指指缝间。

9线又称为金星线、过敏线。有这条线的人多为过敏体质，肝脏不好，它代表着人体对有害物质的代谢、排除能力下降。近几年，有这条线的人逐渐增多，说明由于药品或空气污染严重，过敏体质[1]的人增多了。

关于9线，中国命相学中认为：此线出现在离位，离为火，其人性格焦虑急躁，反应聪明敏锐，喜爱运动。经络之气的运行属于上实下虚，上热下凉。这种说法比较符合对不孕不育病因的研究，在不孕症的夫妻双方手上均有这条线时，要检查精液或卵子是否有抗体产生而引起不孕症。而根据五行星丘的理论来说，9线出现于太阳丘和土星丘。如果太阳丘的9线多，其人好动，属爆发型，有领导他人的欲望；如果土星丘上9线多，其人好静，有耐性，做事能坚持到底。

9线的主要病理变化

9线的特征	病理诊断
9 线间断而分成多层	提示易患有神经衰弱
9 线中央有一个“小岛”形纹	代表患有甲亢或肿瘤
女性出现寸断的 9 线	提示泌尿生殖系统功能较弱，可致不孕
9 线向下弩张交于 1 线	提示易患肺结核病
有多条深而长的 9 线出现	提示肝脏免疫功能低下，易导致反复过敏。手上有 9 线的人，应找到导致身体过敏的物质，然后远离它
坤位小指下有 9 线与 1 线直线相交，而且坎位 3 线有三角形纹	提示可能有心肾不交[2] 的病症
肝病患者，手上出现 9 线	应考虑有病变的可能
不孕的女性掌部出现 9 线	应考虑可能因夫妻精液和卵子间有抗体[3]而引起不孕
有 9 线出现	肝脏对酒精的解毒能力差

Words & Terms
名词解释

❶ **过敏体质**

一般将容易发生过敏反应和过敏性疾病而又找不到发病原因的人，称之为“过敏体质”。

❷ **心肾不交**

中医名词。指心与肾生理协调失常的病理现象。

❸ **抗体**

指机体的免疫系统在抗原刺激下，由B淋巴细胞或记忆细胞增殖分化成的浆细胞所产生的、可与相应抗原发生特异性结合的免疫球蛋白。

9线的主要病理变化

标准的9线

9线起始于食指与中指指缝间，以弧形延伸到无名指与小指指缝间。有这条线的人多为过敏体质，肝脏不好，对有害物质的代谢、排除能力下降。

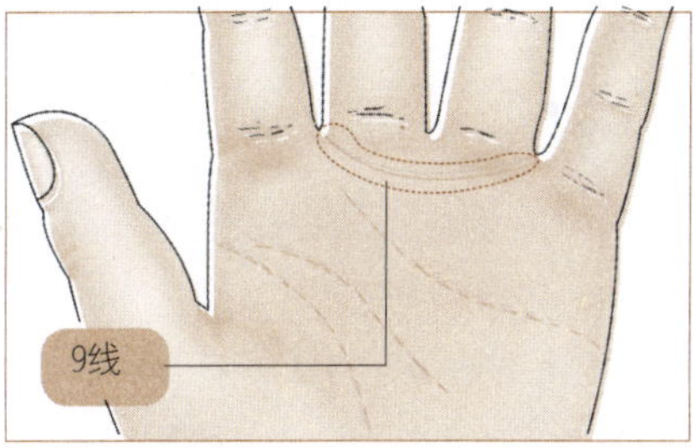

9线中央的“岛”形纹

9线中央有一个“小岛”形纹，代表患有甲亢或肿瘤。

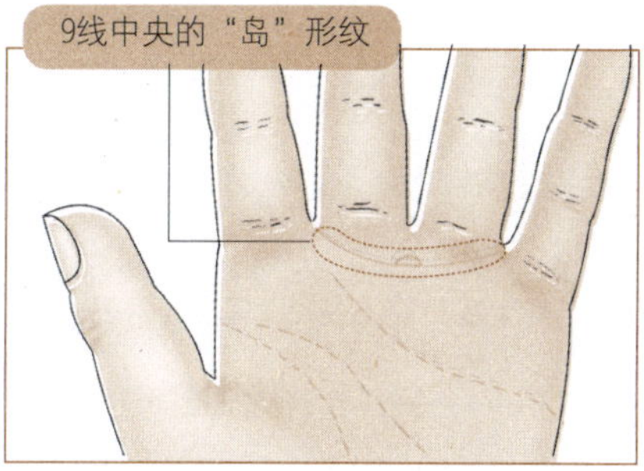

9线与1线相交

9线向下弩张交于1线，提示易患肺结核病。

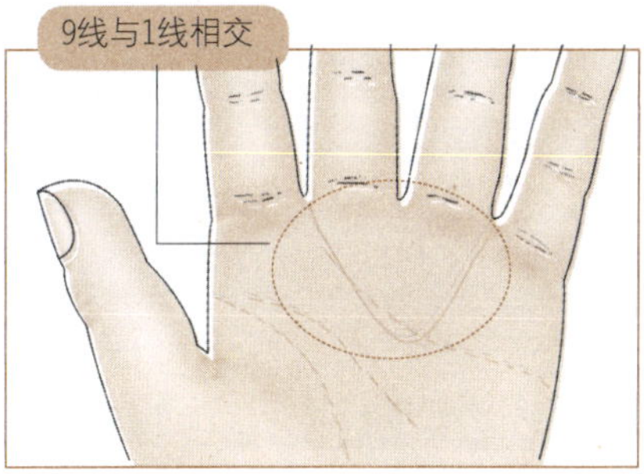

寸断的9线

女性出现寸断的9线，提示泌尿生殖系统功能较弱，可能会不孕。

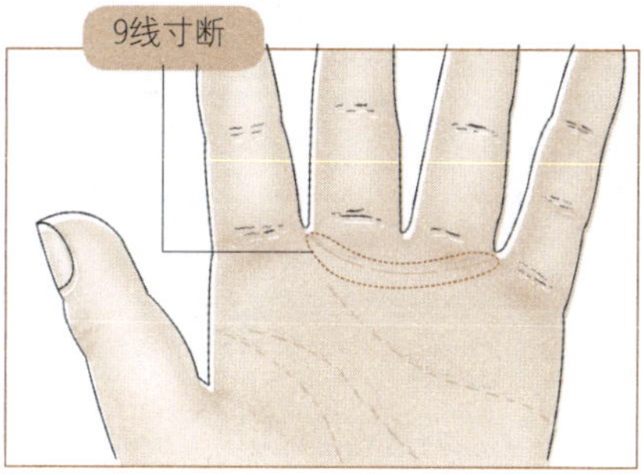

9线间断且分层

9线间断且分成多层，提示易患神经衰弱。

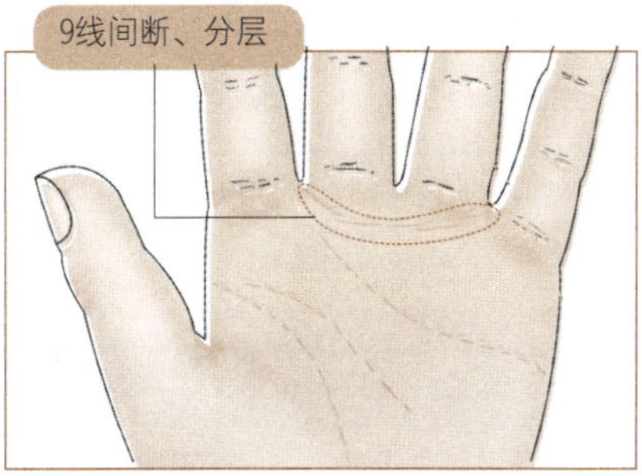

出现多条9线

有多条深而长的9线出现，提示肝脏免疫功能低下，易导致反复过敏。

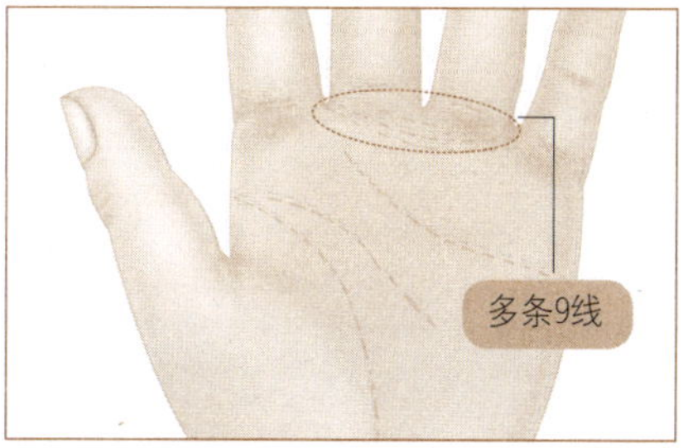

手掌上的10线土星线

本节名词
❶精神分裂
❷疏肝理气

10线，在中指掌指褶纹下，为一弧形半月圆。

Words & terms
名词解释

❶ **精神分裂**
是以基本个性改变，思维、情感、行为的分裂，精神活动与环境的不协调为主要特征的一类最常见的精神病。

❷ **疏肝理气**
即疏肝，疏散肝气郁结的治法。

10线又称土星线。有这条线的人多性格孤僻，常有肝气不疏的症状。有的手诊研究者认为，这条线还与近视眼的家族史有关。

另外，关于10线还有一个有趣的现象，就是很多成功者手上都会出现这条线。西洋的手相学认为，此线出现在土星丘，且包住了中指，这意味着沉稳、持久、有耐力，因此有10线的人，更易成为领导者。从中国传统的八卦学说来看，10线位于离位，“离为火”，含有向上、成功、位高的意思。王晨霞女士认为，有10线的人确实都具备一定的实力和才能，而且有凝聚力和号召力，但是如果这些人怀才不遇，就很可能会出现心理疾病。最常见的心理疾病包括：忌妒、固执、自闭、孤独，乃至精神分裂❶。由于心理的原因，这种人会出现消化功能紊乱的症状。所以针对这种原因所引起的消化系统疾病，患者不要一味地选用助消化的药，而要从疏肝理气❷入手加以调理。

10线的主要病理变化

10线的特征	病理诊断
手掌上出现深刻而且明显的10线	常年有精神压力导致的心理紧张，有精神抑郁的现象
10线伴有无名指下1线上的“岛”形纹	视力差，而且是由于遗传的原因
手掌上有明显的10线和大量的6线	精神压力所致的精神紧张型失眠
手掌上有10线出现，并且1线与2线之间有“丰”字纹	精神严重抑郁，甚至有自杀倾向
10线有“米”字纹，且3线上有“岛”形纹	患有眼病，而且非常严重
男性手掌上10线与9线同时存在	易患早泄
小孩子手掌上有10线	有近视或家族有近视史
手掌上出现10线	提示肝气郁结，情结、情志不舒，若为女性容易导致月经失调，治疗时应以疏肝理气为主

10线的主要病理变化

标准的10线

10线在中指掌指褶纹下，为一弧形半月圆。这条线多提示其人性格孤僻，常有肝气不疏的症状。

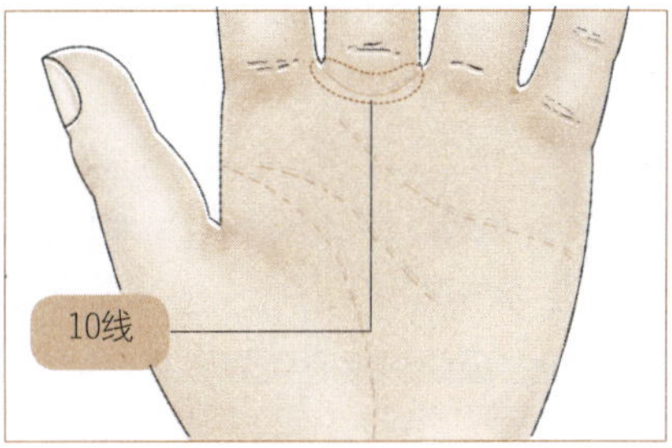

10线伴有大量6线

手掌上有明显的10线和大量的6线，这种掌纹特征多见于过大的精神压力所致的精神紧张型失眠患者。

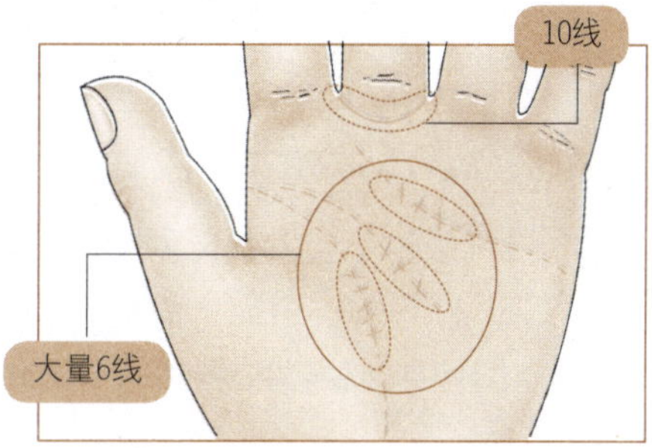

10线上的“米”字纹

10线上有“米”字纹，且3线上有“岛”形纹，提示患有眼病，而且非常严重。

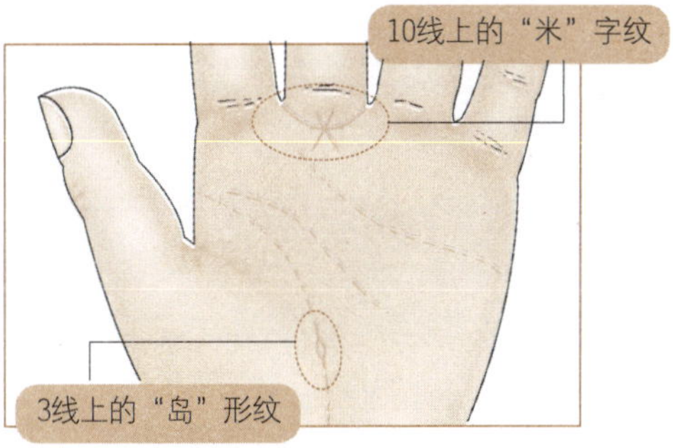

10线伴有1线上“岛”形纹

10线伴有无名指下1线上的“岛”形纹，提示视力差，而且是由于遗传的原因。

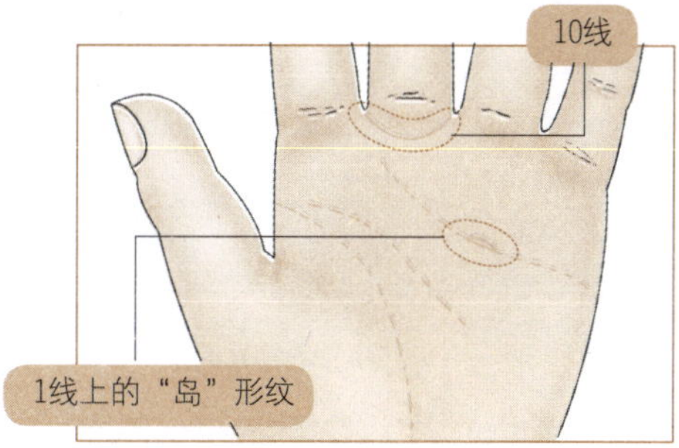

10线伴有“丰”字纹

手掌上有10线出现，并且1线与2线之间有“丰”字纹，提示精神严重抑郁，甚至有自杀倾向。

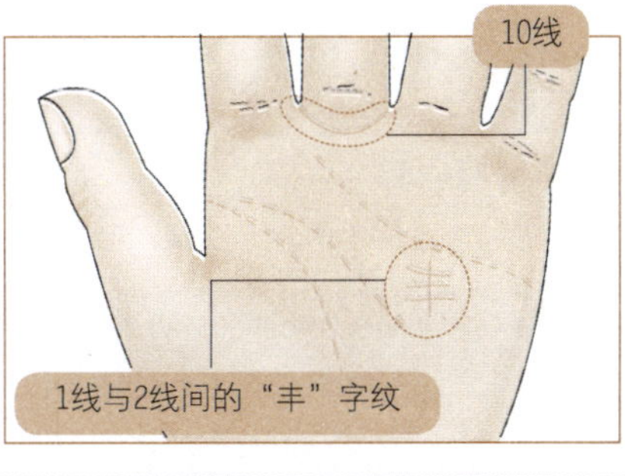

深刻明显的10线

出现深刻而明显的10线，提示常年有精神压力导致的心理紧张，有精神抑郁的现象。

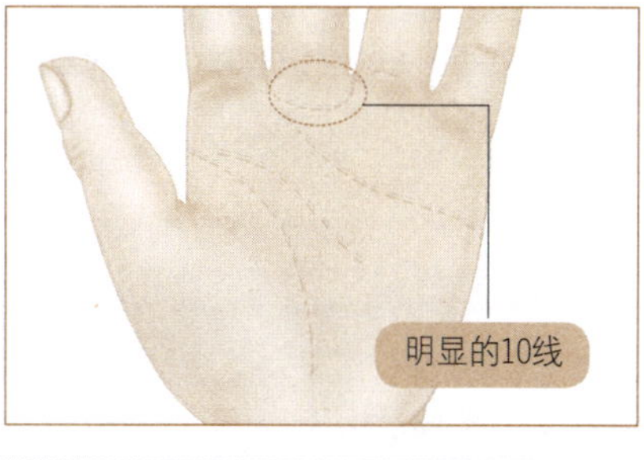

手掌上的11线性线

本节名词
❶性早熟
❷性功能障碍

11线，位于小指掌指褶纹与1线中间（出现通贯掌时，11线就在小指掌指褶纹与14线中间），其长度大约到小指中线的1/2处。此线以深且平直，明晰不断，颜色浅红为佳，这表明泌尿生殖系统功能良好。

Words & Terms
名词解释

❶ **性早熟**

一种以性成熟提前出现为特征的性发育异常。是指在性发育年龄以前出现了第二性征，即乳房发育，阴毛、腋毛出现，身高、体重迅速增长，外生殖器发育。

❷ **性功能障碍**

指不能进行正常的性行为，或在正常的性行为中不能获得满足。性功能障碍多数都没有器质性病变，也就是说性器官没有异常或病变，而是因为心理因素造成的。

11线又称性线。在我国，健康的人大多拥有2～3条11线。如果此线短，且有一条或无者，女性多为不孕症，月经失调，子宫发育不良；男性多为少精症、无精症、阳痿症等，甚至会因此引发心理障碍。

11线的主要病理变化

11线的特征	病理诊断
11线尾端呈“岛”形纹	若为女性多易患尿路感染，男性易患前列腺增生病
11线尾端有多条分支	提示易患尿路感染
11线过长，一直延伸向无名指，线上出现“米”字纹或有6线出现	表示患有肾炎或前列腺炎
若11线下垂与1线相连，且3线起点有“岛”形纹	提示患有肾阳虚
11线低垂，向1线方向弯曲	提示肾虚，易疲劳，会出现耳鸣、头晕、记忆力减退，腰腿酸软等症状
双手无11线的人	表明生殖功能低下
11线较短且颜色浅淡，只有1条或者隐隐约约、不明显	提示易患不孕症、月经失调、子宫发育不良等症
11线短浅细弱色淡，或隐而不显，线上呈“岛”形样纹或大量6线切过，坤位位置低陷，筋浮骨露，肤色枯白无光	提示生殖机能低下，易宫寒不孕
11线粗大深刻	有性早熟❶倾向
女性11线浅淡或短少，向1线低垂弯曲，坤位平坦甚至凹陷，苍白无光，有许多杂乱的纹理，且掌根部平坦苍白，腕横纹浅淡不明、断续或呈锁链状	患有性功能障碍❷

11线的主要病理变化

标准的11线

11线位于小指掌指褶纹与1线中间，其长度大约到小指中线的1/2处。此线主要反映泌尿生殖系统功能的强弱。

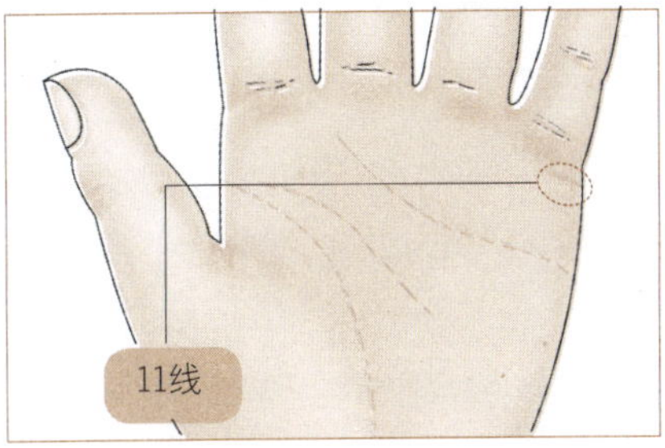

11线尾端分支

11线尾端有多条分支，提示易患尿路感染。

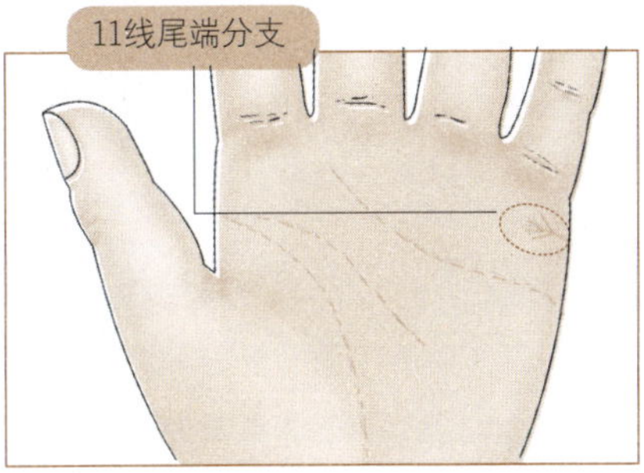

11线与1线相连

若11线下垂与1线相连，且3线起点呈“岛”形纹，提示患有肾阳虚。

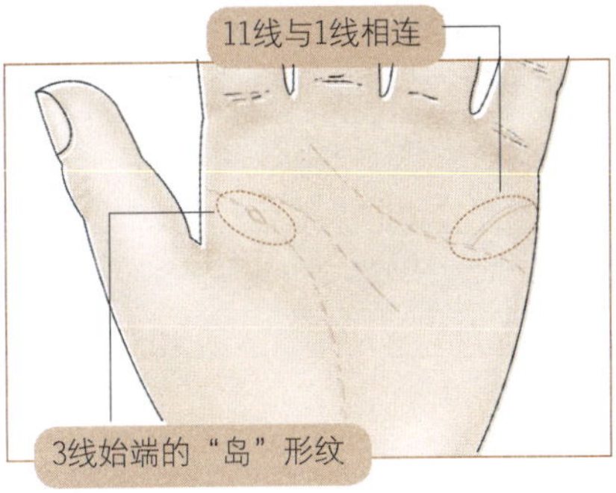

11线尾端呈“岛”形纹

11线尾端呈“岛”形纹，若为女性多易患尿路感染，男性易患前列腺增生病。

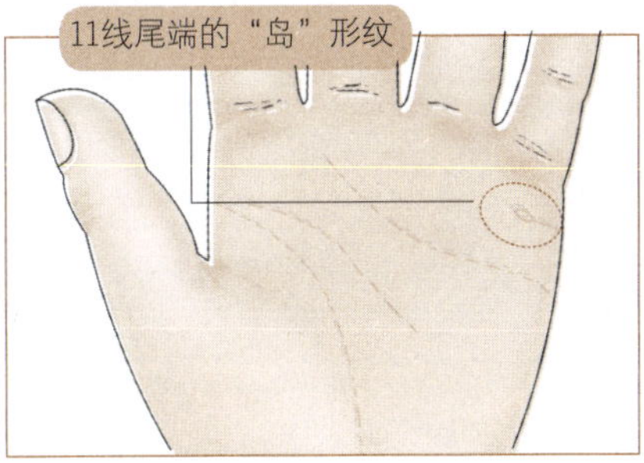

11线过长

11线过长，一直延伸向无名指，表示患有肾炎或前列腺炎。若线上出现“米”字纹或有6线出现，则病理意义更大。

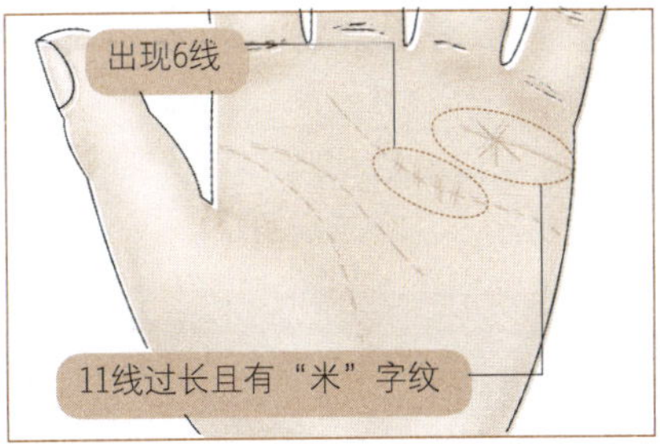

11线向1线弯曲

11线低垂，向1线方向弯曲，提示肾虚，易疲劳，会出现耳鸣、头晕、记忆力减退、腰腿酸软等症状。

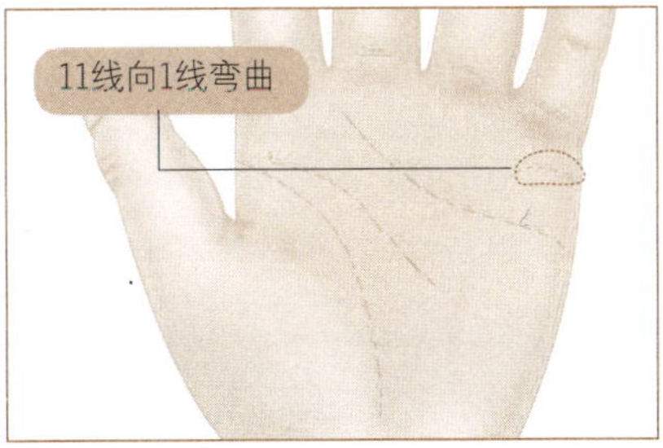

手掌上的12线酒线

本节名词

❶痛风 ❷肝郁血虚

12线，起于小指掌指褶纹与1线中间，向无名指下延伸的一条横线。出现通贯掌时，12线就在小指掌指褶纹与14线中间。此线主要反映肝脏的健康状况，说明其对酒精的解毒能力较差。

Words terms

名词解释

❶ 痛风

人体内一种叫作嘌呤的物质的新陈代谢发生紊乱，嘌呤的氧化代谢产物——尿酸的合成增加或排出减少，造成高尿酸血症，当血尿酸浓度过高时，尿酸即以钠盐的形式沉积在关节、软组织、软骨和肾脏中，引起组织的异物炎性反应，就叫痛风。

❷ 肝郁血虚

血液亏虚，肝气郁滞，以头晕眼花，两胁作胀，情志抑郁，多梦健忘，面白，舌淡紫，脉弦细等为常见症的症候。

12线又称肝病线、酒线。日本有人认为，此线与痛风症有关。王晨霞女士经过研究发现，有此线的人多嗜酒，或不能饮酒，一饮即醉，而且这些人的肝脏对酒精的解毒能力较差，常易患酒精中毒型肝硬化。接触过某些毒品，或曾经得过肝炎的人，也可留下这条线，所以暂且可以认为：12线的出现，表示某些中毒加重了肝脏负担，造成不同程度的肝损害。

在命相学说中，西方与东方的观点相似。西方命相学说认为，12线是从月丘向太阳丘延伸，月亮是阴土，而太阳是火，所以是从土位走向火位。中国的八卦学说认为，12线是从坤位走向离位，“坤为阴土，离为火”，因此也是从土位走向火位。所以说12线代表的疾病就是因为“阴病致阳病”。一般手掌上有12线的人，性格多固执，以自我为中心。

由于11线与12线都位于小指掌指褶纹下和1线之上，因此很容易把这两条线混淆在一起，不能准确区分。那么11线与12线的区别具体是什么呢？这两条线虽然起点相同，但长度不同，11线长度不会超过无名指的中线；而12线的长度却超过了无名指的中线。根据这一点，就可以把两条线区分开了。

12线的主要病理变化

12线的特征	病理诊断
12 线浅、断、隐约	提示肝脏解毒能力下降
12 线深长	提示肝脏免疫功能下降
12 线上有障碍线切过	提示曾患过肝炎病
12 线上呈“岛”形纹	提示由于过量饮酒，引起了肝损伤，或说明肝脏正发生慢性病变
12 线在中指下方，与 1 线相交	提示容易患痛风❶或关节炎
12 线异常，且 1 线过长或流入食指与中指缝之间，胃区纹理紊乱	提示有肝郁血虚❷的症状

12线的主要病理变化

标准的12线

12线起于小指掌指褶纹与1线中间，向无名指下横向延伸。此线主要反映肝脏的健康状况。

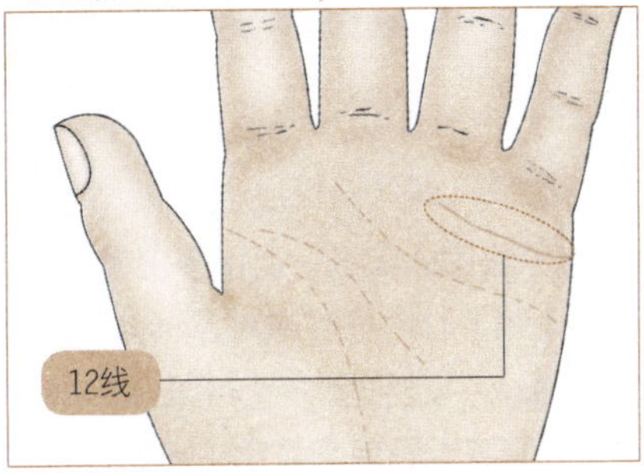

12线深长

12线深长，提示肝脏免疫功能下降。

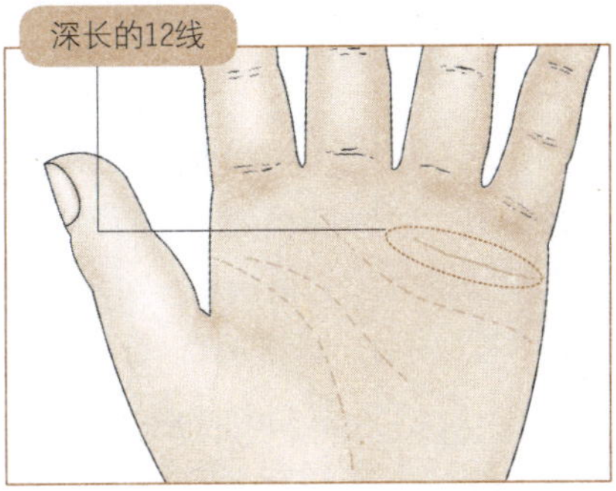

12线上呈“岛”形纹

12线上呈“岛”形纹，提示由于过量饮酒，引起了肝损伤，或说明肝脏正发生慢性病变。

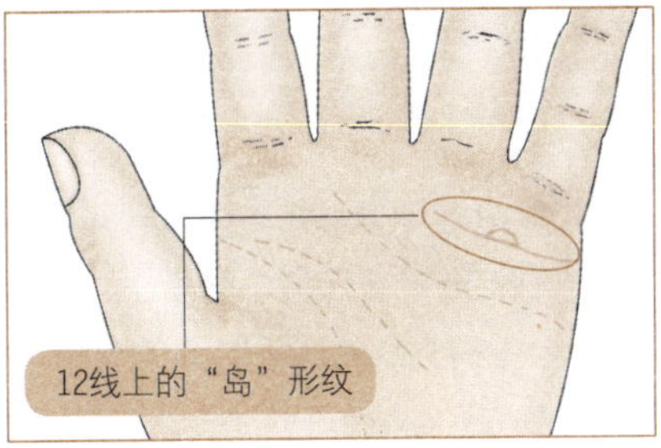

12线浅、断、隐约

12线浅、断、隐约，提示肝脏解毒能力下降。

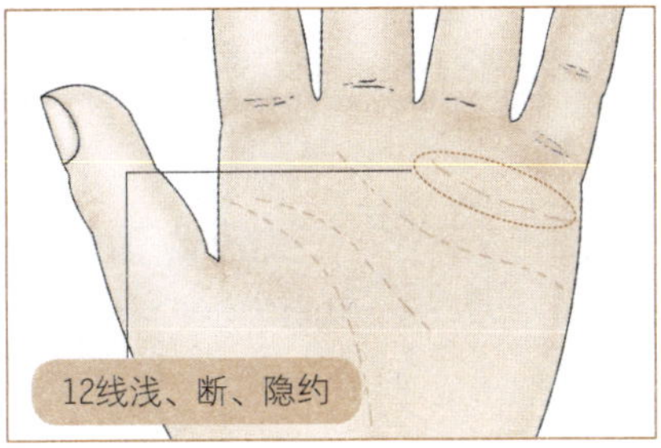

障碍线切过12线

12线上有障碍线切过，提示曾患过肝炎病。

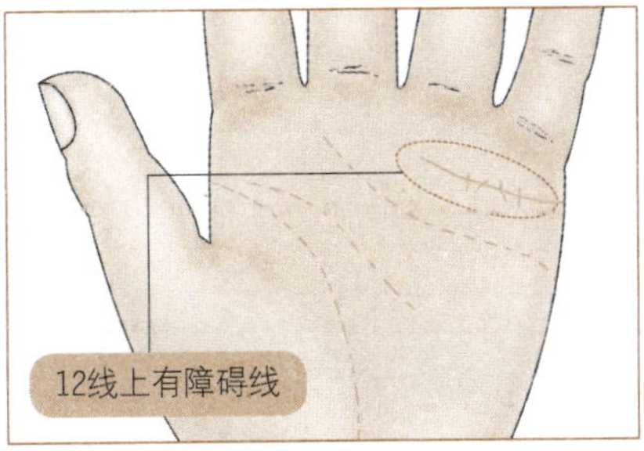

12线与1线相交

12线在中指下方，与1线相交，提示容易患痛风或关节炎。

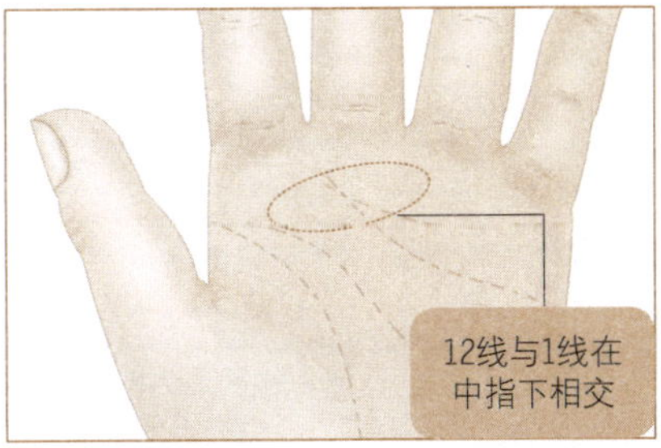

手掌上的13线悉尼线

本节名词
❶先天愚型 ❷血小板

13线，实际上是2线的变异，一直延伸到手掌尺侧。此线的出现主要提示家族有肿瘤史。

Words & terms
名词解释

❶ **先天愚型**
即21三体综合征，又称唐氏症，见前文p48。

❷ **血小板**
哺乳动物血液中的有效成分之一，大量存在于血液中无核盘状小细胞。具有凝血和止血的重要作用。

13线，又称悉尼线。名为“悉尼”，是因为1970年前后，有研究者在澳大利亚的悉尼发现了这条特别的纹线。据他们报道，在先天风疹、白血病和先天愚型❶患者中，有悉尼线掌纹的人较多，而许多发育迟缓，学习不好，行为有些异常的孩子中，13线也时常可以见到。而现在临床观察到肝癌、血液病和牛皮癣的患者手上，也常常出现13线。一部分13线是后天形成的，在判断肿瘤是否是良性时有重要意义。同时，观察正在发展的13线，对于判断肿瘤的性质、手术情况和术后的身体情况有重要的帮助。

癌症是否与家族遗传有关，这是大家普遍关心的问题。目前认为，癌症不是直接遗传性疾病，但是确有少数癌症的发病有家族遗传的倾向，家族中有人患癌，其子女患癌的概率比一般人大得多。我们把这些癌症叫做遗传型家族性癌症，包括食管癌、大肠癌、乳腺癌、胃癌、子宫内膜癌等。

癌症的遗传问题十分复杂。癌症的发生是一个目前尚未破解的谜。因此，如果家中有人患癌时，不需要担心，而是要保持心情愉快，加强身体锻炼，提高自身免疫力，还要帮助家人树立战胜癌症的信念。

13线的主要病理变化

13线的特征	病理诊断
左手出现 13 线	属于肿瘤的高危人群
13 线呈抛物线状延伸至掌边缘，线上呈“岛”形纹	很可能患肿瘤
13 线的起点与 3 线的起点空开距离	提示患有肿瘤的可能性更大
13 线较模糊	提示易患血液方面疾病，如血小板❷减少、造血功能不好、血脂高，还应预防病情恶变
双手出现 13 线	提示肿瘤遗传的概率降低

13线的主要病理变化

标准的13线

13线是2线的变异，起于手掌桡侧，一直延伸到手掌尺侧。此线主要提示家族有肿瘤史。

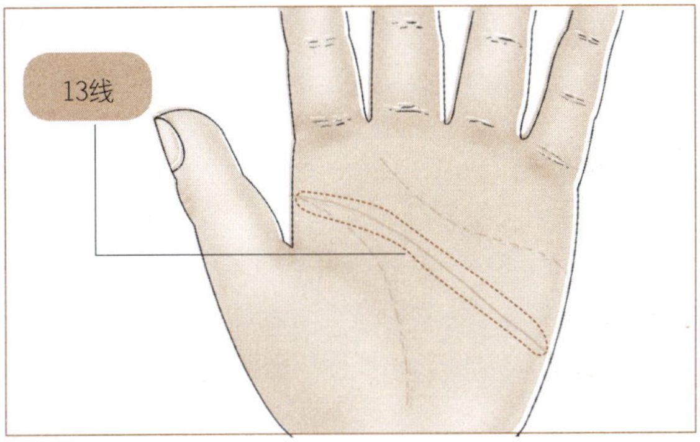

左手出现13线

左手出现13线的人，属于肿瘤的高危人群。若双手同时出现13线，则肿瘤遗传的概率会降低。

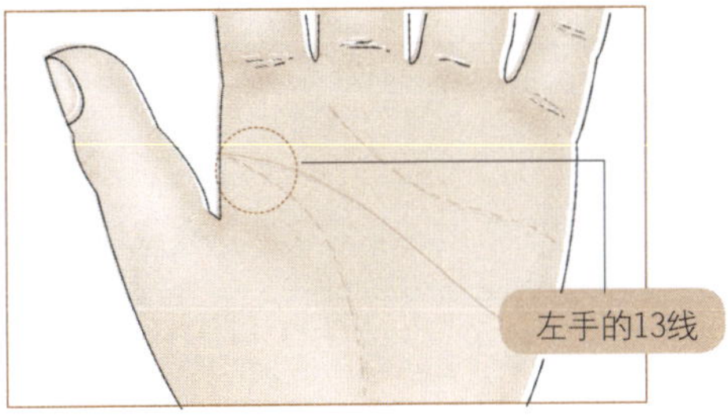

13线起点与3线起点分开

13线的起点与3线的起点空开距离，提示患有肿瘤的可能性更大。

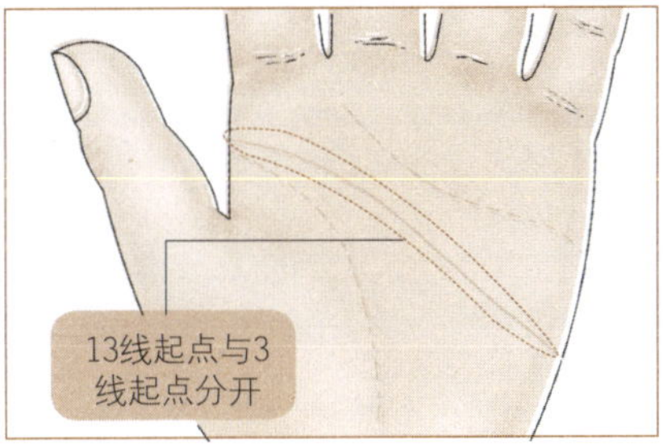

13线模糊

13线较模糊，提示易患血液方面疾病，还应预防病情恶变。

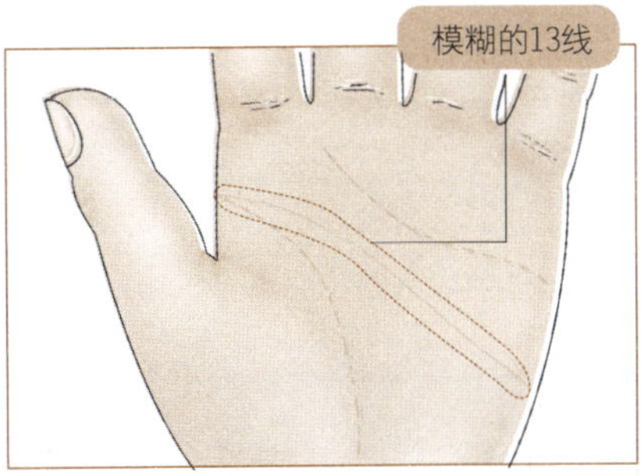

13线上的“岛”形纹

13线呈抛物线状延伸至掌边缘，且线上呈“岛”形纹，提示患有肿瘤的可能性很大。

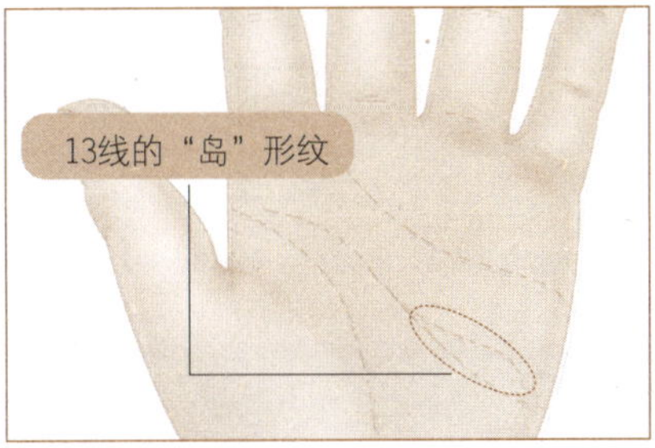

手掌上的14线猿猴纹

本节名词

❶通贯掌

❷遗传性疾病

14线，是指与2线起点相同的一条深粗的横线，直达手掌尺侧，使1线消失，3线存在。多数人14线起点与3线相交，少数人14线起点与3线分离。

Words terms
名词解释

❶ 通贯掌

一种很特殊的掌纹。智慧线和感情线合为一，横贯全掌，为真通贯掌。其他各种通贯掌都是假通贯掌。有通贯掌纹者，命运很不同。

❷ 遗传性疾病

是指父母的生殖细胞，也就是精子和卵子里携带有病基因，然后传给子女并引起发病，而且这些子女结婚后还会把病传给下一代。这种代代相传的疾病，医学上称之为遗传病。

14线又称通贯掌❶、猿猴纹，此线提示人体特征的遗传倾向极强，其人的体质、智力、寿命、疾病的发展状况，均与父母情况相似。

14线之所以被称为“猿猴纹”，是因为在猿猴的手上，发现了相似的掌纹，但这只能说明猿猴和人类有近亲关系，并不能说明人的智商高低。对于有通贯掌的人是聪明还是愚笨，一直存在着很大的争论。一种观点认为，有通贯掌的人智力低下，他们的依据是土著人的手上多出现这种掌纹；另一种观点认为，有通贯掌的人比较聪明，因为经过调查发现，有些总统和高级管理人员的手上常出现这种掌纹。实际上，通贯掌的出现并不能判断人的智力高低。土著人的智力低和他们的科学发展水平有关，如果把现代人和土著人置于同一发展水平的社会中，现代人的能力不一定会高于土著人。所以不能简单地通过通贯掌来判断人是否聪明。

在西方掌纹学中，对于通贯掌通常有两种观点：一种认为它在智力低下的家族中出现，另一种观点认为在近亲结婚的后代中出现通贯掌的人居多。但经过研究调查发现，通贯掌一般并不代表什么特殊疾病，只是提示家族的遗传基因性很强，如果家族有某种慢性病或遗传病，再加上有通贯掌，后代人就很可能会患这种病。如果是健康长寿的家族，那么后代也会健康长寿，但不能因为这个原因就忽视健康问题。

14线的主要病理变化

14线的特征	病理诊断
手掌上仅有 14 线和 3 线	易患腰痛、胃炎、头痛等疾病
有 14 线或 14 线呈链状的人	提示容易患头痛
手掌上出现 14 线	极易患遗传性疾病❷

14线的主要病理变化

标准的14线

14线是指与2线起点相同的一条深粗的横线直达手掌尺侧，1线消失，3线存在。此线主要提示人体特征的遗传倾向极强。

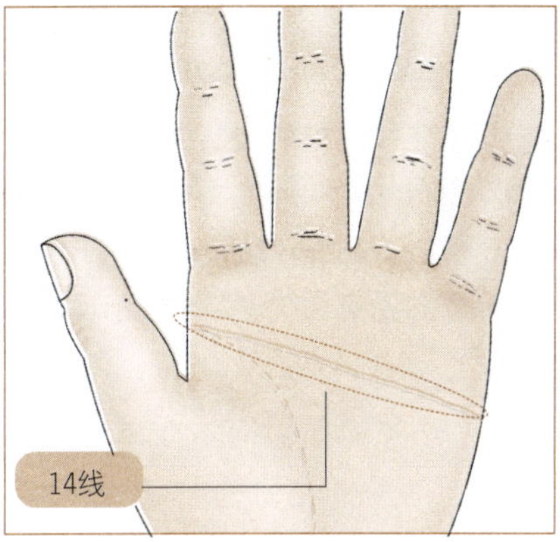

14线呈链状

有14线或14线呈链状的人，提示容易患头痛。

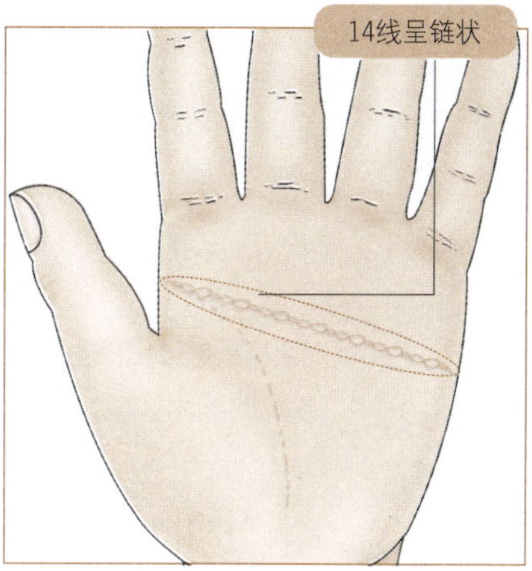

仅有14线和3线

手掌上仅有14线和3线，提示易患的疾病有腰痛、胃炎、头痛等。

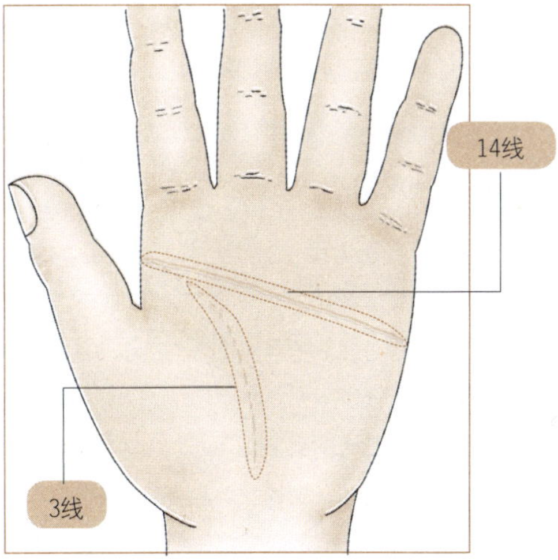

手掌上的14线

手掌上出现14线，表示身体的遗传性极强，易患遗传性疾病。

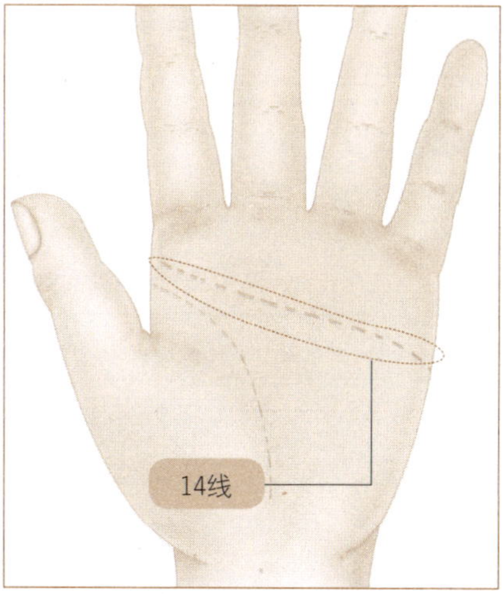

“十”字纹疾病早期

本节名词
❶浅表性胃炎
❷劳宫穴

“十”字纹是由两条短线相交成“十”字形，或一长一短的线相交成不规则的叉形（“×”样或“十”样）。在诊断的时候，出现在线、纹中央的“十”字纹含义比单独出现要大，而且正“十”字纹的病理意义比斜“十”字纹要大。

Words & terms
名词解释

❶ 浅表性胃炎

一种慢性胃黏膜浅表性炎症，是慢性胃炎中最多见的一种类型。病变部位常以胃窦明显，多为弥漫性，表现为胃黏膜充血、水肿及点状出血与糜烂或伴有黄白色黏液性渗出物。

❷ 劳宫穴

经穴名。出自《灵枢·本输》。别名五里、掌中、鬼路。属手厥阴心包经。在手掌心，当第2、3掌骨之间偏于第3掌骨，握拳屈指时中指尖处。

“十”字纹的出现，表示某脏器功能失调，某部位发生炎症。相较于“米”字纹，“十”字纹预示的病情较轻，病程较短，而且处于疾病早期，也可能是提示病情在好转，疾病即将治愈。“十”字纹出现在手掌的不同区域，有着不同的病理意义。

不同区域中“十”字纹的意义

不同区域的“十”字纹	病理诊断
鼻咽区出现凌乱的“十”字纹	提示可能患有鼻咽炎
巽位出现“十”字纹	提示患有胆囊炎。此时就要注意保健，不然纹线会慢慢发展成“井”字纹，就形成了慢性胆囊炎
震位出现“十”字纹，并伴有青暗色	提示患有急性胃炎或浅表性胃炎❶。急性胃炎发作时，要休息，不可进食，只可少量饮水，更不可暴饮暴食
“十”字纹出现在2线劳宫穴❷处	提示心脏有问题，易出现心律不齐，出现正“十”字纹的病理意义比斜“十”字纹大
在1线上出现凌乱的“十”字纹	提示患有慢性支气管炎，此病在寒冷季节发病或加重，要加强预防
“十”字纹出现在3线始端	表示幼年时期曾患有咽喉病
“十”字纹出现在3线末端	提示有体力减退的症状
“十”字纹出现在乾位	表明易患前列腺炎
“十”字纹呈深红色	表示疾病正在发生，需要小心预防
2线上出现“十”字纹	要防止有突发性疾病发生
咽区出现“十”字纹	提示可能患有咽炎

“十”字纹的主要病理变化

震位出现“十”字纹

震位出现“十”字纹，并伴有青暗色，提示患有急性胃炎或浅表性胃炎。

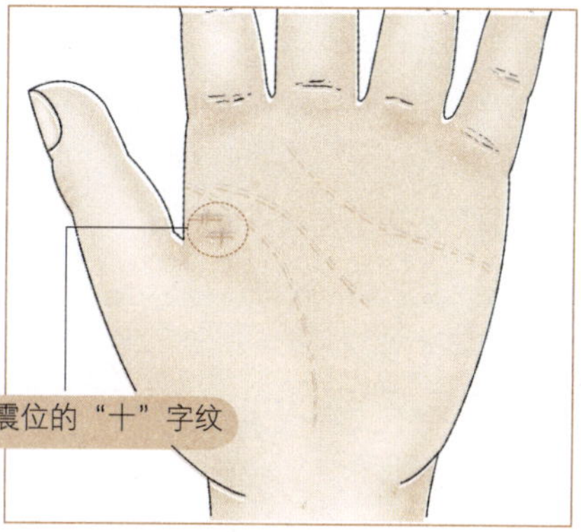

鼻咽区出现“十”字纹

鼻咽区出现凌乱的“十”字纹，提示可能患有鼻咽炎。

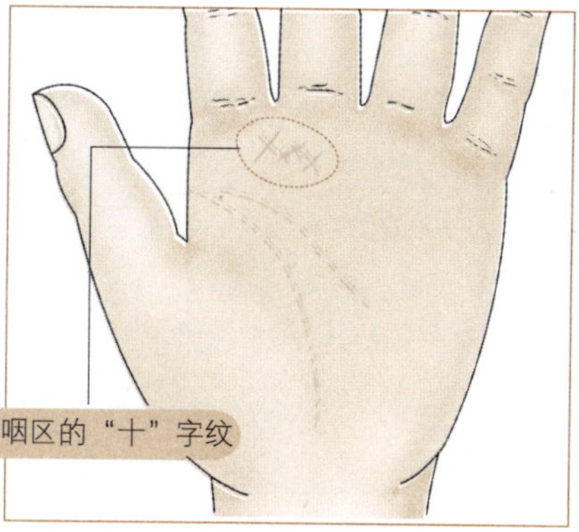

巽位出现“十”字纹

巽位出现“十”字纹，提示患有胆囊炎。

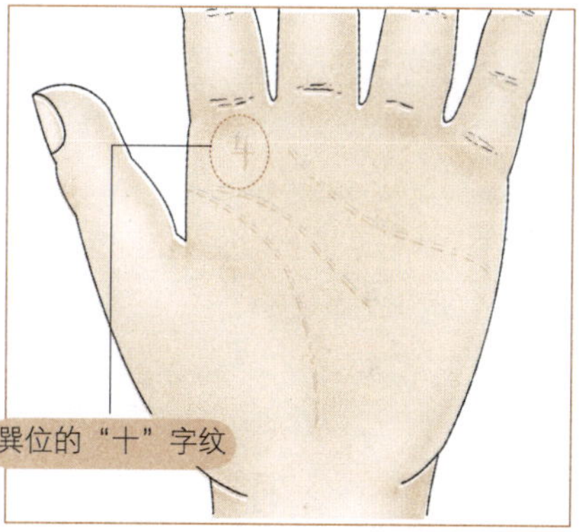

2线旁出现“十”字纹

“十”字纹出现在2线劳宫穴处，提示心脏有问题，易出现心律不齐的症状。

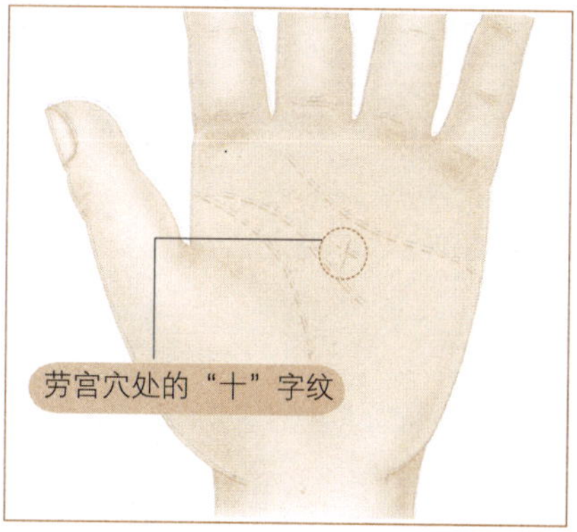

不同形状的“十”字纹

“十”字纹是由两条短线相交成“十”字样，或一长一短的线相交成不规则的叉形。“十”字纹的出现，表示某脏器功能失调，某部位发生炎症，但病情较轻，病程较短。

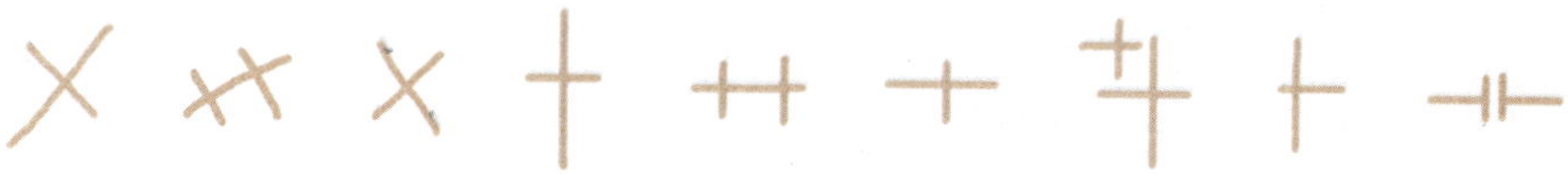

“△”形纹 疾病中期

本节名词
❶心肌缺血 ❷偏头痛

“△”形纹是由三条短线构成形似三角形的纹。“△”形纹表明所患病情比“井”字纹轻，比“十”字纹重，有向“米”字纹发展的趋势。独立的“△”形纹比在各主要掌褶纹形成的“△”形纹的意义大。横过主线的“△”形纹表示患有疾病，提示相关脏器功能存在问题。

Words & terms
名词解释

❶ 心肌缺血

指各种原因引起冠状动脉血流量降低，致使心肌氧等物质供应不足和代谢产物清除减少的临床状态。

❷ 偏头痛

一种反复发作的搏动性头痛。发作前常有闪光、视物模糊、肢体麻木等先兆，同时可伴有神经、精神功能障碍。可逐步恶化，发病频率通常越来越高。

不同区域中“△”形纹的意义

不同区域的“△”字纹	病理诊断
2线尾部出现大的“△”形纹	提示容易头痛
3线尾端出现“△”形纹	提示患有心肌缺血[1]，要预防隐性冠心病。如果左右手都有这种纹，说明患病的时间较长；如果仅右手有，说明是在中年后才出现心肌缺血的症状
1线末端出现“△”形纹	提示有心脑血管疾病的隐患，且病情正在发展，是晚年易患心脑血管疾病的信号
明堂处出现“△”形纹	说明冠心病已经发生，而且正在向严重的方向发展
“△”形纹出现在2线尾端	是冠心病的早期信号。这个信号应引起重视，出现这个纹，如果不加以预防和调理，慢慢会形成“米”字纹，这就意味着冠心病的最终形成
坎位上的小“△”形纹	提示幼年缺钙或老年体虚多病，同时反映生殖系统功能受损
手掌上头部的反射区出现“△”形纹	提示患有偏头痛[2]，后脑勺发木，手脚发麻
手掌上心脏的反射区出现“△”形纹	表示心脏病较重，心室肿大，会因供血不足而产生头晕头痛
手掌上胃的反射区出现大的“△”形纹	提示患有胃部疾病，要结合大鱼际和金星丘及3线来诊断具体病情
手掌上肾的反射区出现“△”形纹和“十”字纹，并且此区塌陷，如果月经不正常，经血发暗发黑	提示患有子宫肌瘤或卵巢囊肿

"△"形纹的主要病理变化

明堂处出现"△"形纹

明堂处出现"△"形纹，说明冠心病已经发生，而且病情趋于严重。

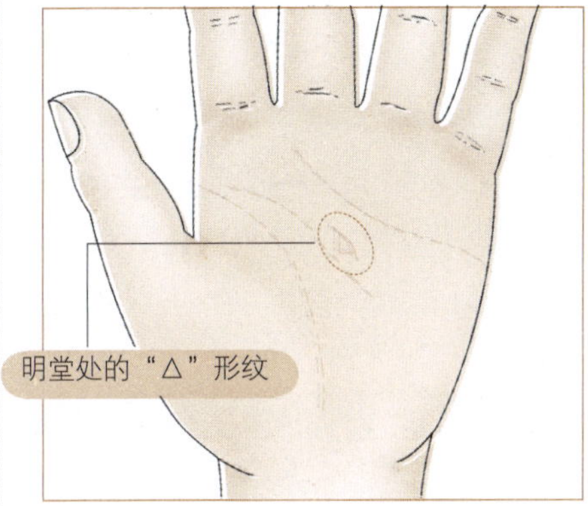

1线末端出现"△"形纹

1线末端出现"△"形纹，提示有心脑血管疾病的隐患，且病情正在发展，是晚年易患心脑血管疾病的信号。

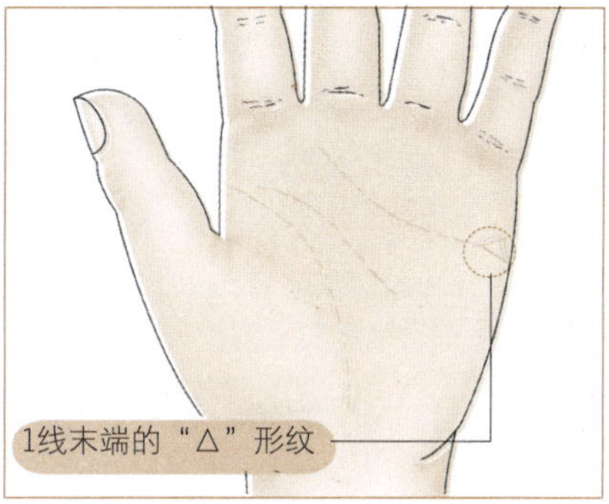

3线尾端出现"△"形纹

3线尾端出现"△"形纹，提示患有心肌缺血，要预防隐性冠心病。

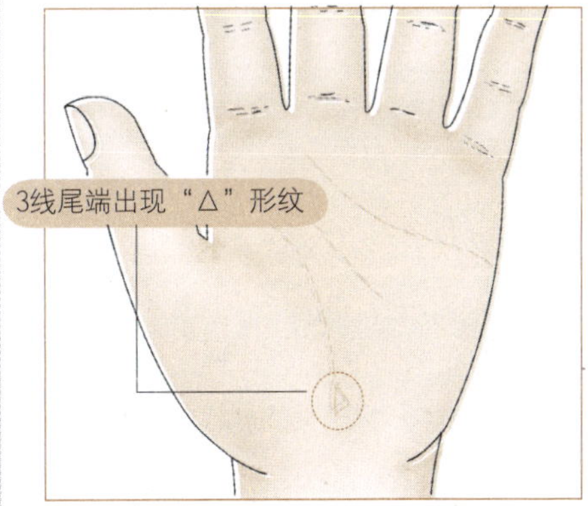

2线尾部的大"△"形纹

2线尾部出现大的"△"形纹，提示容易头痛。

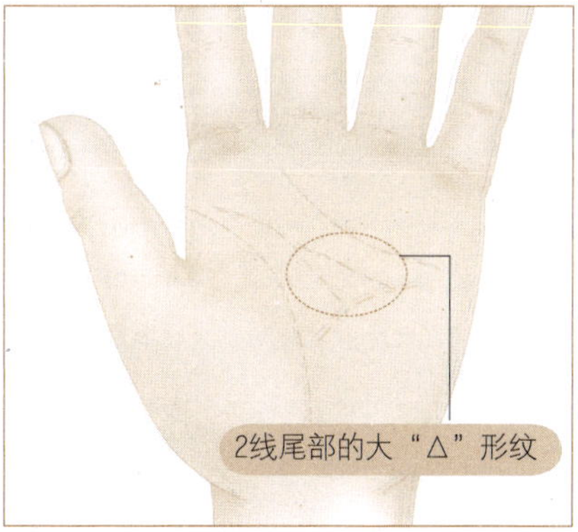

不同形状的"△"形纹

"△"形纹是由三条短线构成形似三角形的纹。此纹所表示的病情比"十"字纹重，有进一步发展的趋势。

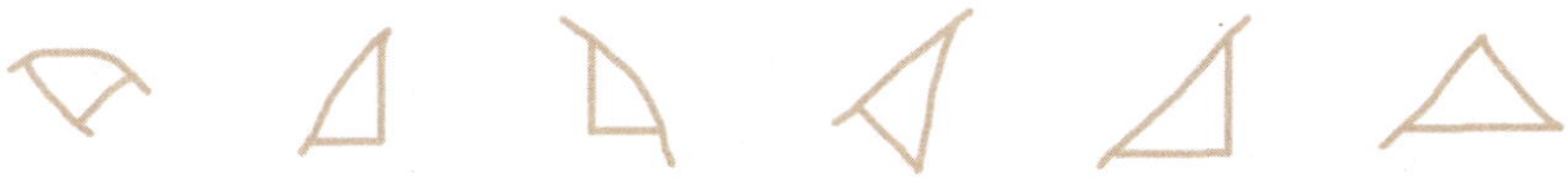

“井”字纹慢性炎症

本节名词
❶泌尿系统 ❷冠心病

“井”字纹是由四条短纹构成的像“井”字的纹线。这种纹会逐渐向“米”字纹发展，或出现“井”字纹和“米”字纹同时存在的状况。“井”字纹一般提示患有慢性炎症，它表明炎症时间较长，变化很缓慢，但还没发生实质性的变化。

Words & Terms
名词解释

❶ **泌尿系统**
由肾、输尿管、膀胱及尿道组成，主要功能为排泄。

❷ **冠心病**
一种最常见的心脏病，指因冠状动脉狭窄、供血不足而引起的心肌机能障碍或器质性病变。症状表现为胸腔中央发生一种压榨性的疼痛，并可迁延至颈、颔、手臂、后背及胃部。发作的其他可能症状有眩晕、气促、出汗、寒颤、恶心及昏厥。严重患者可能因为心力衰竭而死亡。

不同区域中“井”字纹的意义

不同区域的“井”字纹	病理诊断
“井”字纹出现在巽位	提示患有胆囊炎，但无结石症状出现
“井”字纹出现在震位	提示患有慢性胃炎
坤位出现“井”字纹	若为女性，提示患有泌尿系统❶感染；若为男性，则提示患有急性前列腺炎
无名指下7线处出现“井”字纹，且1线延伸到巽位	提示血压偏低
“井”字纹出现在手掌上的肠区	提示患有慢性肠炎
明堂心区的位置出现“井”字纹	提示患有心肌缺血或冠心病❷
在食指根部、生命线起端以上的区域出现“井”字纹	表示身体长期处于疲劳的状态，提示应该适当休息
支气管区出现“井”字纹或白色凸起，或偏红的斑片（块）	提示患有支气管炎
若在无名指或小指下（掌指关节处）出现“井”字纹，同时出现红色斑点	提示可能患有肺炎或肺结核
在土星丘内出现“井”字纹	提示患有阵发性头痛，并带有时间性
10线上出现“井”字纹	提示眼睛处于疲劳状态

“井”字纹的主要病理变化

巽位出现“井”字纹

巽位出现“井”字纹，提示患有胆囊炎，但无结石症状出现。

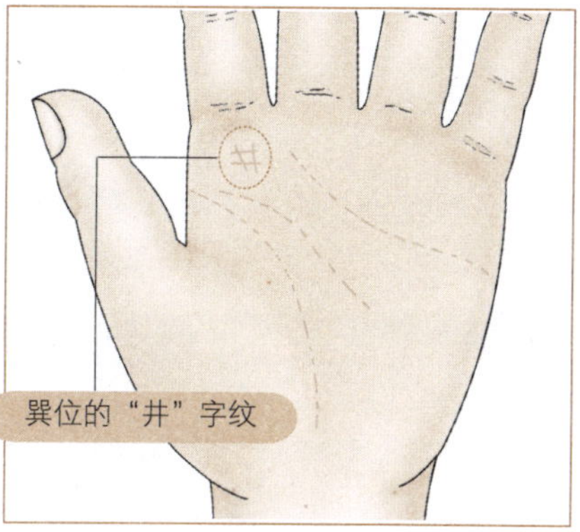

震位出现“井”字纹

“井”字纹出现在震位，提示患有慢性胃炎。

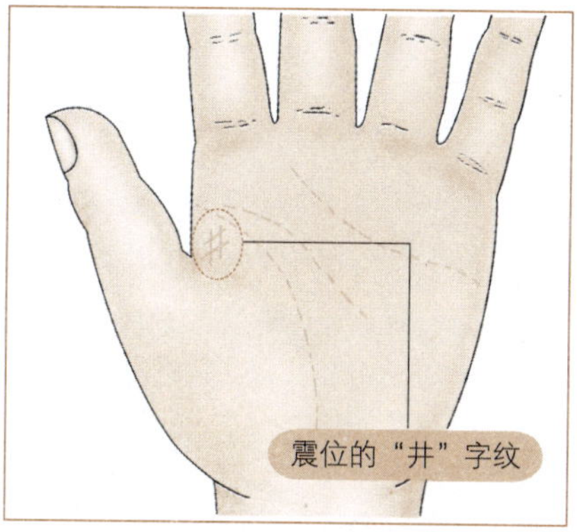

坤位出现“井”字纹

坤位出现“井”字纹，若为女性，提示患有泌尿系统感染；若为男性，则提示患有急性前列腺炎。

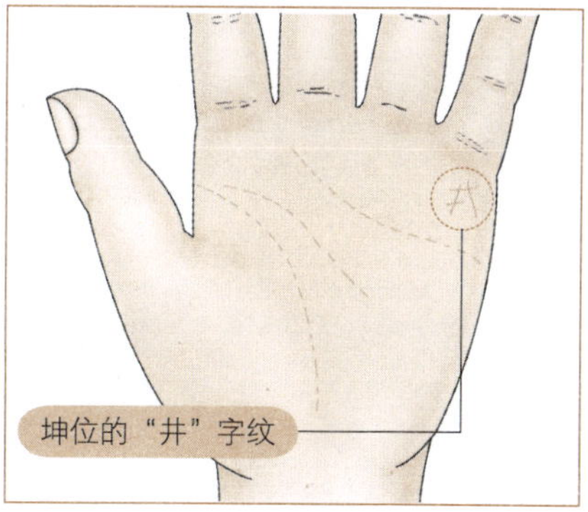

7线上出现“井”字纹

无名指下7线处出现“井”字纹，且1线延伸到巽位，提示血压偏低。

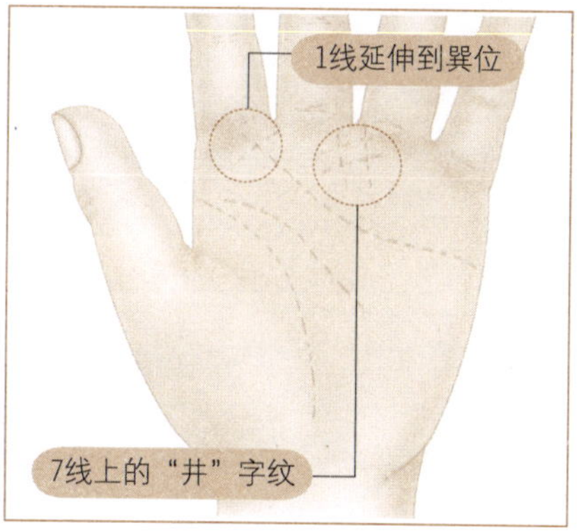

不同形状的“井”字纹

“井”字纹是由四条短纹构成的像“井”字的纹线，一般提示患有慢性炎症，它表明炎症时间较长，变化很缓慢，但还没发生实质性的变化。

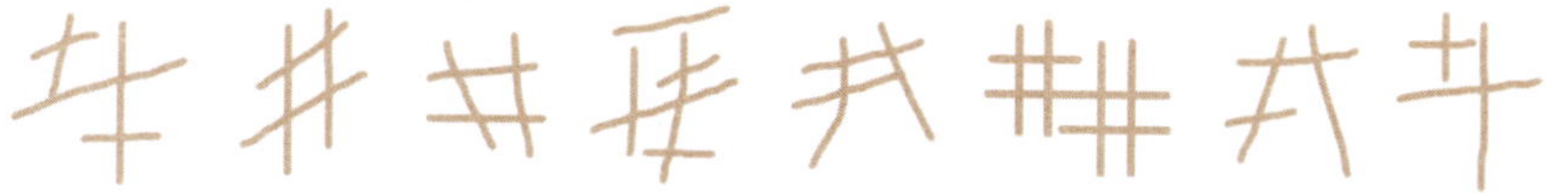

“□”形纹病情稳定

本节名词
❶钙化点 ❷癫痫 ❸偏瘫

“□”形纹是由四条短线组成的长方形或正方形的纹。“□”形纹为手术、外伤等多种原因所导致的各种疤痕的掌纹表现，有保护和增强各区丘所提示的疾病向健康良好的方面发展的功能。

Words & Terms
名词解释

❶ 钙化点

一是代谢后的产物；二是感染与发炎后的痕迹；三是肿瘤发展过程中因炎性反应而形成的组织变化。

❷ 癫痫

是大脑神经元突发性异常放电，导致短暂的大脑功能障碍的一种慢性疾病。

❸ 偏瘫

又叫半身不遂，是指一侧上下肢、面肌和舌肌下部的运动障碍，它是急性脑血管病的一个常见症状。

不同区域中“□”形纹的意义

不同区域的“□”形纹	病理诊断
“□”形纹出现在无名指下的1线上	提示可能患有肺结核。若“□”形纹出现在1线中端，表示钙化点[1]在肺门部；出现在1线靠近中指下，表示钙化点在肺尖部；出现在近小指下，则表示钙化点在肺下部
“□”形纹出现在3线肾区	提示曾做过肾结石手术。肾结石手术后，肾区的“□”形纹应该慢慢消退，最终消失，这说明肾结石复发的可能性很小；如果“□”形纹没有消退，反而继续加深，提示肾结石很容易复发，要及早预防
“□”形纹出现在中指下2线上	提示头部曾有较严重的创伤，脑部受到过震荡。情况严重的会导致癫痫[2]、神志异常、偏瘫[3]等；轻者会出现记忆力减退、头痛、头晕等症状
“□”形纹出现在2线尾端	提示曾做过腹部手术。如果手术后此纹一直不消失，反而变深、变清晰，则提示手术部位有黏连，一定要尽快采用外敷药化解黏连
1线末端中指下出现“□”形纹	提示有家族性食道癌史，是患食道癌的信号
“□”形纹出现在3线上端	提示胸部曾有过挤压伤或曾患过胸膜结核
“□”形纹出现在3线尾端	提示曾做过子宫肌瘤手术、卵巢囊肿手术、子宫内膜异位手术、宫外孕手术或其他癌肿手术
“□”形纹出现在巽位	提示做过胆囊手术

“□”形纹的主要病理变化

1线上出现“□”形纹

“□”形纹出现在无名指下的1线上，提示可能患有肺结核。

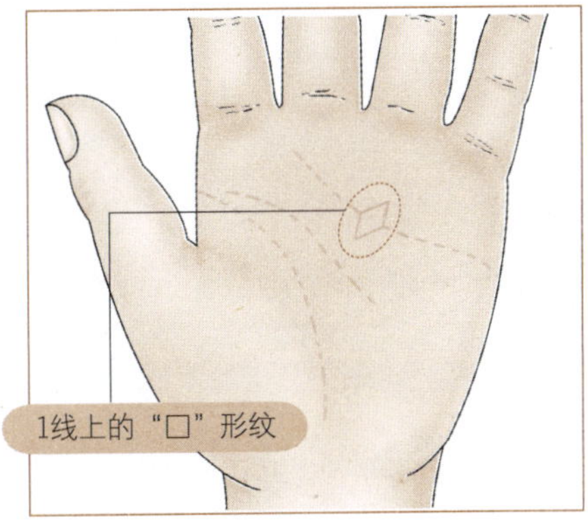

中指下2线出现“□”形纹

“□”形纹出现在中指下2线上，提示头部曾有较严重的创伤，脑部受到过震荡。

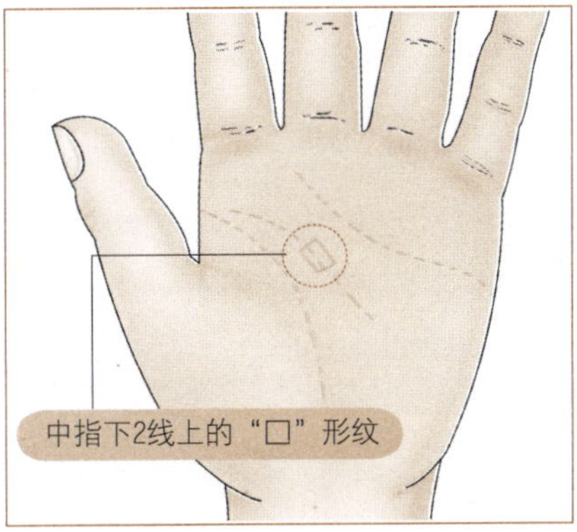

3线肾区出现“□”形纹

“□”形纹出现在3线肾区，提示曾做过肾结石手术。

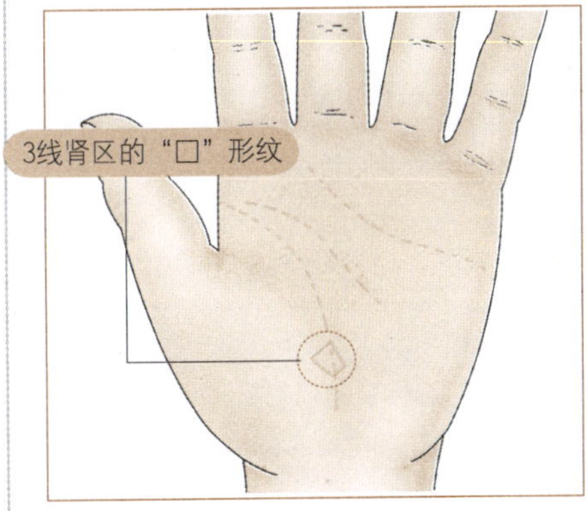

1线末端出现“□”形纹

1线末端中指下出现“□”形纹，提示有家族性食道癌史，易患食道癌。

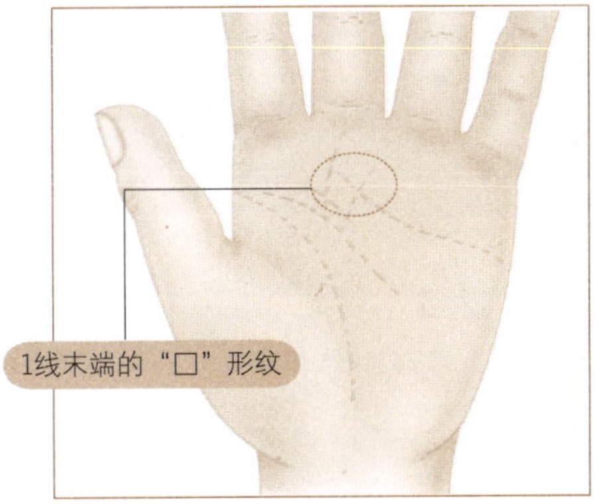

不同形状的“□”形纹

“□”形纹是由四条短线组成的长方形或正方形的纹，它主要表示曾有手术和外伤史，或病情已稳定，正在恢复健康。

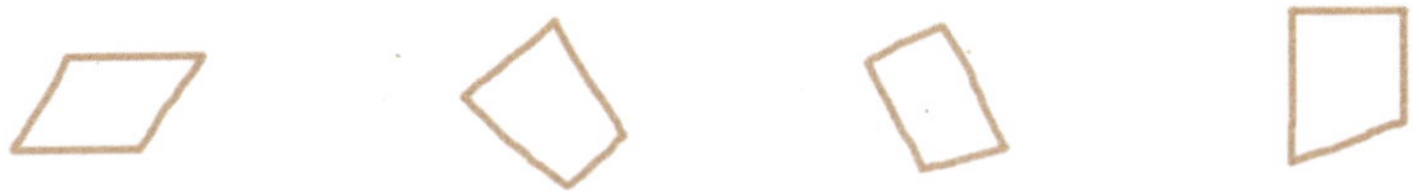

“米”字纹 脏腑淤滞

本节名词
❶血管性头痛
❷增生

“米”字纹多由三四条短纹组成，同时也包括“米”字纹变形的一些纹线。手掌上出现“米”字纹表明某脏器存在气滞血淤的现象。

Words & Terms
名词解释

❶ 血管性头痛

头痛中最多见的一种类型，因引起头痛的原因来自于血管，故名。分为原发性和继发性两大类。因头部血管舒缩功能障碍引起的头痛，称为原发性血管性头痛；由明确的脑血管疾病所致的头痛，称为继发性血管性头痛。

❷ 增生

生物体某一部分组织的细胞数目增加，体积扩大的现象。

不同区域中“米”字纹的意义

不同区域的“米”字纹	病理诊断
“米”字纹出现在巽位	提示患有胆结石
“米”字纹出现在离位	提示存在心肌缺血的症状
“米”字纹出现在震位	提示患有胃溃疡
“米”字纹出现在2线尾端	提示易患血管性头痛❶
“米”字纹出现在3线内侧	提示易患心绞痛
“米”字纹出现在拇指根部	提示可能患有颈椎增生❷，而且如果患有此病，手掌拇指根部会变得僵硬，有条锁状的隆起物，还有青筋浮起
坎位上出现“米”字纹，离位上和3线末端同时有“米”字纹	提示要防止心绞痛和猝死的发生
火星平原上半部，即心区，出现“米”字纹	提示可能患有急性心肌炎、心绞痛，且表明病程很长，病情较重
木星丘内出现“米”字纹	提示易患脑膜炎、头崩
“米”字纹出现在3线肾区或坤位	提示可能患有肾结石。肾结石的掌纹除了上面提到的特征之外，此处还常出现暗灰的小点或高低不平的小脂肪颗粒集聚的征象。少纹掌的人也不能忽视肾结石的发生，此病的发病率很高
心一区、2线、3线尾部同时出现“米”字纹，称为“三星高照”	提示近期内出现脑血管意外的重要警告信号，一旦发现，就要高度警惕中风的突发

“米”字纹的主要病理变化

离位出现“米”字纹

“米”字纹出现在离位，提示存在心肌缺血的症状。

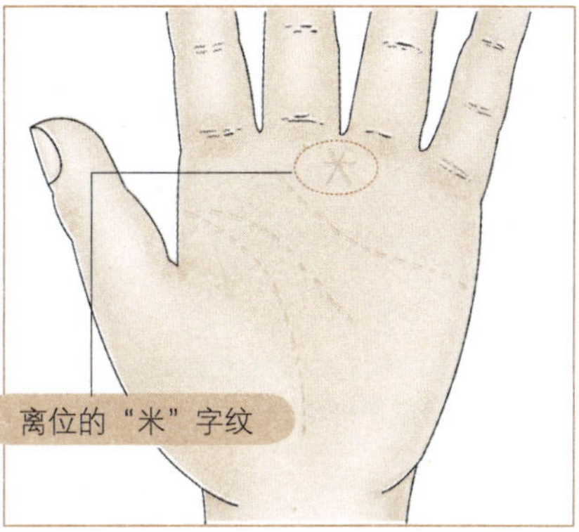

震位出现“米”字纹

“米”字纹出现在震位，提示患有胃溃疡。

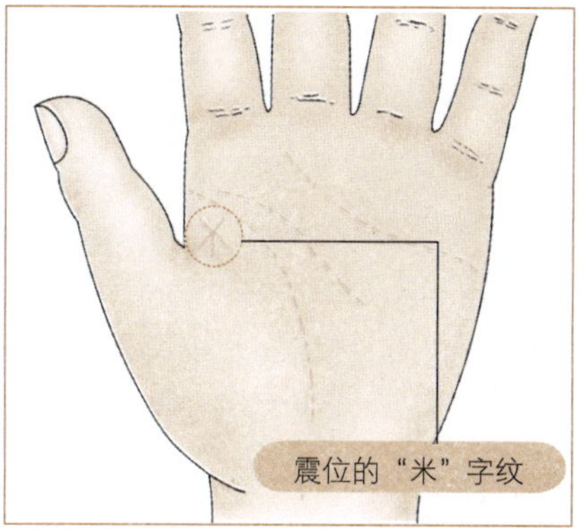

巽位出现“米”字纹

“米”字纹出现在巽位，提示患有胆结石。

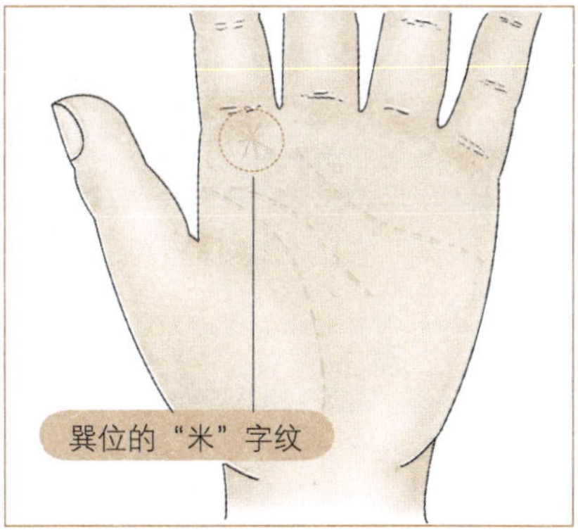

2线尾端出现“米”字纹

“米”字纹出现在2线尾端，提示易患血管性头痛。

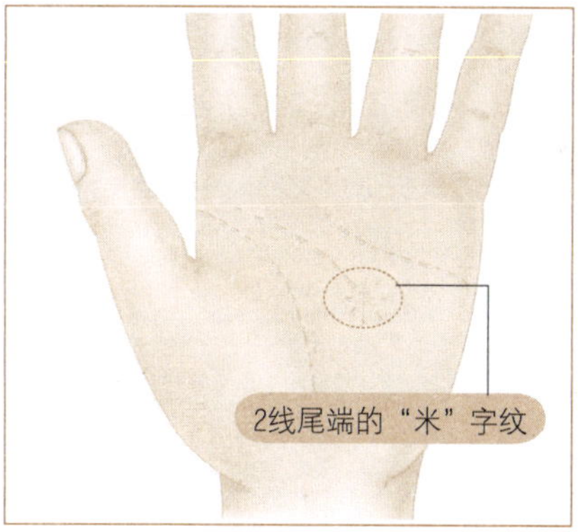

不同形状的“米”字纹

“米”字纹多由三四条短纹组成，此外还包括“米”字纹的各种变形纹。这种纹主要表明某脏器存在气滞血淤的现象。

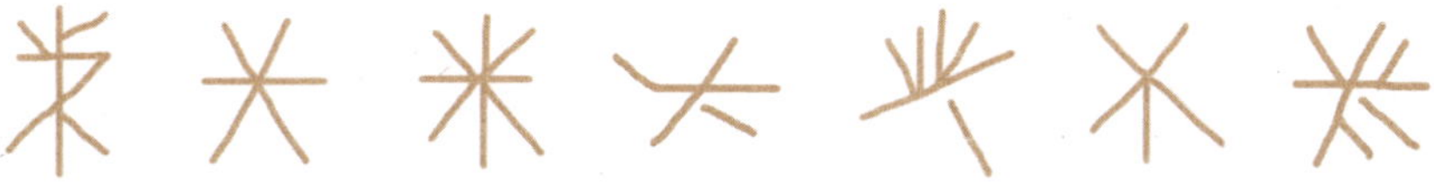

“☆”形纹突发疾病

本节名词

❶癫狂 ❷器质性的病变 ❸脑萎缩

“☆”形纹是由多条或多条以上的纹线交叉组成五角星形状的纹，这种纹比较少见。“☆”形纹主要反映脑血管的突发病。

Words & terms
名词解释

❶ **癫狂**

病名。指精神错乱的疾病。出自《灵枢·癫狂》。

❷ **器质性的病变**

指多种原因引起的机体某一器官或某一组织系统发生的病变，造成该器官或组织系统永久性损害。

❸ **脑萎缩**

指由于各种原因导致脑组织本身发生器质性病变而产生萎缩的一类神经性疾病。

“☆”形纹一般常见于50～60岁的老年人，出现偏瘫的概率极高。但预后良好，死亡率较低。

不同区域中“☆”形纹的意义

不同区域的“☆”形纹	病理诊断
“☆”形纹出现在3线或2线上	提示易患突发性疾病，如癫狂❶、脑伤或缺血型脑血管意外病变
“☆”形纹出现在离位	提示心脏本身发生了器质性的病变❷
“☆”形纹出现在2线尾端	提示预防脑血管意外引起的中风。中风的诊断不仅要观察掌纹的变化特点，还要观察掌色。患者的手掌多呈点状红色或紫红色，大小鱼际会出现暗红色斑点；拇指根部纹线增多，色泽青暗；手部肌肉松软，按压凹陷无弹性，这些都是中风的表征
在离位、2线尾端和3线尾端出现“☆☆☆”（或是“米米米”），即三星呼应的现象	提示有中风、猝死的可能。三星呼应是反映心脑血管疾病最重要的病理纹，如果老年人的手上发现这样的病理纹，要高度警惕，及时检查，防止疾病的突然发生
手掌所对应的头区出现“☆”形纹	表明脑部有炎症或脑萎缩❸
2线与3线相交的地方出现“☆”形纹	提示已患有心脏病，如果出现颜色的变化，或者有很多的病理符号套在一起，表明病情危险

“☆”形纹的主要病理变化

3线上出现“☆”形纹

“☆”形纹出现在3线上，提示易患突发性疾病。

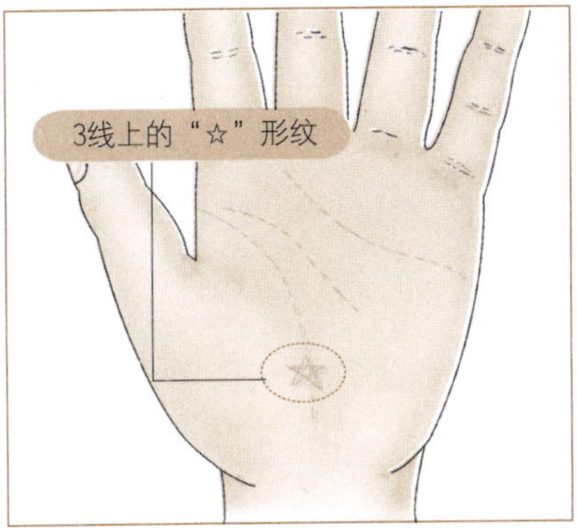

离位出现“☆”形纹

“☆”形纹出现在离位，提示心脏本身发生了器质性的病变。

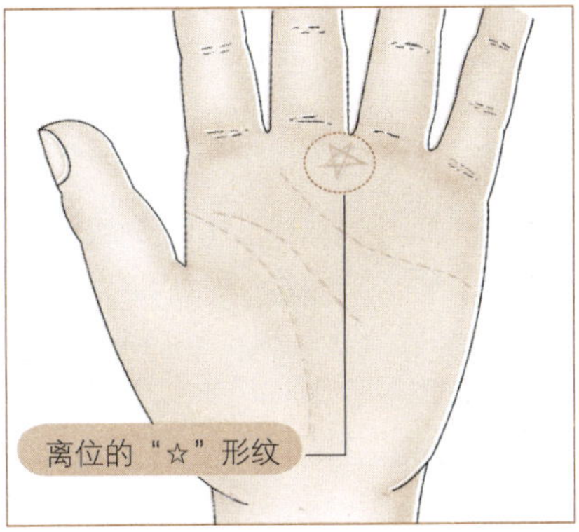

2线尾端出现“☆”形纹

“☆”形纹出现在2线尾端，提示预防脑血管意外引起的中风。

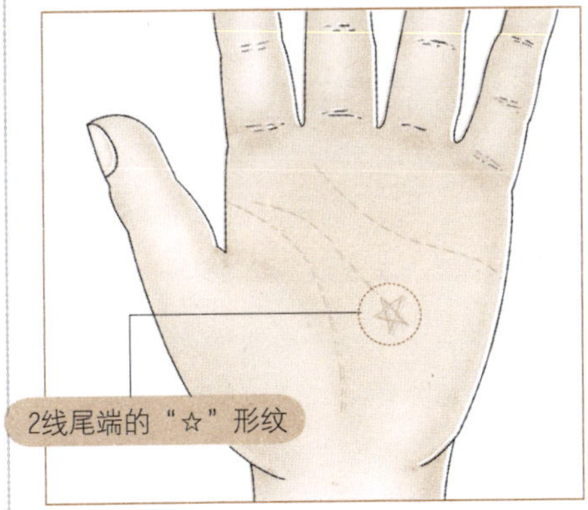

三星呼应

在离位、2线尾端和3线尾端出现“☆☆☆”，即三星呼应的现象，提示有中风、猝死的可能。

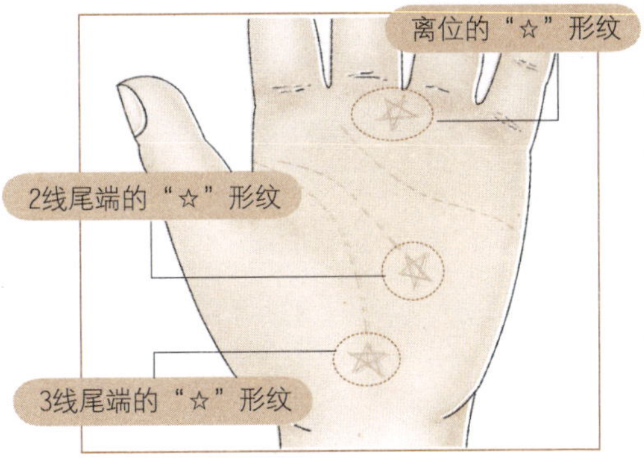

不同形状的“☆”形纹

“☆”形纹是由多条或多条以上的纹线交叉组成五角星形状的纹。这种纹主要反映脑血管的突发病。

“○”形纹外伤痕迹

本节名词

❶脂肪肝 ❷脂肪粒

“○”形纹的形状就像圆环，而且环心大多有杂纹，比较少见，需要从总体观察才能发现。“○”形纹与外伤有关，受过较重外伤后一般可在掌上留下“○”形纹。

Words terms

名词解释

❶ 脂肪肝

指由于各种原因引起的肝细胞内脂肪堆积过多的病变。

❷ 脂肪粒

一种长在皮肤上的白色小疙瘩，约针头般大小，看起来像是一个小白芝麻，一般在脸上，特别是女性的眼周。

“○”形纹在手掌上是很少见的，若出现这种纹，提示曾受到过软物撞击，而且撞得较严重，有反弹的可能性。如果是硬物撞击，在手掌上就会留下“□”形纹。

不同区域中“○”形纹的意义

不同区域的“○”形纹	病理诊断
巽位出现不规则“○”形纹	提示患有脂肪肝❶
1线中部被“○”形纹盖住	提示可能患有肺病
手掌上出现“○”形纹，且2线平直断裂	提示可能患有肿瘤
2线上出现“○”形纹	提示头部曾受过伤，与软物较重的撞击有关
手掌上出现“○”形纹	提示可能会有旧病复发或反复性疾病发生
手掌上若出现包绕着某一部位的，由纹路形成的头尾不相交的半边环形	提示其所出现区域的对应脏腑有炎性增生
手掌上出现“○”形纹	提示泌尿系统病变和疾病发展
胃2区若有环形纹被方格纹框起来，且胃1区脂肪粒❷呈现分布不均匀的状态，胃2区有条状凸起的光滑疤痕	提示刚做过胃切除手术

“○”形纹的主要病理变化

巽位出现“○”形纹

巽位出现不规则“○”形纹，提示患有脂肪肝。

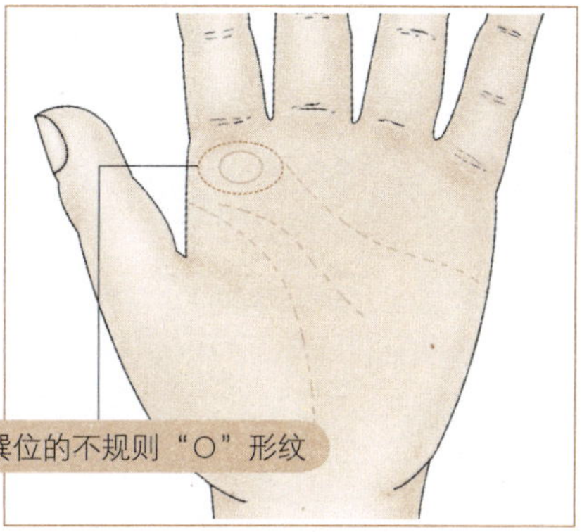

1线中部出现“○”形纹

1线中部被“○”形纹盖住，提示可能患有肺病。

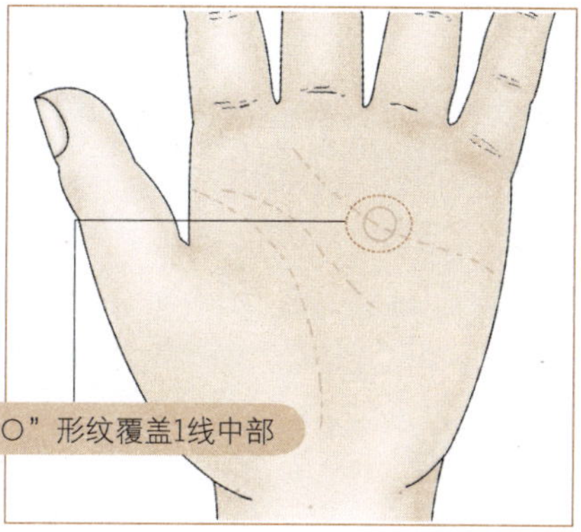

“○”形纹伴有2线断裂

手掌上出现“○”形纹，且2线平直断裂，提示可能患有肿瘤。

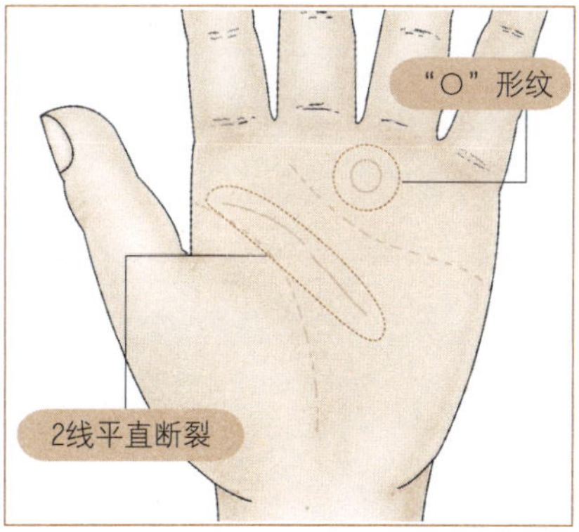

2线上出现“○”形纹

2线上出现“○”形纹，提示头部曾受过伤，与软物较重的撞击有关。

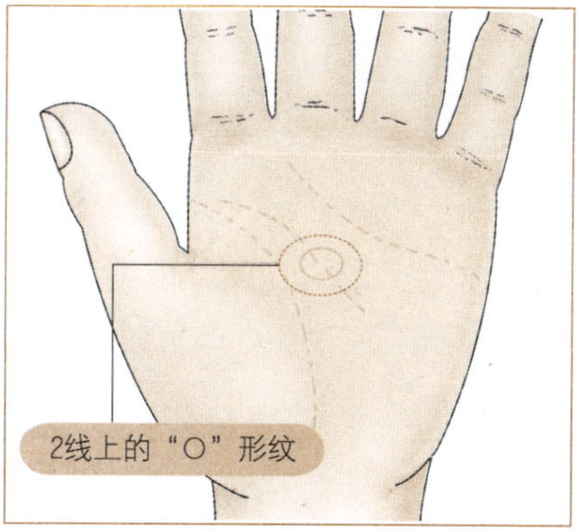

不同形状的“○”形纹

“○”形纹的形状就像圆环，而且环心大多有杂纹。此纹多提示曾受到过软物严重撞击。

“岛”形纹肿瘤囊肿

本节名词

❶屈光不正 ❷肝囊肿

“岛”形纹的纹形像一个小岛，其范围有大有小，或独立，或连续，或相套。“岛”形纹在主线上多为恶疾的信号，提示相关脏器功能障碍，可能有炎症肿块或肿瘤向恶性转化。而且“岛”形纹越小越有意义，过大的“岛”形纹只预示所在区域代表的脏器较虚弱。

Words terms

名词解释

❶ 屈光不正

指眼在不使用调节时，平行光线通过眼的屈光作用后，不能在视网膜上结成清晰的物像，而在视网膜前方或后方成像。它包括远视、近视及散光。

❷ 肝囊肿

通俗地说就是肝脏中的“水泡”。绝大多数肝囊肿都是先天性的，即因先天发育的某些异常导致肝囊肿形成。

不同区域中“岛”形纹的意义

不同区域的“岛”形纹	病理诊断
1线始端有“岛”形纹	提示患有耳鸣或中耳炎，听力下降
2线始端出现小的“岛”形纹	提示有眩晕的症状
坎位上出现小“岛”形纹	提示患有生殖系统肿瘤。女性可能患有子宫肌瘤、输卵管炎症、卵巢囊肿；男性可能患有前列腺肥大、增生、肿瘤
1线在无名指下有小“岛”形纹	提示眼睛有屈光不正❶的症状
2线尾端有较大的“岛”形纹	提示易患脱发
仅4线上出现“岛”形纹	提示患有肝囊肿❷（过度疲劳所致）。如果同时再伴有13线、12线、9线和过长的6线，肝区纹线紊乱或胃区僵硬伴“米”字状纹时，提示患肝癌、胃癌、肝损害、萎缩性胃炎等
5线始端出现小“岛”形纹	提示患有痔疮
无名指下，1线与2线之间，即乳腺区若出现叶状“岛”形纹	提示可能患有乳腺增生
3线尾端子宫区，在线外有小的“岛”形纹	提示患有卵巢囊肿
3线尾端生殖区出现“岛”形纹	提示患有子宫肌瘤
3线尾端前列腺区有“岛”形纹	提示患有前列腺肥大症

“岛”形纹的主要病理变化

坎位出现小“岛”形纹

坎位上出现小“岛”形纹，提示患有生殖系统肿瘤。

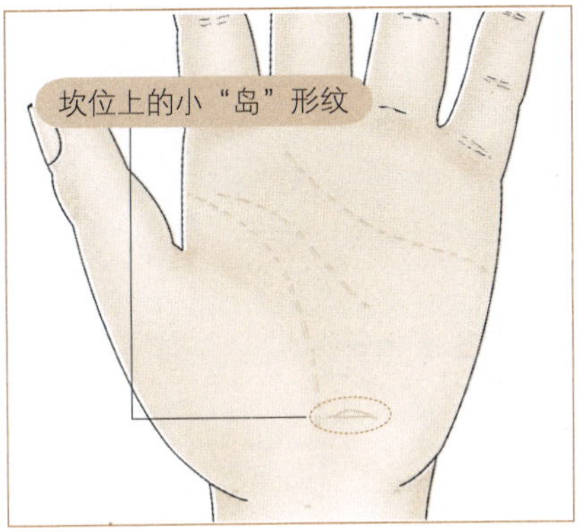

1线上出现“岛”形纹

无名指下的1线上有小“岛”形纹，提示眼睛有屈光不正的症状。

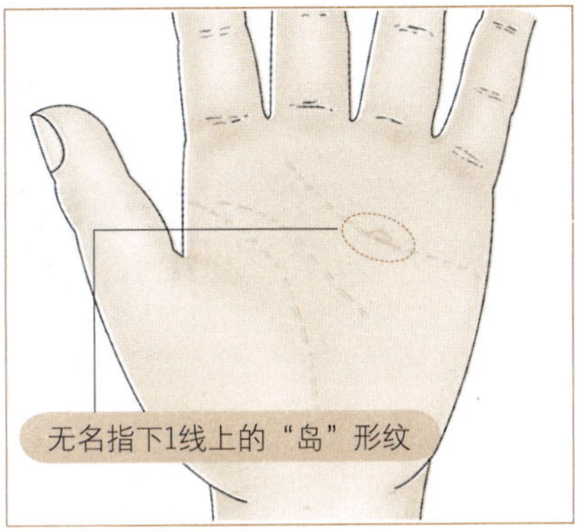

2线始端出现“岛”形纹

2线始端出现小的“岛”形纹，提示有眩晕的症状。

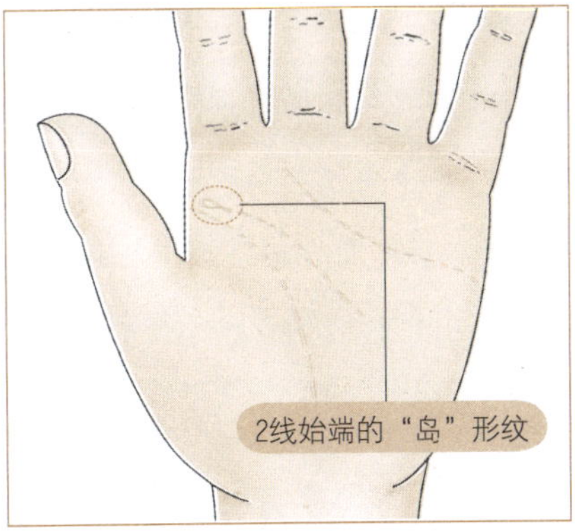

1线始端出现“岛”形纹

1线始端有“岛”形纹，提示患有耳鸣或中耳炎，听力下降。

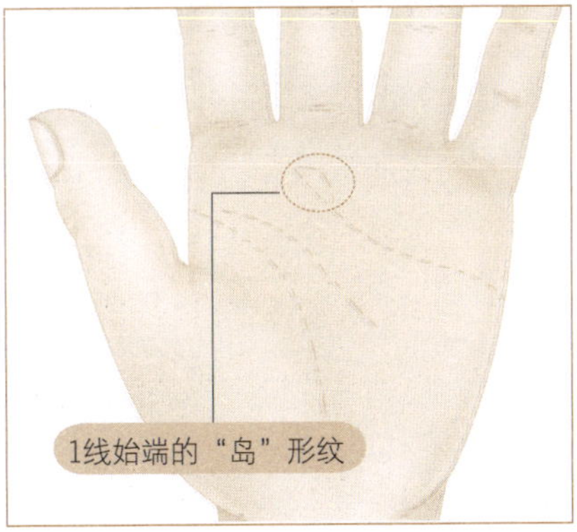

不同形状的“岛”形纹

“岛”形纹的纹形像一个小岛，其范围有大有小，或独立，或连续，或相套。此纹多提示某脏器有炎症肿块或肿瘤向恶性转化。

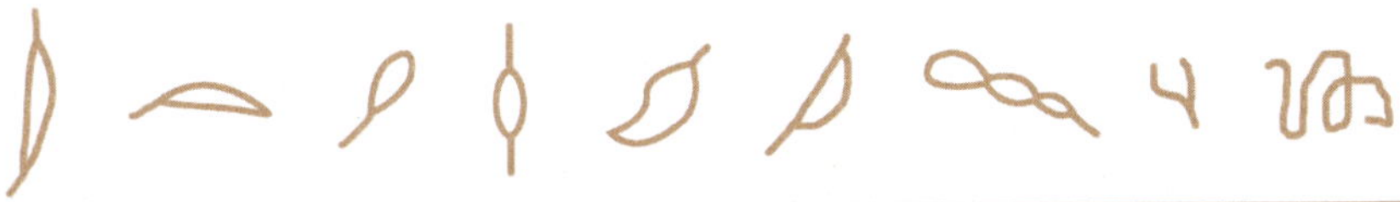

第4章

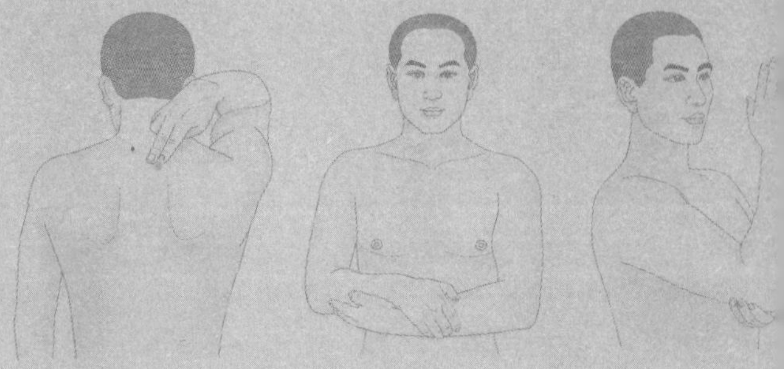

常见疾病诊疗法

繁忙的工作和快节奏的生活，使现代人承受了很大的压力，快节奏和紧张的工作致使很多人的身体出现了“亚健康”的状态。不规律的作息和较大的压力，影响了我们的身体健康。怎样才能让我们拥有健康的身体和充沛的精力，以最佳的状态面对工作和生活，是我们每个人都应当关心的问题。只有及时发现自身身体问题，才能有效地减少和控制疾病的发生。

本章详细讲解了不同种类的多种常见疾病的面诊手诊方法，及其相对应的手疗法、穴位疗法和药膳调理法。读者可以根据自己的喜好和方便原则选择适合自己的诊治方法。

本章看点

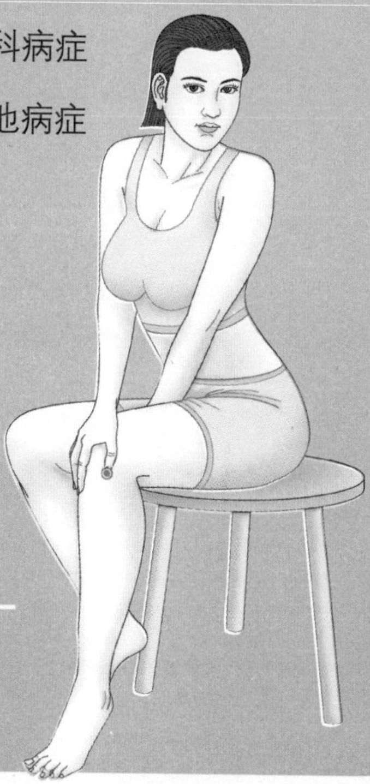

感冒

本节名词
❶呼吸道 ❷干咳
❸风热感冒

流行性感冒是流感病毒引起的急性呼吸道[1]感染，也是一种传染性强、传播速度快的疾病。它主要通过空气中的飞沫、人与人之间的接触或与被污染物品的接触传播。

Words & terms
名词解释

❶ 呼吸道
是肺呼吸时气流所经过的通道。

❷ 干咳
指咳嗽无痰；或痰极少，不易排出的表现。

❸ 风热感冒
是由于风热之邪犯表、肺气失和所造成的感冒。

症状

病情较轻时干咳[2]、流鼻涕；病情较重时呼吸困难、胸闷或咳嗽。舌苔薄黄，质腻，舌尖微红，是风热感冒[3]的明显症候。

手掌笼罩一层暗灰色，各处青筋浮现，光泽度差，鼻区发青，气管部位有微凸，色白或灰暗。肺区暗淡或青筋凸起。震位表层青暗，青筋浮起，触之不平。3线靠近掌心处有众多胚芽毛状纹。

病因

流行性感冒是由流感病毒引起的急性呼吸道传染病，流行病毒有甲、乙、丙三型。感冒发生的主要原因是体虚，抗病能力减弱等，再加上气候剧变，人体内外功能不能适应外界环境变化，邪气乘虚由皮毛、口鼻而入，导致感冒。

治疗方法

手疗法：第一步，太渊穴按法15次；第二步，列缺穴掐法15次；第三步，肺穴摩法20次；第四步，呼吸器官区摩法30次。

穴位疗法：按摩飞扬穴，可有效缓解流鼻涕、鼻塞等症状。

药膳调理法：香菜葱白汤，适用于风寒感冒引起的头痛、鼻塞等症；苦瓜莲肉汤，适用于风热感冒引起的发烧、出汗等症。

防治小贴士

①禁吃咸食；食用咸食后易使致病部位黏膜收缩，加重鼻塞、咽喉不适等症状，而且过咸的食物容易生痰，刺激局部引起咳嗽加剧。

②禁食甜、腻食物：甜味能助湿，而油腻食物不易消化，故感冒患者应忌食各类糖果、饮料、肥肉等。

②禁食辛热食物：辛热食物易伤气灼津，助火生痰，使痰不易咳出，故感冒患者不宜食用。

感冒的诊病方法

望面诊病

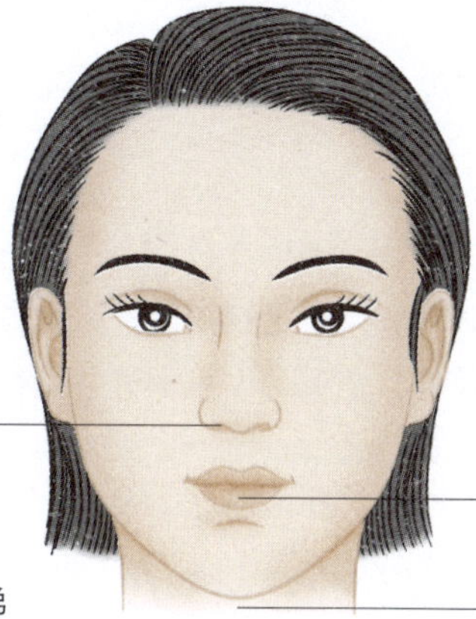

看手诊病

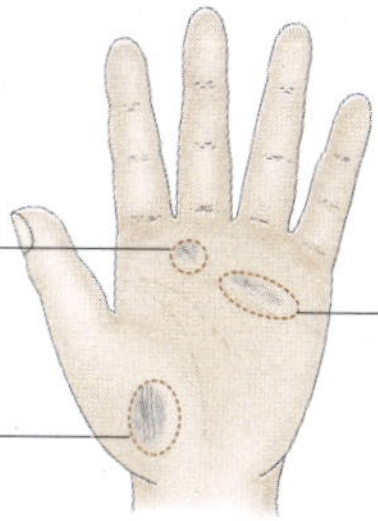

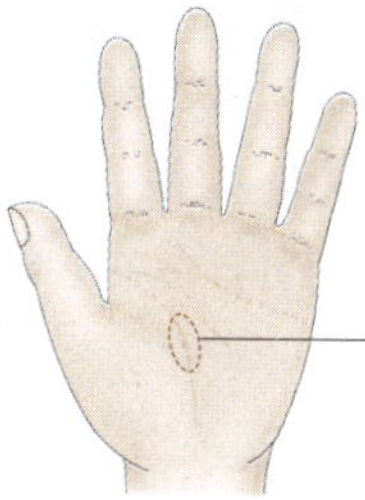

感冒的治疗方法

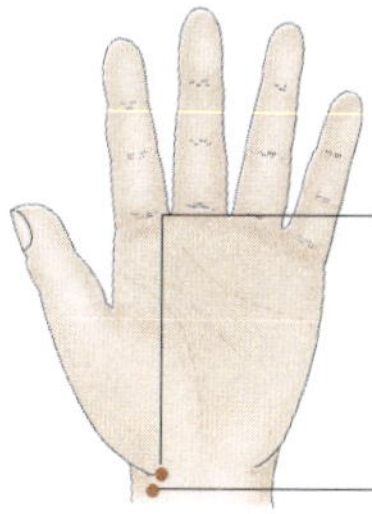

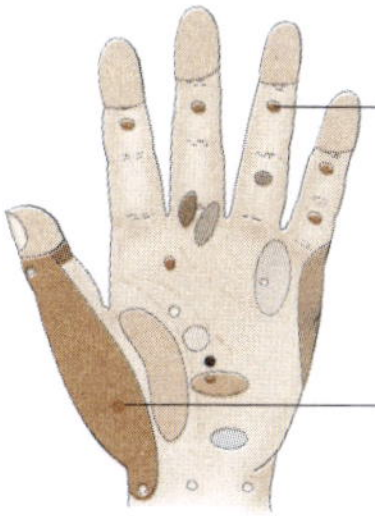

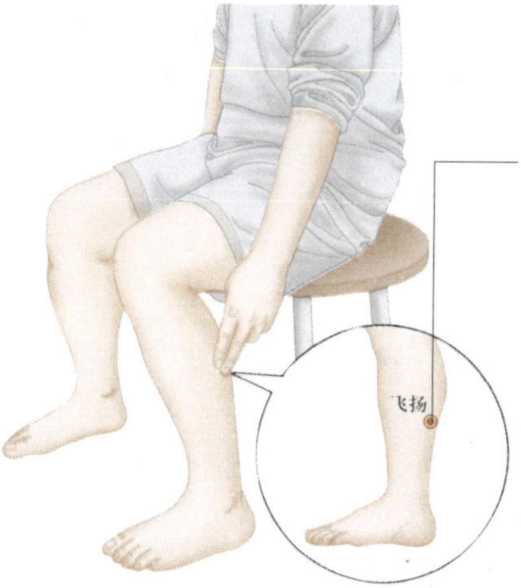

取穴技巧：正坐垂足，稍稍将膝盖向内倾斜，一手指中指并拢，其他手指弯曲，以食指中指指腹顺着跟腱外侧的骨头向上摸，小腿肌肉的边缘即该穴。

飞扬穴具有清热安神、舒筋活络的功效。按摩此穴，可以治疗流鼻涕、鼻塞。

药膳调理法 · 感冒妙方香菜葱白汤

【原料】香菜 15 克，葱白 15 根，生姜 9 克。

【做法】将上述原料洗净、切碎，一同放入锅中，加清水适量，煎煮 10 ~ 15 分钟，取汁饮用。每日 2 次。

【功效】适用于风寒感冒引起的头痛、鼻塞等症。

慢性支气管炎

本节名词
❶植物神经

慢性支气管炎是由感染或理化因素等引起的气管、支气管黏膜及其周围组织的慢性炎症，机体免疫力低下及植物神经❶功能失调对慢性支气管炎的形成及发展亦起到重要作用。

Words terms
名词解释

❶ **植物神经**

也叫自主神经，因其不受人意志支配而得名。它包括脊神经和内脏神经，脊神经由脊髓发出，分布于躯干、四肢，司理运动与感觉。内脏神经由脑和脊髓发出，分布在内脏，控制与调协内脏、血管、腺体等功能。

症状

鼻尖、双颧处均有红血丝，或耳部肺区有毛细血管扩张现象。虹膜的一部分及整个球结膜被脂肪物覆盖，色黄，多见于老年慢性支气管炎患者。

患者指甲色暗，甲面上出现纵沟，提示气管开始有炎症侵入。中指根部离位色泽青暗，有黄褐色发亮，如老茧样凸起。1线紊乱，出现羽毛状细纹，小鱼际兑位可见纵纹。

病因

慢性支气管炎的病因尚不明了，近年来认为，有关因素如下：

（1）大气污染：如氯、氧化氮、二氧化硫等，对支气管黏膜有刺激作用。

（2）吸烟：吸烟为慢性支气管炎最主要的发病因素。

（3）感染：呼吸道感染是慢性支气管炎发病的另一个重要因素。

治疗方法

手疗法：第一步，劳宫穴按法20次；第二步，鱼际穴摩法15次；第三步，肺穴掐法15次；第四步，胸腔呼吸器官区摩法15次。

穴位疗法：按摩肩中俞穴，可解表宣肺，能够治疗许多呼吸系统疾病，如支气管炎、哮喘、支气管扩张等，对视力减退、肩背酸疼也有很好的疗效。

药膳调理法：南瓜红枣汤，对慢性支气管炎有很好的辅助治疗作用。

防治小贴士

此症的饮食原则是应适时补充必要的蛋白质，如鸡蛋、瘦肉、牛奶、动物肝、鱼类、豆制品等。寒冷季节应补充一些含热量高的肉类暖性食品以增强御寒能力，也应经常进食新鲜蔬菜瓜果，以确保机体对维生素C的需要。

慢性支气管炎的诊病方法

望面诊病

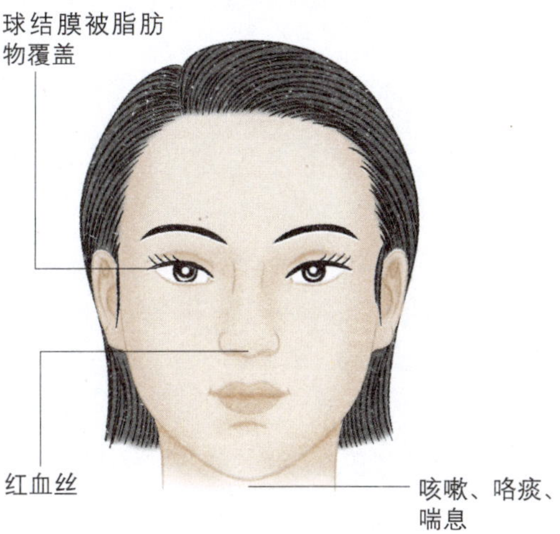

看手诊病

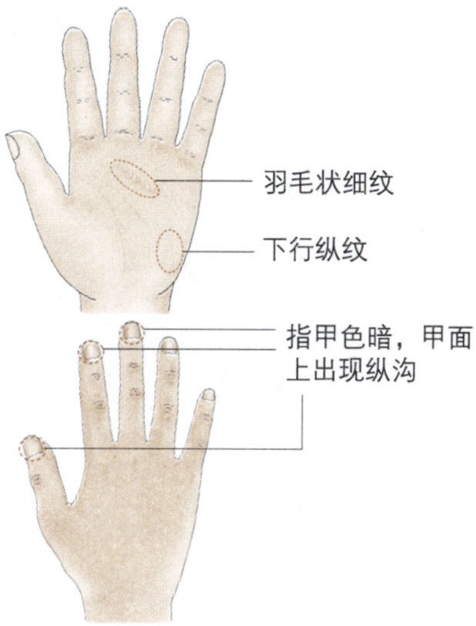

慢性支气管炎的治疗方法

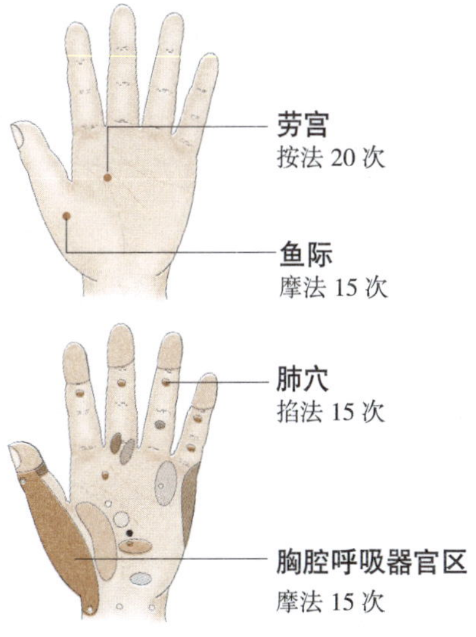

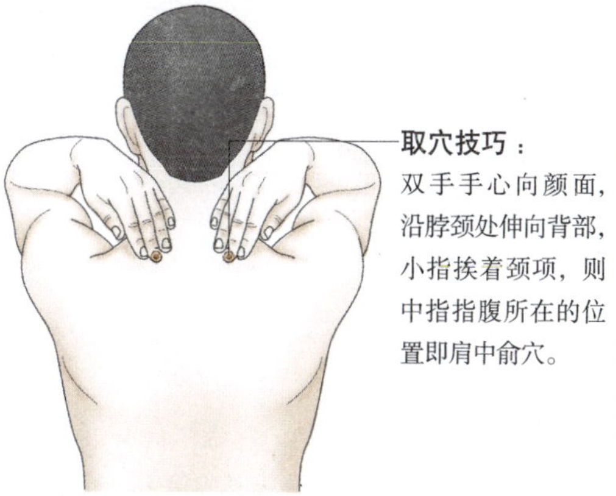

肩中俞穴，可解表宣肺，能够治疗许多呼吸系统疾病，如支气管炎、哮喘、支气管扩张等，对视力减退、肩背酸疼也有很好的疗效。

药膳调理法·解表宣肺南瓜红枣汤

【原料】南瓜 500 克，红枣 15 枚，红糖适量。

【做法】南瓜去皮切成小块，与红枣、红糖一同加水适量，煮汤服食，每日 1 ~ 2 次。

【功效】解表宣肺，对慢性支气管炎有很好的辅助治疗作用。

肺炎

本节名词
❶急腹症 ❷电解质

肺炎是肺炎链球菌、葡萄球菌等细菌引起的急性炎症。临床上以突发寒战、高热、胸痛、咳嗽为其特点。以20～40岁的青壮年和小儿患病较多，冬春季发病率较高。

Words & terms
名词解释

❶ **急腹症**

是腹部急性疾患的总称，如急性阑尾炎、溃疡病急性穿孔等。

❷ **电解质**

是本身具有离子导电性或在一定条件下能够呈现离子导电性的物质。

症状

体温通常在数小时内升至39℃～40℃，患侧胸痛，可放射至肩部或腹部，咳嗽或深呼吸时加剧；痰少，可带血或呈铁锈色，偶有恶心、腹痛或腹泻，易被误诊为急腹症❶。

3线起始处靠近大拇指下有干扰线切过，提示肺炎信号。无名指与中指的交界处有一“井”字纹，3线中央部位有狭长“岛”纹，提示这种肺炎是一种急性肺泡性炎症。

病因

机体免疫功能正常时，肺炎链球菌是寄居在口腔及鼻咽部的一种正常菌群，其带菌率常随年龄、季节及免疫状态的变化而有差异。当患者因受凉、淋雨、疲劳、醉酒、病毒感染等导致机体免疫功能受损时，有毒性的肺炎链球菌入侵人体而致病。

治疗方法

手疗法：第一步，肺穴捻法15次；第二步，咳喘点掐法20次；第三步，少商穴揉法15次；第四步，阳溪穴揉法15次。

穴位疗法：按摩大包穴，主治全身疲乏，四肢无力，对肺炎、气喘、胸膜炎等症有很好的保健调理作用。

药膳调理法：润肺生津饮，润肺、生津止咳，适用于肺炎咳嗽。

防治小贴士

肺炎病人应补充充足的营养，特别是热量和优质蛋白质，以弥补机体的消耗。酸碱失衡是肺炎的常见症状，应多吃新鲜蔬菜或水果，以补充矿物质，有助于纠正水、电解质❷紊乱。还可给予含铁丰富的食物，如动物内脏、蛋黄等；含铜丰富的食物，如动物肝、芝麻酱等；也可给予虾皮、奶制品等高钙食物。

肺炎的诊病方法

望面诊病

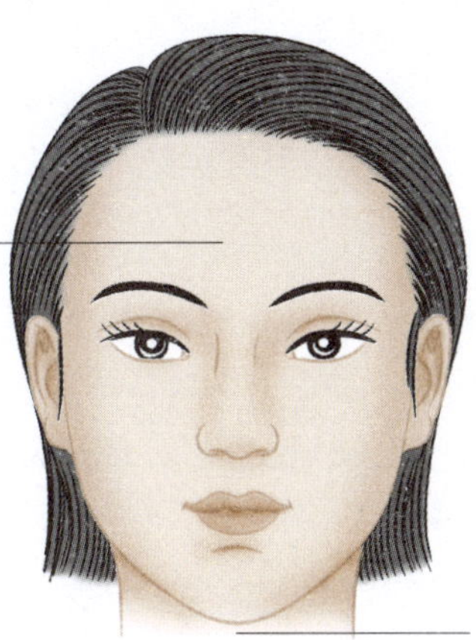

看手诊病

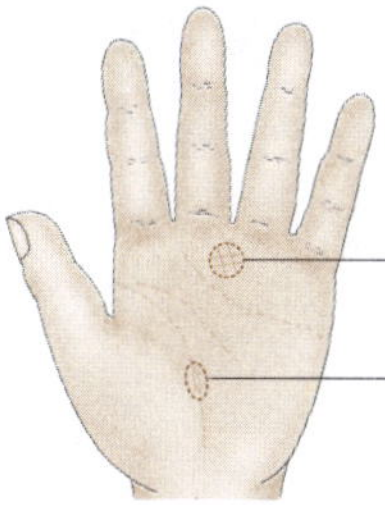

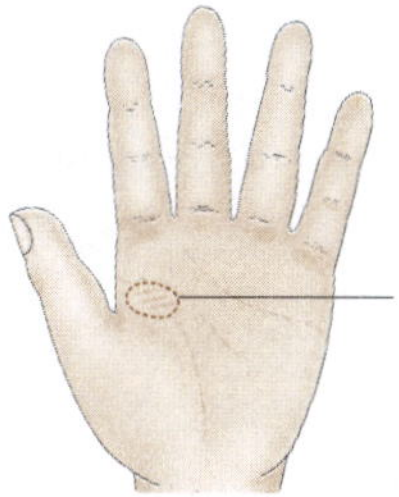

肺炎的治疗方法

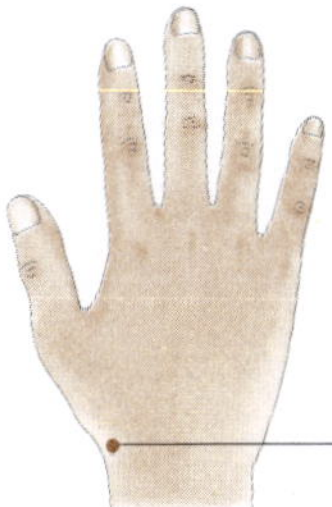

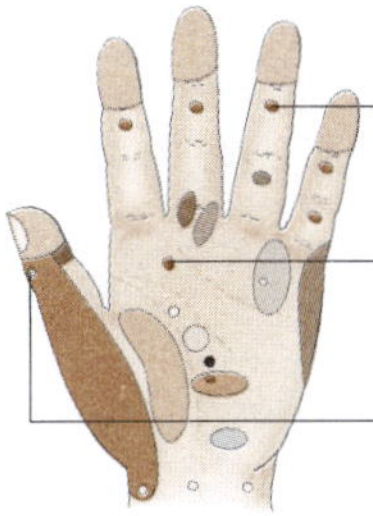

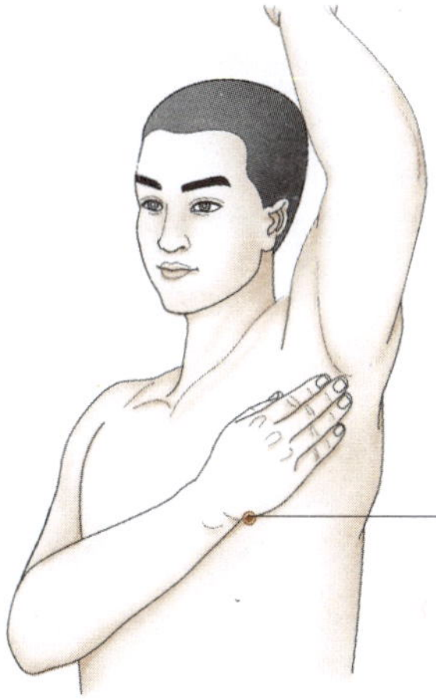

大包穴，主治全身疲乏，四肢无力，对肺炎、气喘、胸膜炎、胸肋痛等，都有很好的保健调理作用。

药膳调理法・润肺生津梨皮杏仁饮

【原料】梨皮 20 克，杏仁 6 克，冰糖 6 克。

【做法】梨洗净，削取梨皮，将其与杏仁、冰糖一起放入砂锅内，加水文火煮 1 小时，取汁饮用。

【功效】可润肺、生津、止咳，适用于肺炎咳嗽、口干舌燥。

肺结核

本节名词
❶咯血 ❷结节

结核病是由结核杆菌引起的一种慢性传染病。其传染途径主要由口、鼻经呼吸道侵入，故多以肺部直接感染常见。正常人靠先天性免疫可抑制结核菌繁殖。如果机体免疫力低下或侵入的细菌量多，毒性强，则可形成结核病灶，导致肺结核。

Words terms
名词解释

❶ 咯血
指咳嗽而出血，痰少血多，或大量咯吐鲜血的表现。

❷ 结节
是生物体表面或内部组织中圆形的小突起。

症状

症状表现为午后低热、乏力、体重减轻、盗汗等。有干咳或只有少量黏液。伴继发感染时，痰呈液性或脓性，有不同程度的咯血[1]。耳部肺穴区出现脱屑，或耳部结合点（脑干穴区与心穴区之间）出现点状充血或粟米粒大小的结节[2]，提示肺结核信号。

手部整体色泽晦暗，或有灰色与白色斑点相间分布。1线、2线、3线开端紊乱，中间有障碍线切过。

病因

肺结核是由结核杆菌引起的一种呼吸道传染病。多数患者是通过呼吸道感染的，结核杆菌在阴暗、潮湿的环境中可以存活几个月。当患有活动期肺结核的病人吐痰后，结核菌就可随干了的痰迹飞散到四周，随时都可能感染健康人。

治疗方法

手疗法：第一步，咳喘点掐法20次；第二步，少商擦法15次；第三步，胸腔呼吸器官区摩法20次；第四步，心肺穴掐法20次。

穴位疗法：按摩身柱穴，对气喘、咳嗽、肺结核，或咳嗽而有肩背疼痛之症，有特效。

药膳调理法：白芨豆腐汤，可收敛止血、消肿生肌，适用于咯血、肺结核、肺痈等症。

防治小贴士

病人会产生消极、多疑、恐惧、悲观等心理状态，使病情加重，要做好病人的心理护理。

肺结核的诊病方法

望面诊病

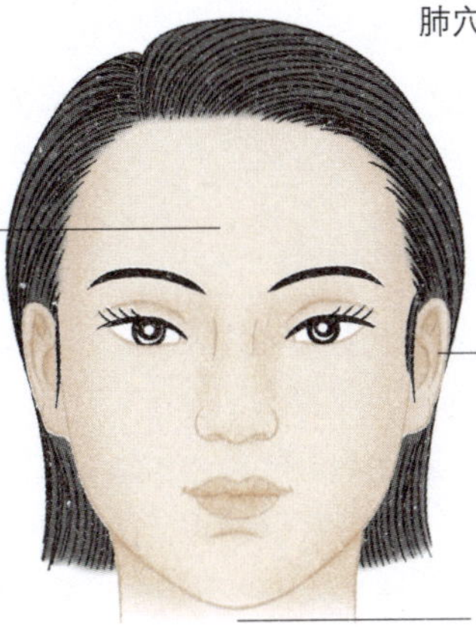

看手诊病

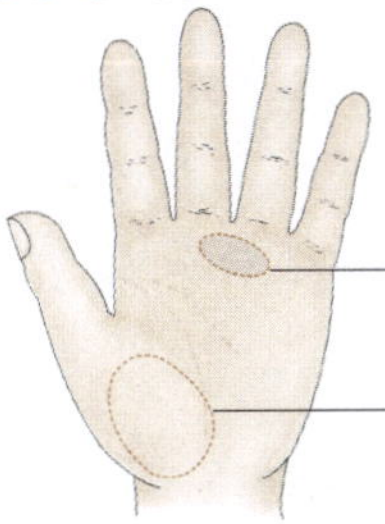

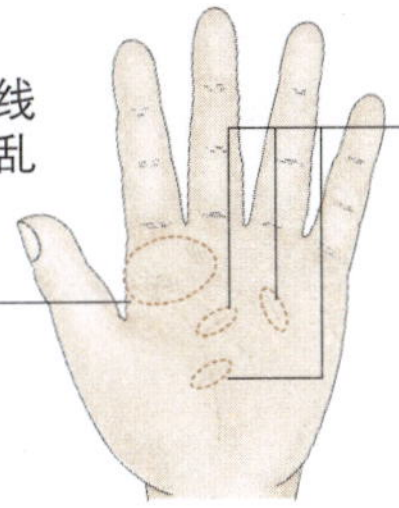

肺结核的治疗方法

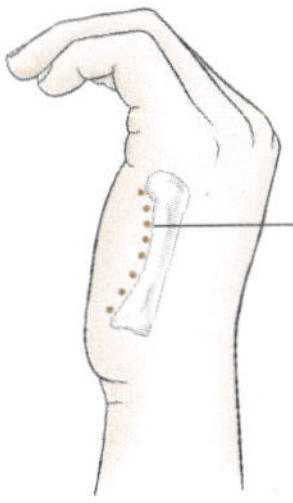

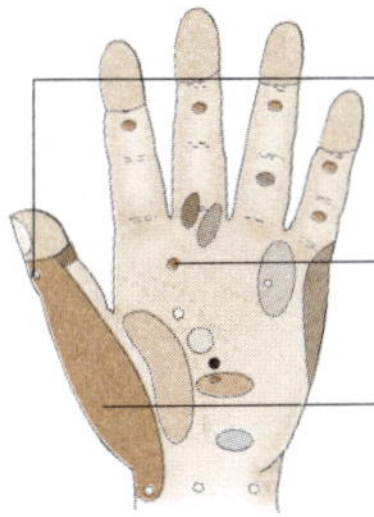

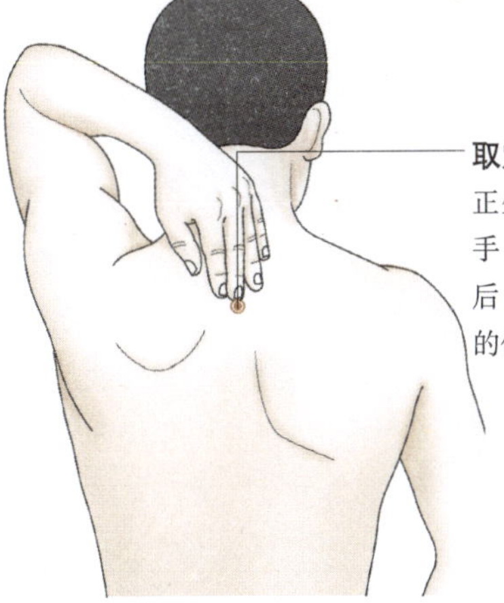

身柱穴，属肺，主气，对气喘、咳嗽、肺结核等症有特效。长期按压此穴，对脊背强痛、小儿抽搐、热病、中风不语等症有很好的调理保健功能。

药膳调理法·止咳止血白芨豆腐汤

【原料】白芨 30 克，麦冬 9 克，甘草 9 克，豆腐 250 克。

【做法】豆腐切块，白芨、麦冬、甘草装入纱布袋，加水文火煮炖 30 分钟，去药包，再煮一沸即可。

【功效】可收敛止血、消肿生肌，适用于咯血、肺结核、肺痈等症。

慢性胃炎

本节名词

❶化生 ❷癌前病变

慢性胃炎是胃黏膜上皮遭到各种致病因子的长期侵袭而发生的持续性、慢性炎症，由于黏膜的再生改造，最后导致胃腺体萎缩，并可伴有肠上皮化生[1]及不典型增生的癌前病变[2]。

Words & terms

名词解释

❶ 化生

指一种已分化组织转变为另一种分化组织的过程。

❷ 癌前病变

有人将已经癌变的细胞潜伏在外观正常组织中的状态（潜伏癌细胞）称为癌前病变，也有人认为是指可逆性的增生阶段。概念尚未一致，但一般多指组织细胞化生和显著增生而言，其中也包含着独立疾病。

症状

双眼正下方有毛细血管向黑睛走行，舌面有数朵红色斑块，耳部胃穴区可见点片状光泽红晕，这些都提示胃炎信号。

指甲上出现暗淡白斑。胃一区有固定局限性黑色斑块，按压可产生胀痛。肝区青暗不润，有的凹陷无肉，青筋浮起；肾区暗淡无光。明堂发暗，艮位纹理散乱，皮肤粗糙，有椭圆形暗色呈现。3线呈锁链状，4线中断不连续。

病因

常见的因素有长期、大量地饮酒和吸烟，饮食无规律，食物过冷或过热、过粗糙坚硬，浓茶、咖啡等都易诱发或加重病情。饮食不卫生所导致的胃黏膜受到幽门螺旋杆菌的感染所致的慢性胃炎不易痊愈。

治疗方法

手疗法：第一步，肠胃点点法15次；第二步，肝胆穴区擦法20次；第三步，劳宫穴揉法20次；第四步，合谷穴按法20次。

穴位疗法：按摩足三里穴，能够理脾胃，调气血，补虚弱，主治一切胃病。特别对急慢性胃炎、胃溃疡、消化不良、胃痉挛、食欲不振、以及急慢性肠炎、便秘、四肢倦怠、麻痹或神经痛等症疗效较好。

药膳调理法：灵芝粉蒸肉，可益气、养阴安神，适用于慢性胃炎、消化不良。

防治小贴士

①宜节，饮食应有节律，切忌暴饮暴食及食无定时。

②宜洁，注意饮食卫生，杜绝外界微生物对胃黏膜的侵害。

③宜细，尽量做到进食较精细易消化、富有营养的食物。

慢性胃炎的诊病方法

望面诊病

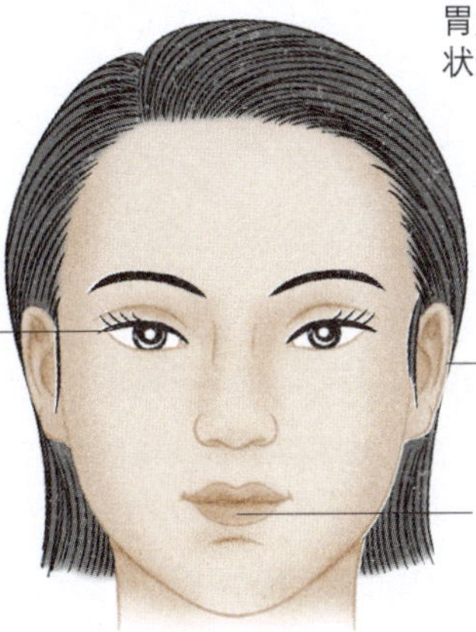

看手诊病

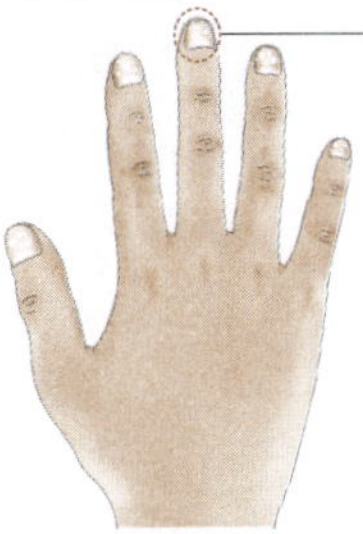

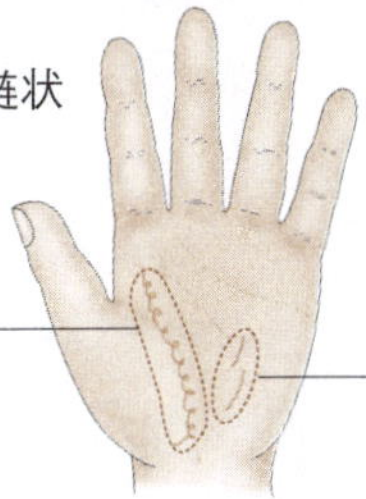

慢性胃炎的治疗方法

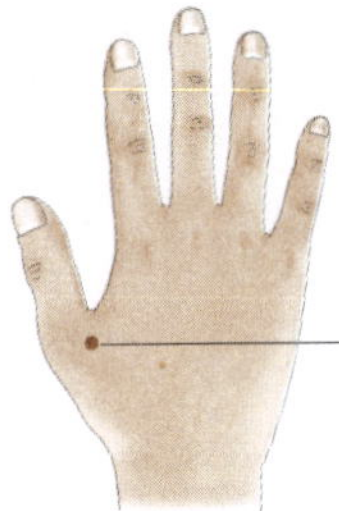

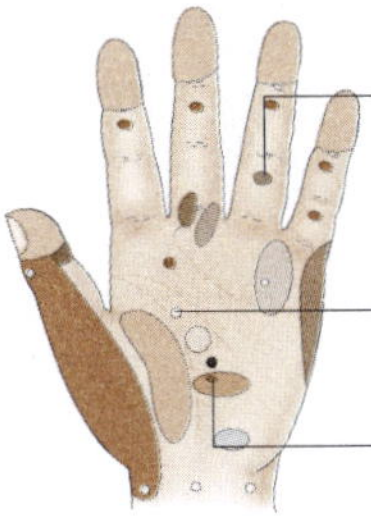

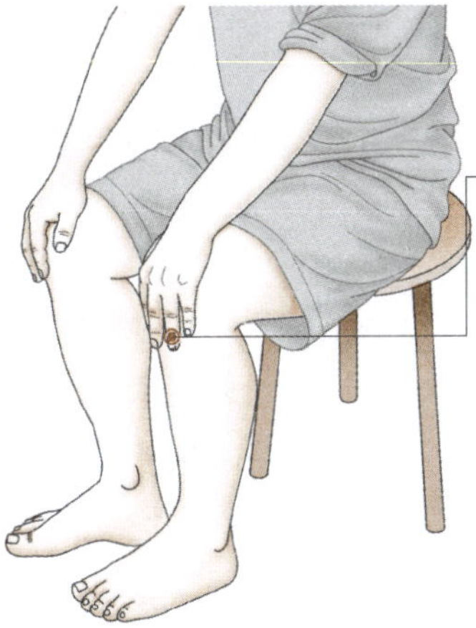

取穴技巧：
正坐，屈膝 90 度，手心对髌骨，左手对左腿，右手对右腿，手指向下，无名指指端处即该穴。

足三里穴，理脾胃，调气血，补虚弱，主治一切胃病。特别对急慢性胃炎、胃溃疡、消化不良、胃痉挛、食欲不振、以及急慢性肠炎、便秘、四肢倦怠等症疗效较好。

药膳调理法·养阴安神灵芝粉蒸肉

【原料】灵芝 3 克，猪瘦肉 100 克。

【做法】灵芝研末，猪瘦肉洗净，剁成肉酱，加灵芝末和调料，拌匀做成肉饼，上笼蒸熟，佐餐服。

【功效】可益气、养阴安神，适用于慢性胃炎、消化不良。

胃下垂

本节名词
❶中气 ❷嗳气 ❸韧带

胃下垂是指胃体下降至生理最低线以下位置的病症，主要是由于长期饮食失节或劳倦过度，致中气[1]下降、胃气升降失常所致，病人感到腹胀、恶心、嗳气、胃痛，偶有便秘、腹泻，或交替性腹泻以及便秘。

Words terms
名词解释

❶ **中气**

中焦脾、胃、小肠对饮食水谷的消化、吸收、转输、升清降浊等生理功能。

❷ **嗳气**

俗称“打饱嗝”，是气从胃中上逆，出咽喉而发出声响，声音长而缓的表现。

❸ **韧带**

白色带状的结缔组织，质坚韧，有弹性，能把骨骼连接在一起，并能固定某些脏器，如肝、脾、肾等的位置。

症状

鼻梁上出现椭圆状黄褐斑，提示胃下垂。一般有上腹不适，饱胀，恶心、嗳气[2]、厌食、便秘等，有时腹部有深部隐痛感。长期胃下垂者常有消瘦、乏力、站立性昏厥、低血压、心悸、失眠、头痛等症状。

中指指甲有黑乌色纵线纹，甲根皮肤变皱，提示胃下垂较重。1线在无名指或中指下呈下行弧走，使手掌碱区增大，提示胃下垂。5线末顶端如羽毛球拍样长竖岛纹出现，提示胃下垂。

病因

该病的发生多是由于膈肌悬吊力不足，肝胃、膈胃韧带[3]功能减退而松弛，腹内压下降及腹肌松弛等因素，加上体形或体质等因素，使胃呈极底低张的鱼钩状，即为胃下垂所见的无张力型胃。

治疗方法

手疗法：第一步，胃肠点点法20次；第二步，胃脾大肠区揉法20次；第三步，关冲穴按法20次；第四步，商阳穴按法20次。

穴位疗法：按摩公孙穴，可理脾胃、调冲脉，治疗腹痛、呕吐、腹泻等症，并治生理痛、月经不调、颜面浮肿、食欲不振等。

药膳调理法：枳术牛肚汤，可健脾和中、疏肝行气，适用于胃下垂。

防治小贴士

治疗胃下垂的关键是增强体质，改善营养，加强对腹部肌肉的锻炼。胃下垂病人的体育锻炼应以气功和医疗体操为主。另外，散步、慢跑、保健按摩、打太极拳等亦可配合进行。练气功时可以躺在床上，以仰卧为主，动作要柔和、轻缓，肌肉放松，保持安静。

胃下垂的诊病方法

望面诊病

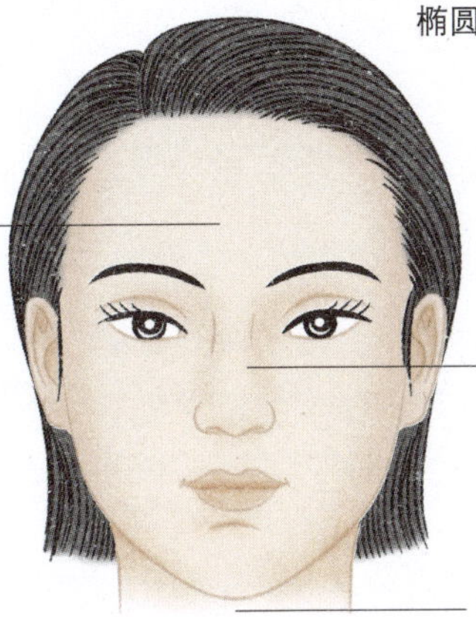

看手诊病

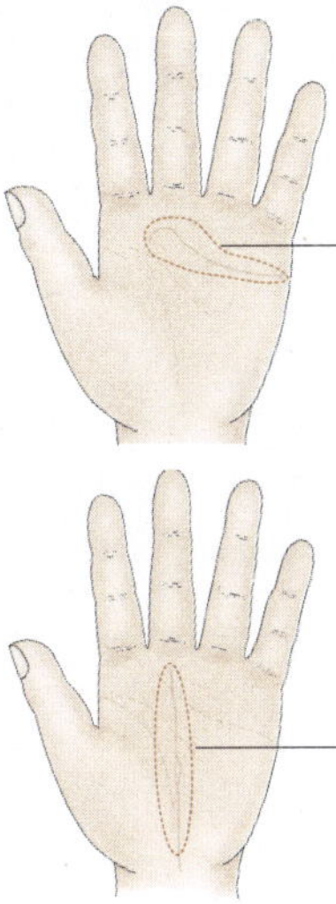

胃下垂的治疗方法

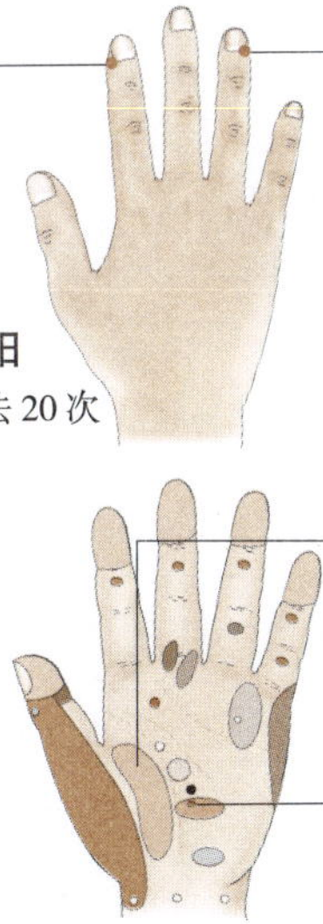

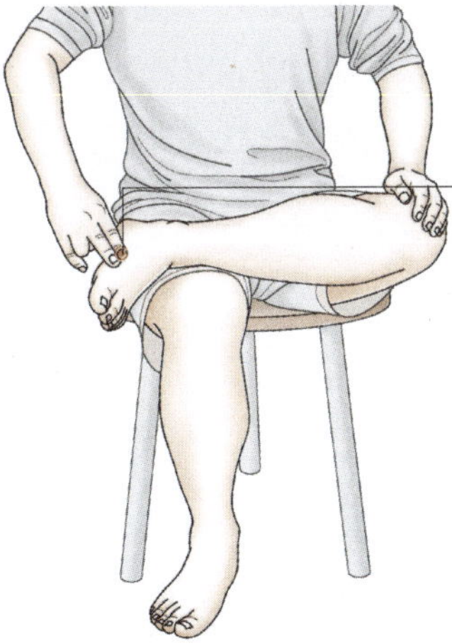

公孙穴，可理脾胃、调冲脉，治疗腹痛、呕吐、腹泻等症，并治生理痛、月经不调、颜面浮肿、食欲不振等。

药膳调理法·健脾和胃枳术牛肚汤

【原料】枳壳 40 克，白术、陈皮、茯苓、生姜各 13 克，牛肚 600 克。

【做法】牛肚洗净，诸药装入纱布包，加水同炖至牛肚熟后，去药包，牛肚取出切片，再放回锅中，加调料，煮沸即可。

【功效】可健脾和中、疏肝行气，适用于胃下垂。

胃溃疡及十二指肠溃疡

本节名词
❶赘生物
❷红细胞压积

十二指肠溃疡是消化道的常见病，一般认为是由于大脑皮质接受外界的不良刺激后，导致胃和十二指肠壁血管、肌肉发生痉挛，使胃肠壁细胞营养发生障碍和胃肠黏膜的抵抗力降低，致使胃肠黏膜易受胃液消化而形成溃疡。

Words & terms
名词解释

❶ 赘生物

机体或器官内、外面在病理过程中形成的各种突出物的总称。

❷ 红细胞压积

又叫红细胞比容，有助于了解红细胞的增多与减少，当各种原因所致的红细胞绝对值增高时，红细胞压积也会有相应的增加。

症状

眼下部睑结膜、球结膜血管呈网状增生，提示胃及十二指肠病变。耳部胃穴区的耳背对应处，有粟米粒大小的赘生物[1]，提示胃溃疡。另会有柏油样大便和呕血。失血过多时，会面色苍白、口渴、脉搏细快，血红蛋白、红细胞计数和红细胞压积[2]均下降。

1线走行食指和中指的指缝，2线突然如书法折锋下行，提示长期消化功能差。3线中央有几个“岛”形纹相连，震位有“井”字纹，提示十二指肠溃疡信号。

病因

溃疡病大出血是溃疡侵蚀基底血管破裂的结果，多为中等动脉出血。大出血的溃疡一般位于胃小弯或十二指肠后壁。胃小弯溃疡出血常来自胃右、左动脉的分支，而十二指肠溃疡出血则多来自胰十二指肠上动脉或胃十二指肠动脉及其分支。

治疗方法

手疗法：第一步，胸腹区擦法20次；第二步，前头点掐法20次；第三步，胃肠点掐法20次。

穴位疗法：经常按摩大赫穴，可以治疗泄泻、痢疾等消化系统疾病，对胃、十二指肠穿孔等症有较好的调理保健作用。

药膳调理法：白胡椒煲猪肚，可补虚、祛寒、暖胃，适用于胃、十二指肠溃疡和虚寒型胃病。

防治小贴士

①忌冰冻和过热饮食。饮食温度适中，饮茶、汤不宜过热。

②饮食以清淡为主，味重会刺激胃酸分泌；少量的生姜和胡椒，可暖胃和增强胃黏膜的保护作用。

胃溃疡及十二指肠溃疡的诊病方法

望面诊病

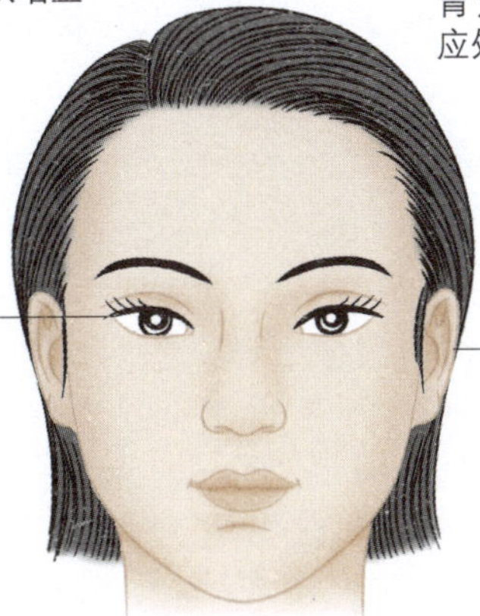

看手诊病

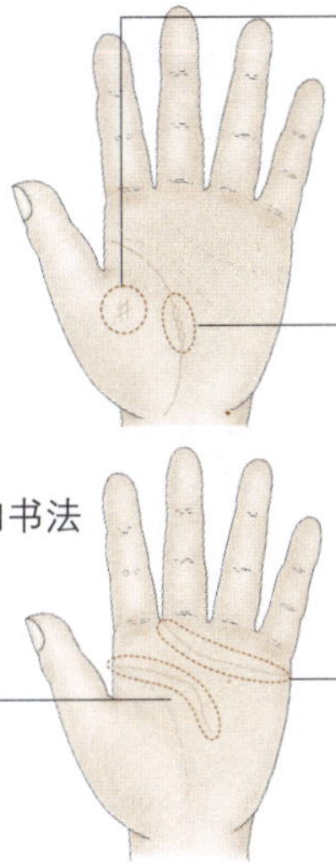

胃溃疡及十二指肠溃疡的治疗方法

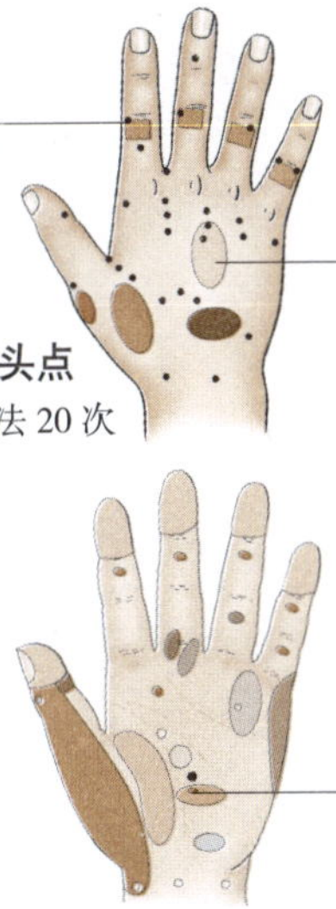

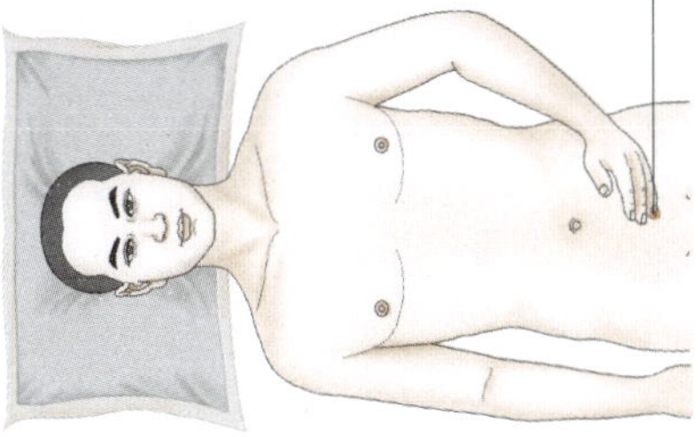

大赫穴具有散热生气的作用。经常按摩此穴，可以治疗泄泻、痢疾等消化系统疾病，对胃、十二指肠穿孔等症有较好的调理保健作用。

药膳调理法·补虚祛寒白胡椒煲猪肚

【原料】白胡椒12克，猪肚一副。

【做法】白胡椒打碎，放入洗净的猪肚内，加少许水，用线扎紧两端开口，放入砂锅，文火炖煮至猪肚熟烂。

【功效】可补虚、祛寒、暖胃，适用于胃、十二指肠溃疡和虚寒型胃病。

肠炎

本节名词
❶失水 ❷酸中毒
❸流质

肠炎按病程长短不同，分为急性和慢性两类。肠炎极为普遍，全世界每年发病约30亿～50亿人次，尤以发展中国家发病率和死亡率为高，特别是儿童。根据世界卫生组织统计，在发展中国家，感染性腹泻是儿童发病率最高的传染病，仅在亚、非、拉地区，每年就要夺去约460万婴幼儿的生命。

症状

双鼻孔一周发红者，提示正患有肠炎。鼻尖突然发青，多为腹痛发作。耳部大、小肠穴区有点片状充血，红润有光泽，提示急性腹泻。一般恶心、呕吐、腹痛、腹泻是主要表现。严重者有发热、失水[1]、酸中毒[2]、休克等症状。

十指甲面有紫色纵线纹，提示大肠病变信号。若金星丘处呈青黑色，提示近几天腹泻。3线靠大拇指内侧有细长“岛”纹样副线，提示慢性肠炎腹泻。

病因

菌性肠炎的致病菌以痢疾杆菌最常见，其次为空肠弯曲菌和沙门氏菌。

治疗方法

手疗法：第一步，肝胆穴区擦法20次；第二步，肾穴捻法15次；第三步，胃肠点捻法15次；第四步，关冲穴捻法15次。

穴位疗法：按摩大横穴，主治大肠疾病，尤其对习惯性便秘、腹胀、腹泻等症，有很好的调理功效。还可治疗各种急慢性肠炎。

药膳调理法：荷叶茯苓粥，益气健脾，适用于脾虚型慢性结肠炎。

防治小贴士

①痢疾患者饮食以少油、少纤维质为主。在发病初期只能进食清淡流食来解渴。

②排便次数减少后，可喝些肉汤、牛奶、豆浆、蛋花汤汁等流质饮食，以后可逐渐吃点清淡的半流质[3]饮食。

③腹泻如完全停止，就可增加蛋羹、鱼片、碎嫩瘦肉、菜泥等软食品，而且每餐食物的总量也不宜过多，以利消化。

Words & terms
名词解释

❶ 失水

又称脱水，实际是指体液的丢失，是造成新陈代谢障碍的一种症状。

❷ 酸中毒

内分泌科疾病，体内血液和组织中酸性物质堆积，其本质是血液中氢离子浓度上升、PH值下降。

❸ 流质

医疗上指食物是属于液体的，亦指液体的食物。

肠炎的诊病方法

望面诊病

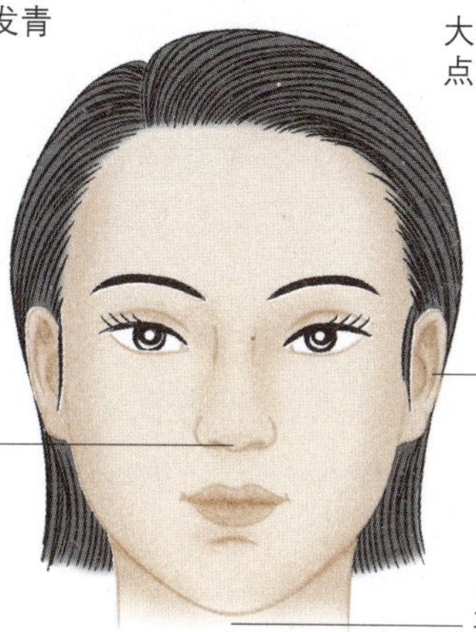

看手诊病

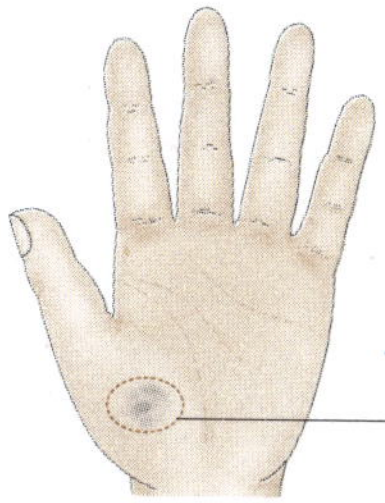

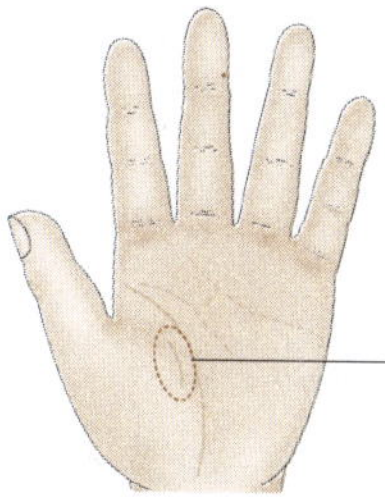

肠炎的治疗方法

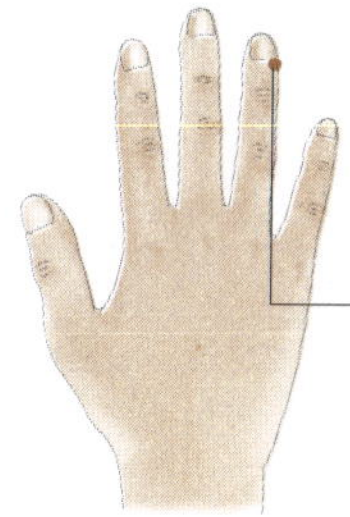

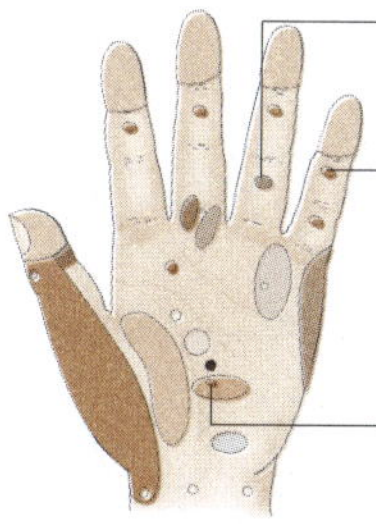

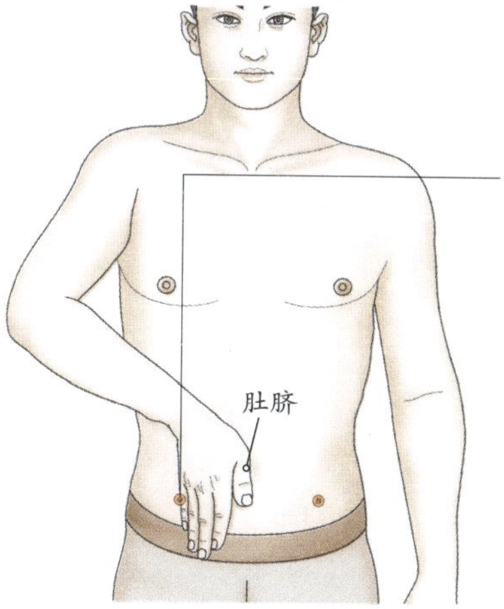

取穴技巧：
正坐或仰卧，右手五指并拢，手指朝下，将拇指放于肚脐处，则小指边缘与肚脐所对的位置就是。再依此法找出左边穴位。

大横穴主治大肠疾病，尤其对习惯性便秘、腹胀、腹泻、小腹寒痛、肠寄生虫等症，有很好的调理功效。可治疗各种急慢性肠炎。

药膳调理法 · 益气健脾荷叶茯苓粥

【原料】荷叶 1 张，茯苓 30 克，粳米 60 克。

【做法】荷叶煎汁去渣，用此汁加茯苓、粳米同煮为粥。

【功效】益气健脾，适用于脾虚型慢性结肠炎。

便秘

本节名词
❶角膜 ❷冷秘 ❸气秘

便秘，从现代医学角度来看，它不是一种具体的疾病，而是多种疾病的一个症状。由于引起便秘的原因很多，也很复杂，因此，一旦发生便秘，尤其是比较严重的、持续时间较长的患者应及时到医院检查，以免延误原发病的诊治，并能及时、正确、有效地解决便秘的痛苦，切忌滥用泻药。

Words terms
名词解释

❶ **角膜**

位于眼球前壁的一层透明膜，约占纤维膜的前1/6，从后面看角膜呈正圆形，从前面看为横椭圆形。

❷ **冷秘**

大便秘结之由于阴寒凝滞的，称为寒结。临床表现有唇淡白、口淡、舌苔白滑、小便清，或有肠鸣，腹痛等。又名"冷秘"。

❸ **气秘**

指由于气机郁滞，通降失职，使糟粕内停，不能下行所致的便秘。

症状

便秘的一般表现是大便次数减少，经常3～5日或6～7日，甚至更久，才能大便一次。或者虽然次数未减，但是粪质干燥坚硬，排出困难，并伴有头痛、头晕、腹中胀满、脘闷嗳气、食欲减退、睡眠不安、心烦易怒等症状。

目内眦有波纹状伸向角膜[1]的深色血管，提示便秘。太阳穴上方有明显静脉血管形似蚯蚓团状，为长期便秘所致。

小鱼际颜色发青，掌根肾、生殖区位置低陷，青筋隐隐，则为阳气虚衰，寒自内生，运化无力之冷秘[2]。伴有隆起，胃区亦晦暗不泽，提示为情志失和，肝脾郁结之气秘[3]。3线上出现许多支线，提示可能有便秘。

病因

其病因有燥热内结，津液不足；情态失和，气机郁滞；劳倦内伤，身体衰弱，气血不足等。

治疗方法

手疗法：第一步，合谷穴揉法20次；第二步，劳宫穴揉法20次；第三步，二间穴揉法20次；第四步，肾穴揉法20次。

穴位疗法：商曲穴，具有清热降温的功效。按摩此处，对腹痛、泄泻、便秘、肠炎、腹中积聚等不适症状有显著疗效。

药膳调理法：菠菜猪血汤，可调大肠、通大便，适用于便秘。

防治小贴士

蜂蜜——良好的通便剂：

蜂蜜60克，每日早、晚各服30克，以凉开水冲饮。适用于老年、孕妇便秘及习惯性便秘者。

便秘的诊病方法

望面诊病

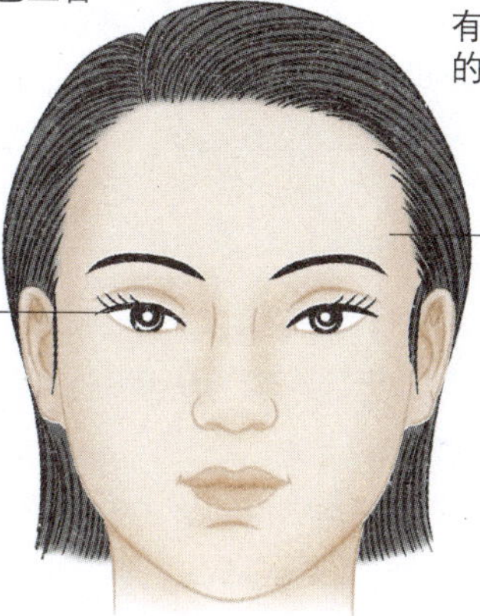

看手诊病

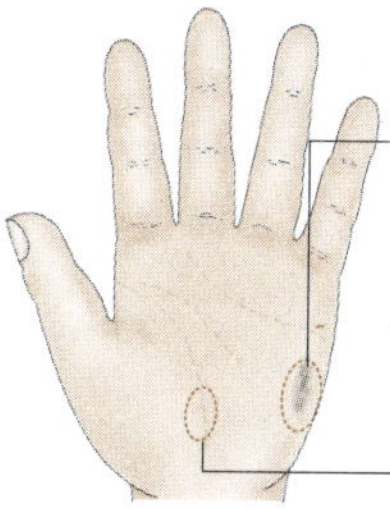

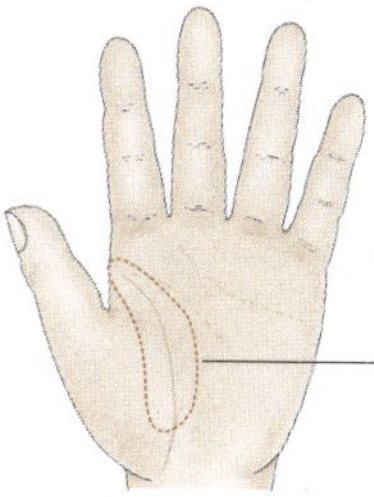

便秘的治疗方法

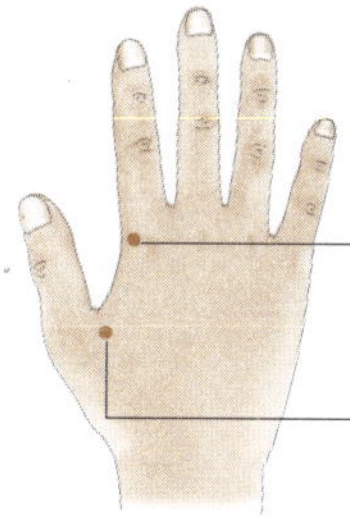

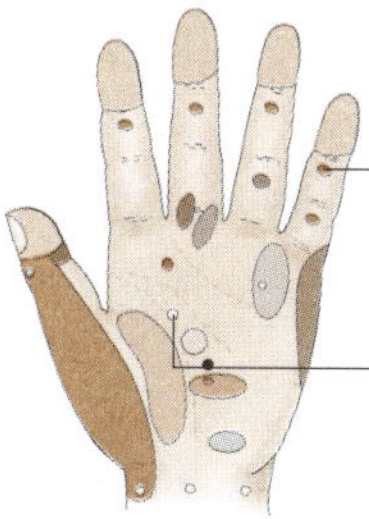

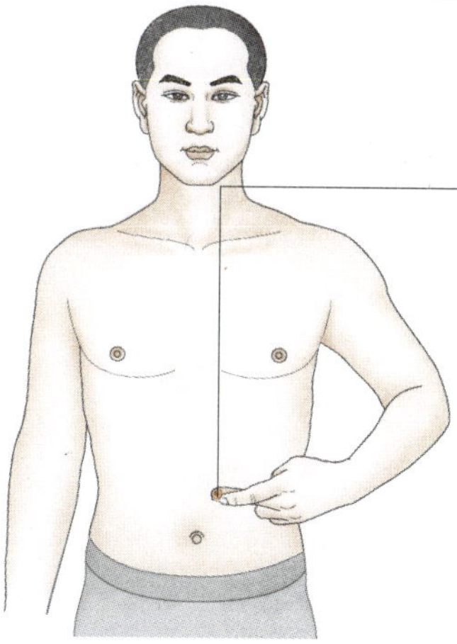

商曲穴具有清热降温的功效。按摩此处，对腹痛、泄泻、便秘、肠炎、腹中积聚等不适症状有显著疗效。

药膳调理法 · 调肠通便菠菜猪血汤

【原料】菠菜 500 克，猪血 280 克。

【做法】菠菜洗净切段，猪血洗净切块，一同放入锅内，加水煮沸，加调料即可。

【功效】可调大肠、通大便，适用于便秘。

神经衰弱

本节名词
❶惊悸 ❷喜忘

神经衰弱是神经症中的一种。是一种以慢性疲劳，情绪不稳，自主神经功能紊乱，突出的兴奋和疲劳为其临床特征，并伴有躯体症状和睡眠障碍的神经症。在中医学中属“惊悸❶”、“不寐”、“喜忘❷”等病症范畴。

Words & terms
名词解释

❶ 惊悸

指由于七情不节累及于心所导致的，以惊悸为主要外兆的心病，属于现代医学的心脏神经官能症。

❷ 喜忘

证名。即善忘、健忘、多忘。指记忆力减退，遇事善忘的一种病证。主要由于肾气亏虚、心肾不交、心脾两虚、痰浊扰心、淤血痹阻等因素所致。

症状

神经衰弱的症状主要有心情烦躁、易怒、注意力不集中、记忆力减退、失眠多梦等，此病会影响正常的生活和工作。

舌尖周围呈锯齿状，提示正患失眠或神经衰弱。耳部心穴区出现圆形皱褶，提示神经衰弱。

1线出现较小的“岛”纹，并向食指方向增长延伸，甚至直达食指根部，即木星丘处。2线出现浅淡状改变，且在明堂处形成分支；或向其下方延长后，与3线相连，甚至垂向月丘处。

病因

神经衰弱是由于长期的思想矛盾或精神负担过重，脑力劳动者劳逸结合不当，病后体弱等原因引起的。中医认为此病与情志内伤、劳神过度或大病久病之后，心肾亏虚、气血不足等有很大关系。

治疗方法

手疗法：第一步，神门穴按法5分钟；第二步，心穴点法30次；第三步，肾穴点法30次；第四步，大脑区掐法3分钟。

穴位疗法：按摩百会穴，有开窍宁神的功效，主治失眠、神经衰弱。

药膳调理法：合欢花茶，解郁理气，养心健脾，适用于神经衰弱。

防治小贴士

神经衰弱的治疗原则是以心理治疗为主，药物治疗为辅，所以患者平时可根据以下措施进行自我调整。

①提高心理素质，增强机体的自我防卫能力。

②保持良好的情绪，培养广泛的兴趣。

③注意睡眠卫生，养成良好的睡眠习惯。

神经衰弱的诊病方法

望面诊病

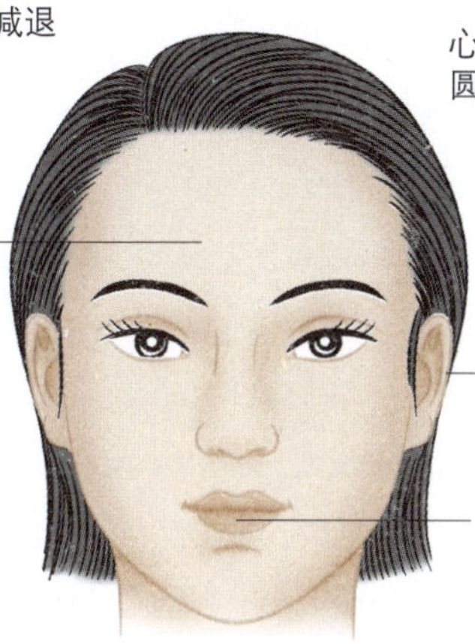

看手诊病

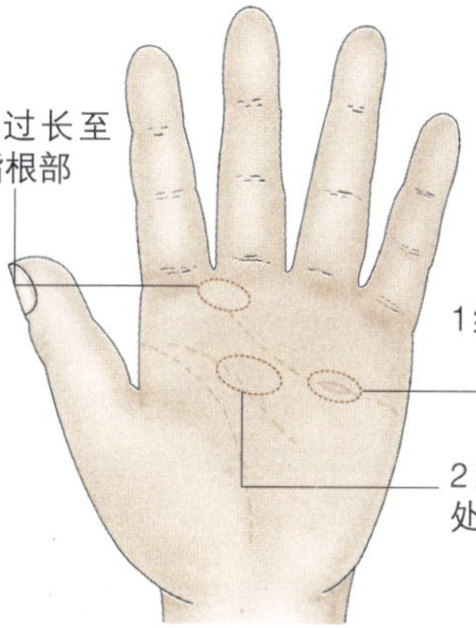

神经衰弱的治疗方法

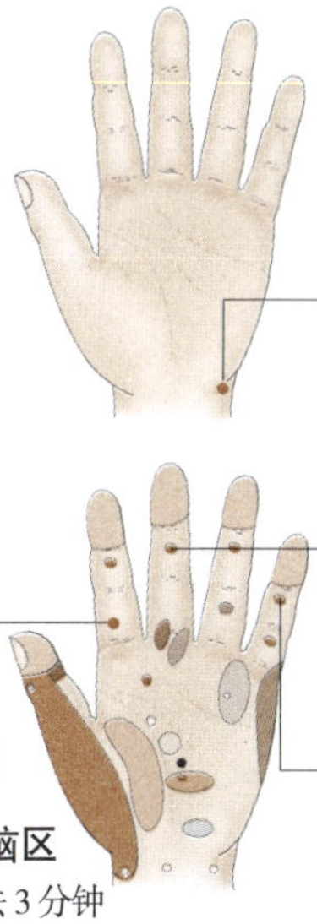

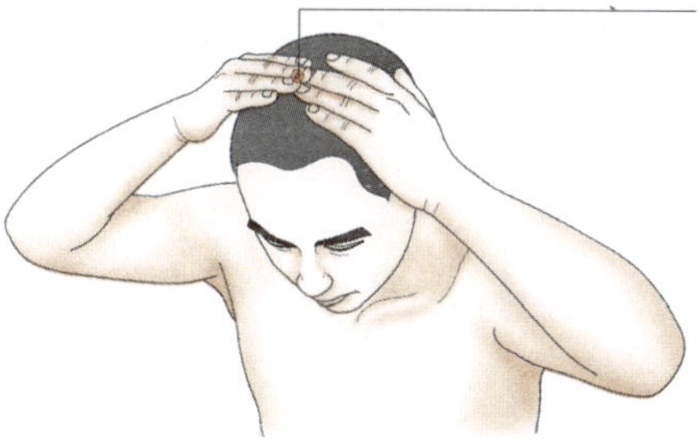

按摩百会穴有开窍宁神的功效，主治失眠、神经衰弱。还有平肝息风的功效，主治头痛、眩晕、休克、高血压、中风失语、脑贫血、鼻孔闭塞。

药膳调理法 · 解郁理气合欢花茶

【原料】合欢花 10 克，白糖适量。

【做法】将合欢花洗净放入茶杯中，沸水冲泡，加入适量白糖，闷泡 20 分钟即可。

【功效】解郁理气，养心健脾，适用于神经衰弱。

脑动脉硬化

本节名词
❶脑回 ❷额叶
❸脑卒中

脑动脉硬化是由于脂质沉积于脑动脉内壁，以致脑动脉发生粥样硬化、小动脉硬化、微小动脉玻璃样变等脑动脉变性病变，由此导致慢性、进行性脑缺血、缺氧，表现为脑功能障碍、精神障碍和局灶性损害等慢性脑病综合征。

Words terms

名词解释

❶ 脑回

大脑的表面凹凸不平，凸起的被称为脑回，凹下的依其深度称为沟或裂。

❷ 额叶

是大脑发育中最高级的部分，它包括初级运动区、前运动区和前额叶。

❸ 脑卒中

脑中风的学名，是一种突然起病的脑血液循环障碍性疾病。又叫脑血管意外。是指患脑血管疾病的病人，因各种诱发因素引起脑内动脉狭窄，闭塞或破裂，而造成急性脑血液循环障碍。

症状

脑动脉硬化常表现为头晕、头痛、记忆力减退、肢体麻木等症状。

角膜老化，形成老年环，瞳孔变细，色灰，提示脑动脉硬化。耳部心穴区有环状皱褶纹，或耳垂处见耳褶征，提示脑动脉硬化。

1线出现红变。2线近末端处，可见“米”状纹。3线中间处有波浪纹。食指指甲上出现一条由细小条纹构成的粗凸条纹，若见于左手食指，提示右侧脑动脉有硬化性改变；若见于右手食指，提示左侧脑动脉有硬化性改变。

病因

脑动脉硬化的确切病因目前还不明了，但可以肯定的是，它与糖尿病、高血脂症和原发性高血压等病症有密切的关系。多数患者脑组织存在不同程度的萎缩现象，整个脑重量减轻，脑回❶变小，脑沟增宽，尤以额叶❷为甚。大约70%的脑卒中❸患者都存在脑动脉硬化。

治疗方法

手疗法：第一步，劳宫穴按法50次；第二步，心穴按法50次；第三步，合谷穴按法50次；第四步，肾穴按法50次。

穴位疗法：天柱穴是治疗头部疾病的特效穴位。对头痛、颈项僵硬、肩背疼痛、血压亢进、脑溢血、鼻塞等症状具有较好的理疗保健功效。常按还可增强记忆力。

药膳调理法：首乌泽泻粥，疏通血管，适用于脑动脉硬化。

防治小贴士

饮食宜清淡，不食过咸食物和甜食，少食动物脂肪，保持低胆固醇的饮食结构；戒除不良嗜好；保持正常体重，坚持适当的体育锻炼。

脑动脉硬化的诊病方法

望面诊病

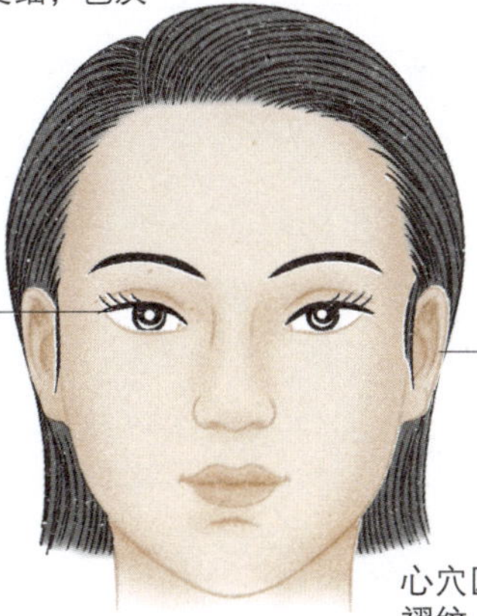

看手诊病

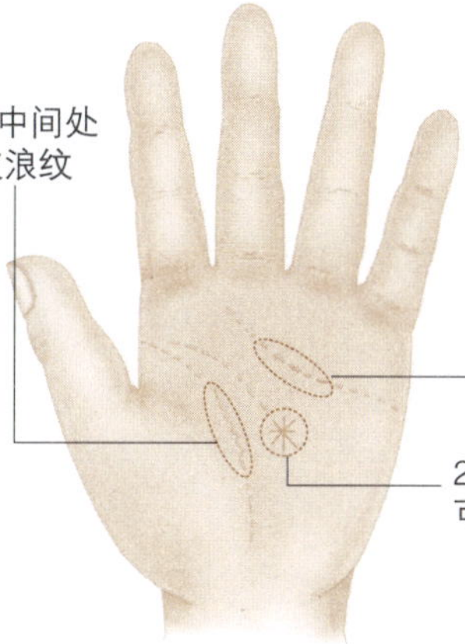

脑动脉硬化的治疗方法

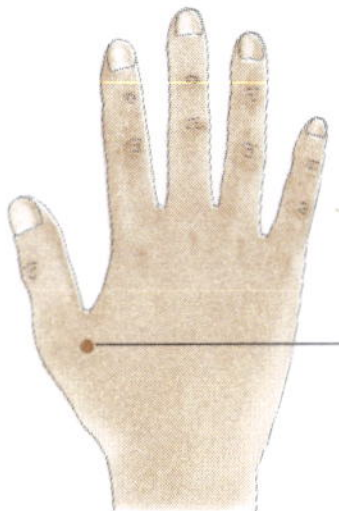

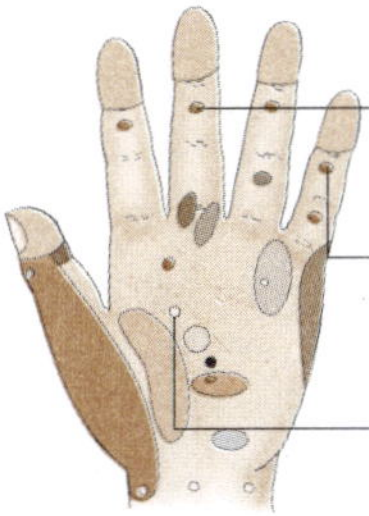

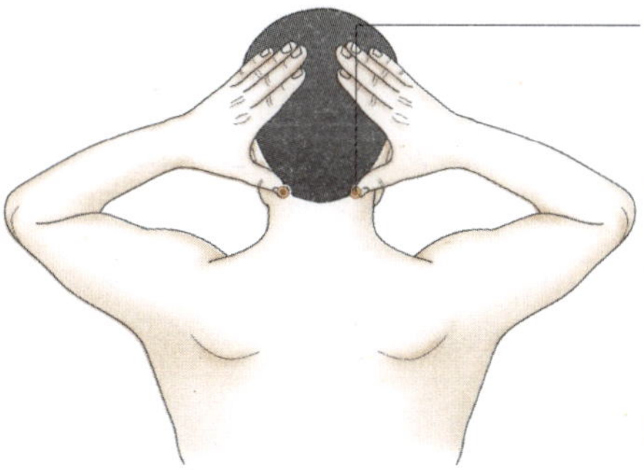

取穴技巧：正坐，双手举起，抬肘，掌心朝前，向着后头部，指尖朝上，将大拇指指腹置于后头骨正下方凹处，即大筋外两侧凹陷处，则拇指指腹所在的位置即该穴。

天柱穴属足太阳膀胱经，是治疗头部疾病的特效穴位。对头痛、颈项僵硬、肩背疼痛、血压亢进、脑溢血、鼻塞等症状具有较好的理疗保健功效。常按还可增强记忆力。

药膳调理法·疏通血管首乌泽泻粥

【原料】何首乌、泽泻各 15 克，粳米 80 克。

【做法】将何首乌、泽泻研成细末，与粳米一起入锅加清水煮粥。

【功效】疏通血管，适用于脑动脉硬化。

高血压

本节名词
❶胆固醇

高血压（Hypertension）是一种世界性的常见疾病，世界各国的患病率高达10%～20%，并可导致脑血管、心脏、肾脏的病变，是危害人类健康的主要疾病。

Words & Terms
名词解释

❶ **胆固醇**

又称胆甾醇。一种环戊烷多氢菲的衍生物。广泛存在于动物体内，尤以脑及神经组织中最为丰富，在肾、脾、皮肤、肝和胆汁中含量也高。其溶解性与脂肪类似，不溶于水，易溶于乙醚、氯仿等溶剂。胆固醇是动物组织细胞所不可缺少的重要物质，它不仅参与形成细胞膜，而且是合成胆汁酸，维生素D以及甾体激素的原料。

症状

若经常感到头痛，而且很剧烈，同时又恶心作呕，双耳耳鸣，持续时间较长，就可能是向恶性高血压转化的信号。

耳部心穴区呈圆点状白色改变，提示原发性高血压。虹膜变形，边缘出现金银色半月环浸润，提示高血压。

心区及大鱼际部位颜色鲜红，肝区有暗红色线条出现，肾区淡白无光，表明情绪急躁、易怒，有心悸头晕症状。1线紊乱，不清晰，纹路深刻，明显易见，2线走向平直。

病因

高血压的病因尚未十分明确。一般认为高级神经中枢功能障碍在发病中占据主导地位，体液、内分泌因素、肾脏等也参与发病过程。现代医学研究表明，高血压的病因与高血压家族史、紧张、焦虑、缺少体力劳动、摄入盐分过多、肥胖、吸烟有关。

治疗方法

手疗法：第一步，血压反应区揉法20次；第二步，颈肩穴按法20次；第三步，心肺穴掐法20次；第四步，肝胆穴擦法20次。

穴位疗法：按摩阴陵泉穴能清脾理热，有利于降低血压。

药膳调理法：香菇鸡汤，适用于高胆固醇❶症、高血压、动脉硬化。

防治小贴士

远离高血压的八字箴言：

低盐——盐，危害生命的“秘密杀手”。

减肥——体重减少1公斤，血压下降1毫米汞柱。

减压——保持心情愉快每一天。

限酒——酒精是血压升高的助推剂。

高血压的诊病方法

望面诊病

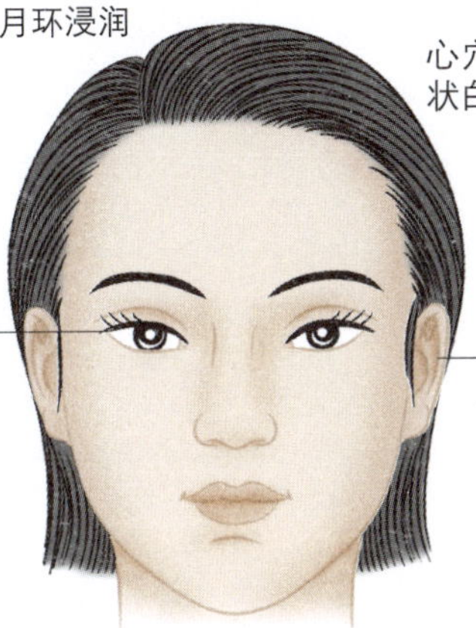

看手诊病

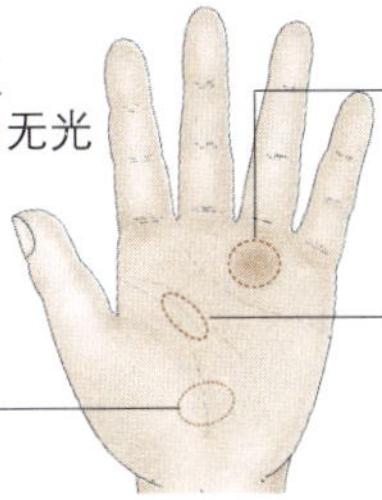

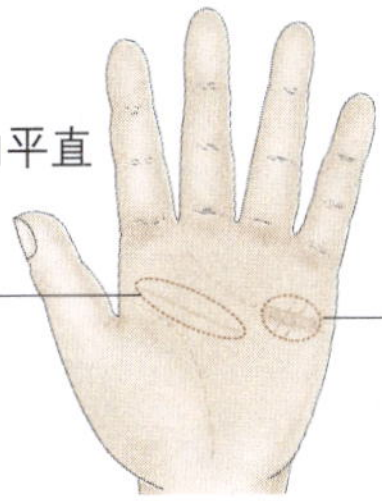

高血压的治疗方法

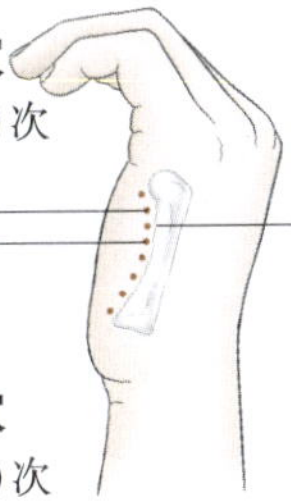

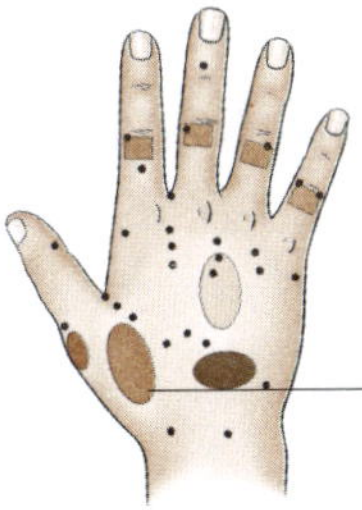

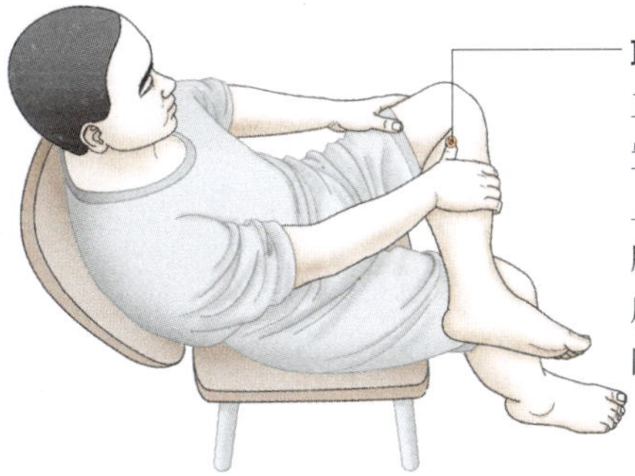

阴陵泉穴属足少阴脾经，为脾经经气聚集之穴，五行属水，与水经的肾和膀胱关系密切，能清脾理热，宣泄水液，化湿通阳，因此对通利小便有特效，并有利于降低血压。

药膳调理法 · 降压良方香菇鸡汤

【原料】香菇 40 克，鸡肉适量。
【做法】鸡肉加入姜、葱熬成鸡汤，盛于碗中，加入洗净的香菇及盐等调料，以玻璃纸封口，蒸 1 小时即可。
【功效】适用于高胆固醇症、高血压、动脉硬化。

低血压

本节名词
❶昏厥 ❷毛细血管

低血压是指体循环动脉压力低于正常的状态。正常血压的变化范围很大，随着年龄、体质、环境因素的不同而有很大变化。低血压的诊断目前尚无统一标准，一般认为成年人肢动脉血压低于 90/60 毫米汞柱即为低血压。

Words terms
名词解释

❶ 昏厥

突然昏倒，不省人事，四肢厥冷，移时苏醒，醒后无失语偏瘫等后遗症的表现。

❷ 毛细血管

毛细血管连于动、静脉之间，互相连接成网状。数量很大，除软骨、角膜、毛发上皮和牙釉质外，遍布全身。壁薄，管径较小，血流很慢，通透性大。其功能是利于血液与组织之间进行物质交换。

症状

低血压常于晨起出现，站立时头昏眼花、腿软乏力、眩晕或昏厥[1]，昏厥时伴有面色苍白、出汗、恶心、心率改变等。一般表现为头昏、头晕、乏力、心悸、认识功能障碍等。

双目靠鼻梁内侧白睛有一条波浪状毛细血管[2]走向黑睛，提示低血压。

双手掌三大主线均浅之人，提示体质差，血压偏低。1线走到食指下巽位，或无名指下有两条干扰线竖切交1线，均提示血压不稳定。3线起点低，弹力又差；无名指下7线呈“井”字纹符号，均提示血压偏低。

病因

一般根据低血压的起病形式将其分为急性和慢性两大类。急性低血压是指患者血压由正常或较高的水平突然且明显下降；慢性低血压是指血压持续低于正常范围的状态，其中多数与患者体质、年龄或遗传等因素有关。

治疗方法

手疗法：第一步，中渚穴揉法20次；第二步，阳池穴揉法20次；第三步，神门穴揉法20次；第四步，升压点掐法15次。

穴位疗法：按摩太冲穴有平肝、理血、通络之效能，主治头痛、眩晕、失眠等。

药膳调理法：三黄粥，益气养血，提升血压。

防治小贴士

①常淋浴以加速血液循环，或以冷水、温水交替洗足。

②加强营养，多食易消化蛋白食物，如：鸡蛋、鱼、牛奶等。

③早上起床时，应缓慢地改变体位，防止血压突然下降。

低血压的诊病方法

望面诊病

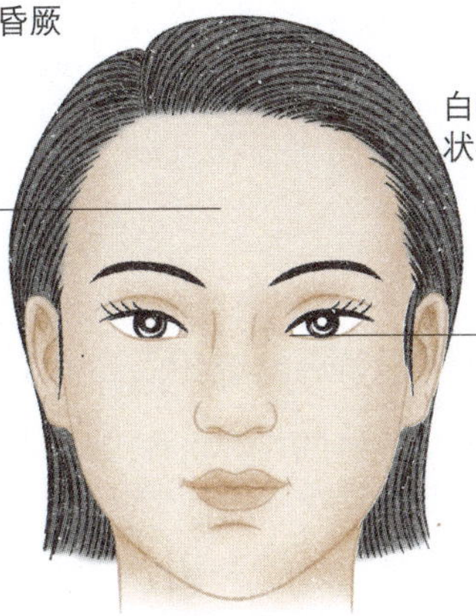

看手诊病

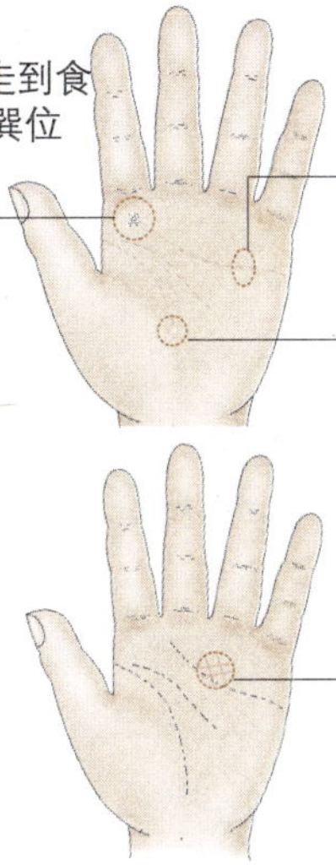

低血压的治疗方法

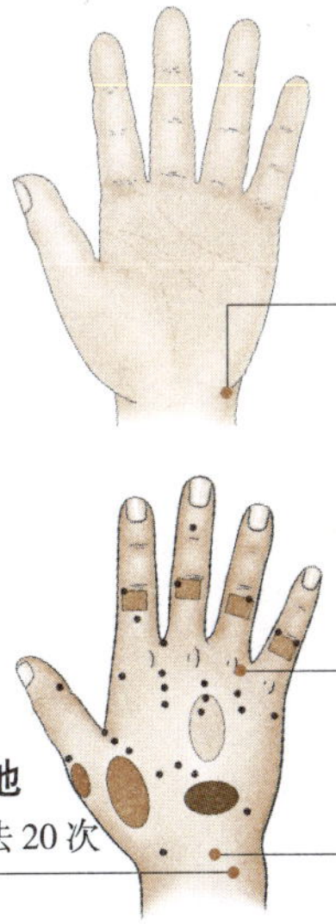

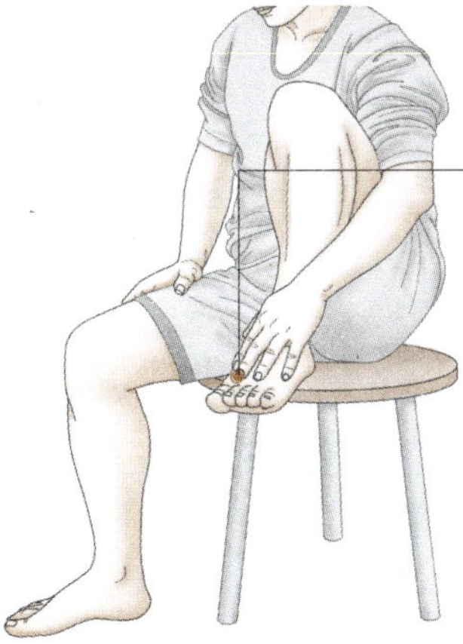

太冲穴为针灸学上重要的四关穴之一，主血，有平肝、理血、通络之效能，主治头痛、眩晕、高血压、失眠、肝炎、黄疸。

药膳调理法 · 益气养血三黄粥

【原料】黄芪、熟地黄各 30 克，黄母鸡 1 只，粳米 100 克。
【做法】黄母鸡洗净与黄芪、熟地黄一起煮，煮至极烂，取汁及肉，放入粳米煮成粥，加调料调味即可。
【功效】益气养血，提升血压。

冠心病

本节名词
❶前驱症状 ❷心脏杂音

冠心病是冠状动脉粥样硬化心脏病的简称，是指其导致心肌缺血、缺氧而引起的心脏病。为冠状动脉硬化导致器官病变的最常见类型。

Words & Terms
名词解释

❶ **前驱症状**
指疾病的预兆。

❷ **心脏杂音**
指在心音与额外心音之外，在心脏收缩或舒张时血液在心脏或血管内产生端流所致的室壁、瓣膜或血管振动所产生的异常声音。

症状

冠心病一般有三种类型。心绞痛型表现为胸骨后的压榨感、闷胀感，伴随明显的焦虑；心肌梗塞型表现为梗塞发生前一周常有前驱症状[1]，如静息和轻微体力活动时发作的心绞痛，伴有明显的不适和疲惫；还有无症状性心肌缺血型。

耳垂部耳褶征明显，提示心肌梗死。两眉之间距离大，提示心脏杂音[2]症。外眦角呈钩状增生，提示心血管疾病。

明堂处出现独立的“△”形纹，说明患有冠心病，而且正向严重的方向发展。3线尾端出现“△”形纹，提示心肌缺血，要预防隐性冠心病。

病因

因冠状动脉狭窄、供血不足而引起的心肌机能障碍和（或）器质性病变，故又称缺血性心肌病。

治疗方法

手疗法：第一步，心悸点掐法15次；第二步，劳宫穴揉法20次；第三步，心穴点法15次；第四步，急救点掐法20次。

穴位疗法：按摩极泉穴，可治疗各种心脏病，以及心胁满痛。

药膳调理法：清炒洋葱，可滋肝益肾，利湿消毒，适用于冠心病。

防治小贴士

冠心病人牢记16字秘诀：

①心平气和。冠心病患者最忌脾气急躁，要经常提醒自己遇事心平气和。

②宽以待人。宽恕别人不仅能给自己带来平静和安宁，也益于疾病的康复。

③心胸开阔。冠心病患者对金钱、地位以及对自己的疾病都要坦然、淡化。

④坚持锻炼。通过气功、太极拳等活动，增强自身康复能力。

冠心病的诊病方法

望面诊病

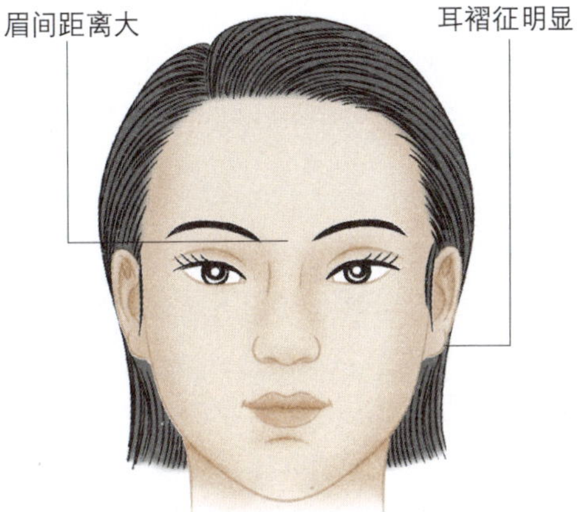

看手诊病

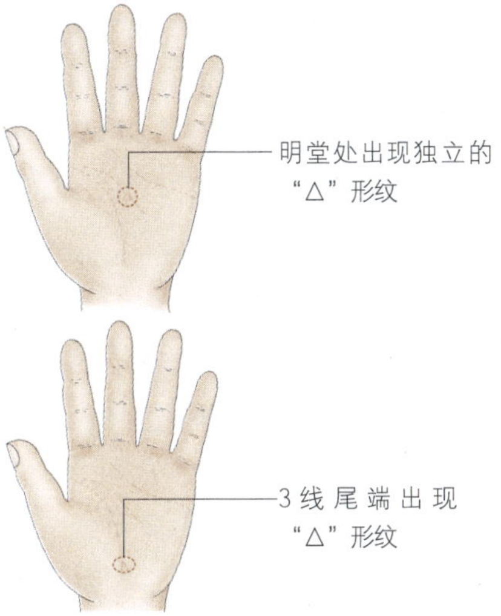

冠心病的治疗方法

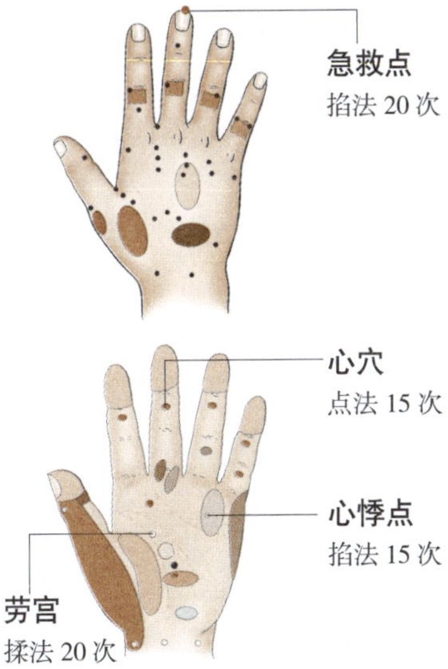

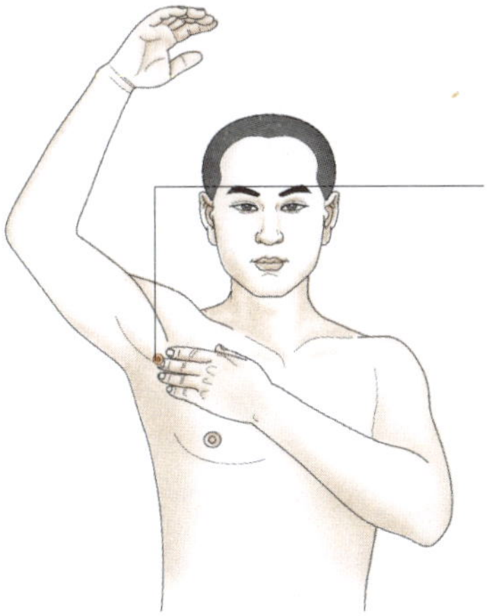

取穴技巧： 正坐，手平伸，举掌向上，屈肘，掌心向着自己头部，以另一只手中指按腋窝，正中陷凹处就是。

极泉穴可治疗各种心脏病，以及心胁满痛。长期按压此穴，对臂肘冷寒、肩关节炎、肋间神经痛、心肌炎、心绞痛、心痛渴而欲饮等病症，会有很好的调理保健效用。

药膳调理法·滋肝益肾清炒洋葱

【原料】洋葱 200 克，葱少许。

【做法】洋葱洗净切片，入油锅清炒，加葱花，佐餐食用。

【功效】可滋肝益肾，利湿解毒，适用于冠心病、高血脂、高血压。

贫血

本节名词

❶ 钩端螺旋体病

❷ 卒聋

贫血为循环血液单位容积内，血红蛋白低于正常值下限。国内诊断贫血的血红蛋白标准为：成人男性低于12g/dl，成年女性低于11g/dl，孕妇低于10g/dl。

症状

临床常见患者皮肤苍白和面色无光，呼吸急促、心跳加快、食欲不振、腹泻、闭经、性欲减退等症状。眼外眦现状充血，睑结膜色泽无华，提示贫血。

掌心色白，手掌皮肤皱纹处淡白无光，眼区和肾区颜色偏白，青筋浮现。肝区则有淡青之色，郁结不散。2线末端有分叉，且成“八”字形，提示贫血信号。

病因

（1）失血性贫血。失血最常见的原因，主要有创伤引起的外出血，内脏破裂的内出血，血管肉瘤引起的体腔内出血或外出血等。

（2）溶血性贫血。因其血管内溶血的原因，主要有感染，如传染性贫血、钩端螺旋体病[1]、附红细胞体病、梨形虫病等。

（3）再生障碍性贫血。一种是再生不良，另一种是再生不能。

治疗方法

手疗法：第一步，神门穴擦法15次；第二步，脾胃穴擦法15次；第三步，肾穴擦法15次。

穴位疗法：按摩足窍阴穴，可治脑贫血、卒聋[2]不闻人声等病症。

药膳调理法：参须蒸乌鸡，益气养血，暖胃温阳，适用于贫血。

防治小贴士

饮食营养要合理，食物必须多样化，食谱要广，不应偏食，否则会因某种营养素的缺乏而引起贫血。饮食应有规律、有节制，严禁暴饮暴食。多食含铁丰富的食物，如猪肝、猪血、瘦肉、奶制品、豆类、大米、苹果、绿叶蔬菜等。忌食辛辣、生冷不易消化的食物。

Words terms

名词解释

❶ **钩端螺旋体病**

简称钩体病，是由致病性钩端螺旋体引起的动物源性传染病。鼠类及猪是主要传染源，呈世界性范围流行。

❷ **卒聋**

病名。系指卒然听力下降甚或听力丧失的病证。

贫血的诊病方法

望面诊病

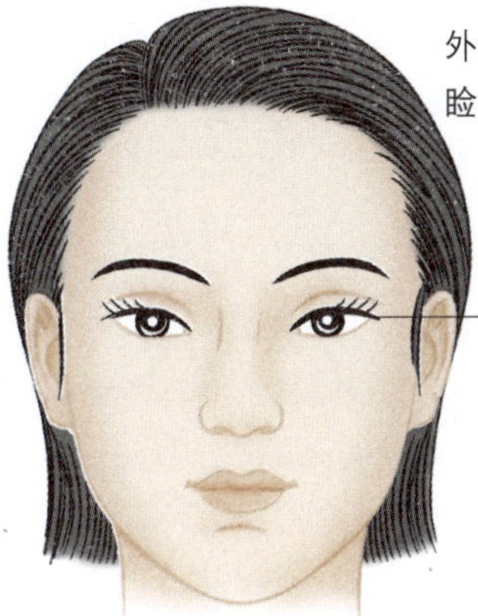

看手诊病

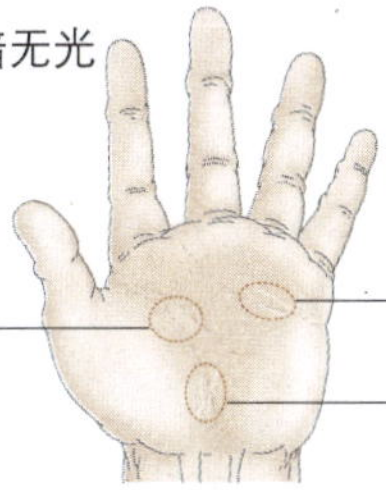

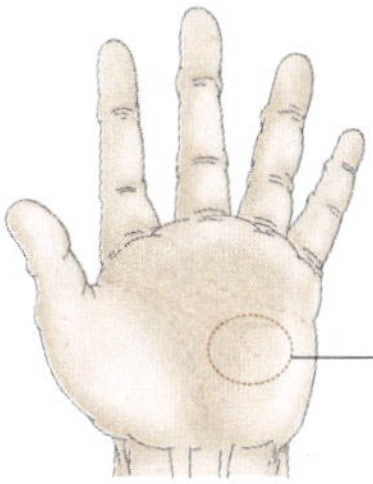

贫血的治疗方法

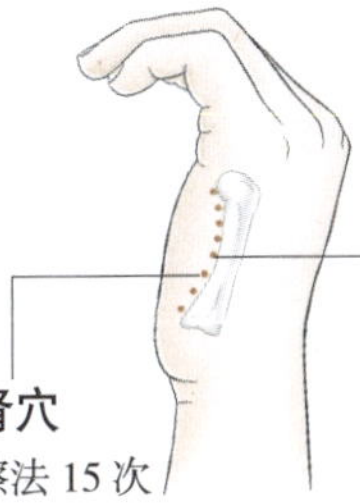

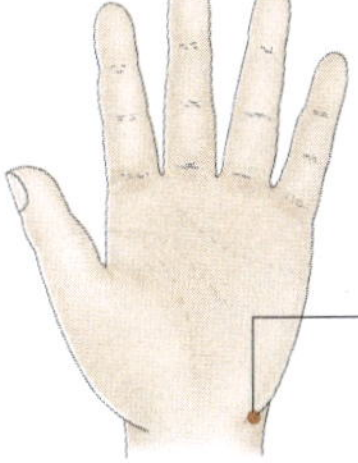

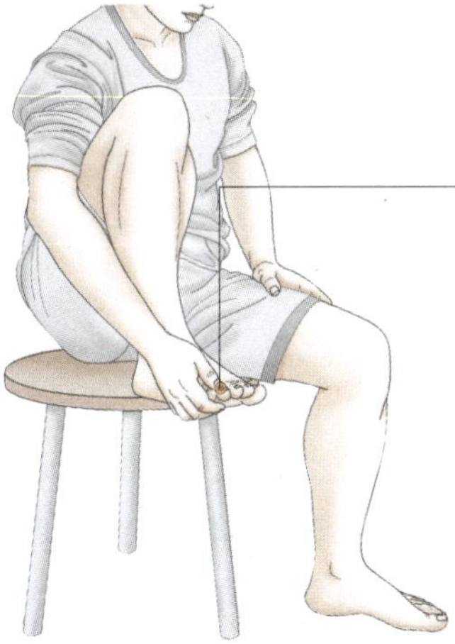

足窍阴穴对头痛、心烦、肋痛、咳逆不得息、手足烦热、汗不出等病症有特效。又可治脑贫血、咽喉肿痛、失眠、多梦、热病、肘不可举、卒聋不闻人声等病症。

药膳调理法·益气养血参须蒸乌鸡

【原料】乌骨鸡1只，参须20克。

【做法】鸡宰杀去毛去内脏洗净，参须切小段，一起放入碗中，加调料和水，上笼蒸熟即可。

【功效】益气养血，暖胃温阳，适用于贫血、虚弱、冬天手脚冰凉。

癫痫

本节名词

❶神经元 ❷强直 ❸肌阵挛

癫痫是指脑部兴奋性过高的神经元❶突然、过度地重复放电，导致脑功能突发性、暂时性紊乱。临床表现为短暂的感觉障碍、肢体抽搐、意识丧失、行为障碍或植物神经功能异常。

症状

全身强直❷，阵挛发作（大发作），突然意识丧失，继之先强直后阵挛性痉挛。常伴有尖叫、面色青紫、尿失禁、舌咬伤、口吐白沫等症。失神发作（小发作），突发性精神活动中断，意识丧失，可伴肌阵挛❸。

1、2、3线变浅，掌部细纹少。2、3线呈锁链状。2线上有明显的两个“十”字纹，提示由头痛引发的癫痫。

病因

（1）遗传因素。在一些有癫痫病史或有先天性中枢神经系统或心脏畸形的病人家族中容易出现癫痫。

（2）脑损害与脑损伤。在胚胎发育中受到病毒感染、放射线照射或其他原因引起的胚胎发育不良可以引起癫痫。

治疗方法

手疗法：第一步，心穴摩法20次；第二步，关冲穴揉法20次；第三步，中冲穴揉法20次；第四步，阳谷穴揉法20次。

穴位疗法：按摩申脉穴，具有活血通络、宁神止痛的功效，是治疗头痛、眩晕、癫痫、腰腿酸痛、目赤肿痛、失眠等症状的特效穴位。

药膳调理法：胡椒蚯蚓炖黄豆，可祛风、镇静、止疼，适用于癫痫。

防治小贴士

①在某些罕见的病例中，缺乏维生素B_6和维生素D促使癫痫发作。应常吃肉、全谷类、豆类、多油鱼和一些动物制品，尤其是乳酪和添加营养素的牛奶。

②某些矿物质对部分患者有帮助，镁（大量存在于全麦面粉、小米、鱼、坚果和豆类中）、锌（存在于肉、家畜内脏、麦芽、牡蛎和小扁豆中）和钙（主要存在于牛奶和乳制品中）可多补充。

Words & terms

名词解释

❶ **神经元**

又称神经组织，是构成神经系统结构和功能的基本单位。

❷ **强直**

指颈项、肢体僵硬，活动不能自如。是痉病、破伤风、痫症等病症的主要症状。

❸ **肌阵挛**

又称west综合征，是婴儿时期所特有的一种癫痫，发病年龄较早，具有特殊的痉挛形式。可表现为突然头、颈、肢体或躯干肌肉的单次抽动，有时仅为一块肌肉或某些肌群的抽动，抽动后立即松弛。

癫痫的诊病方法

望面诊病

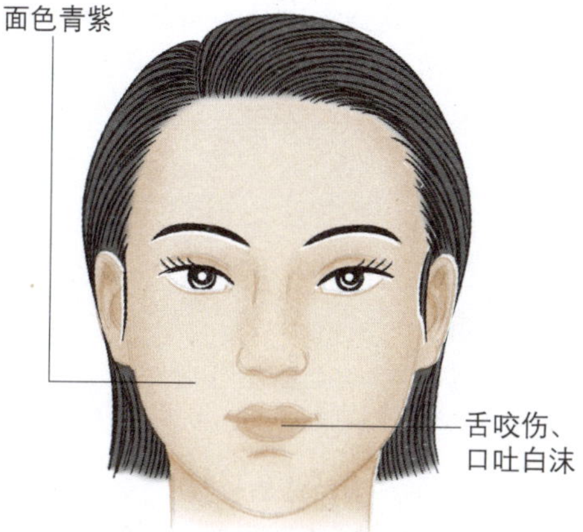

看手诊病

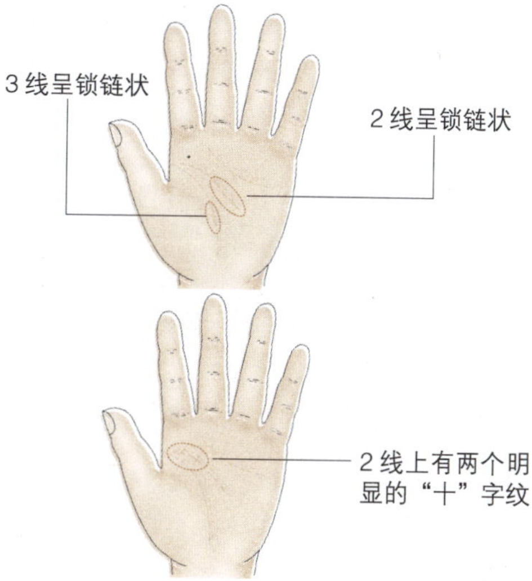

癫痫的治疗方法

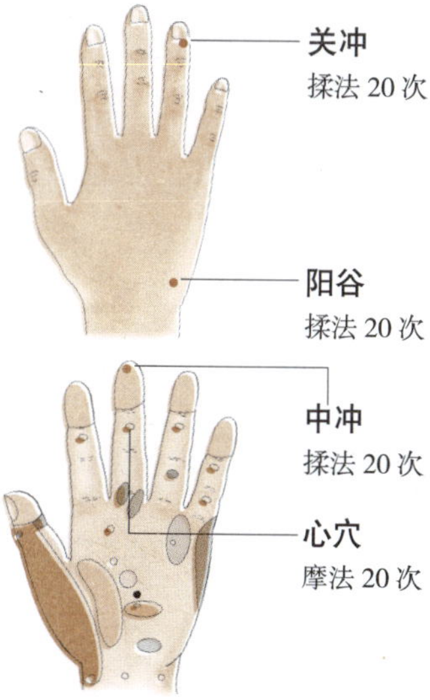

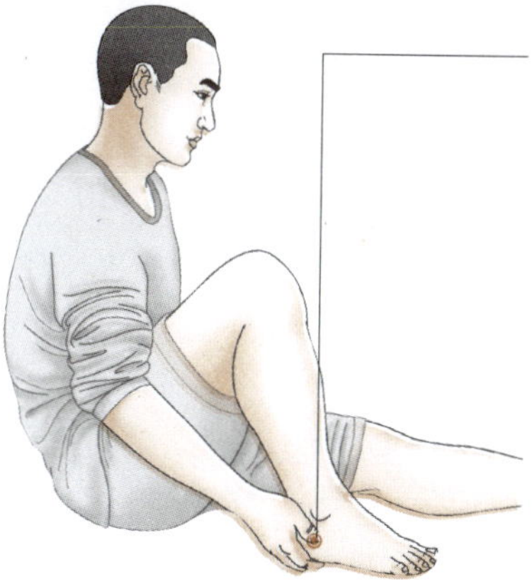

取穴技巧：
正坐垂足，将要按摩的脚稍向斜后方移至身体侧边，脚跟抬起。用同侧手，四指在下，掌心朝上扶住脚跟底部。大拇指弯曲，指腹置于外脚踝直下方凹陷中，则大拇指所在的位置就是。

申脉穴属足太阳膀胱经穴位。按摩此处，具有活血通络、宁神止痛的功效，是治疗头痛、眩晕、癫痫、腰腿酸痛、目赤肿痛、失眠等症状的特效穴位。

药膳调理法・祛风镇静胡椒蚯蚓炖黄豆

【原料】黄豆 500 克，白胡椒 30 克，蚯蚓（干品）60 克。
【做法】以上材料加清水 2000 毫升炖煮至水干，取出黄豆晒干，入瓶贮存，每次食黄豆 20 ~ 30 粒。
【功效】可祛风、镇静、止疼，适用于癫痫。

糖尿病

本节名词
❶胰岛素
❷葡萄糖耐量

糖尿病是一种常见的内分泌代谢病，其基本病理、生理改变为绝对或相对性胰岛素❶分泌不足所引起的代谢紊乱，其特征为高血糖、糖尿、葡萄糖耐量❷降低及胰岛素释放试验异常。

Words & terms
名词解释

❶ **胰岛素**

由胰岛β细胞受内源性或外源性物质如葡萄糖、乳糖、核糖、精氨酸、胰高血糖素等的刺激而分泌的一种蛋白质激素。胰岛素是机体内唯一降低血糖的激素，也是唯一同时促进糖原、脂肪、蛋白质合成的激素。

❷ **葡萄糖耐量**

指机体对血糖浓度的调节能力。

症状

临床以高血糖为主要标志，常见症状有多饮、多尿、多食以及消瘦等。满口牙齿松动，应积极防治糖尿病的发生。耳部内分泌穴区、胰胆穴区可见红色斑点或片状色斑，提示糖尿病。

肺二区颜色鲜红，按之不易退去，为多饮、烦渴为主的上消化道症状。胃一区温热、潮红，则是多食善饥的中消化道症状。肾区苍白不泽，为尿频、尿多的下消化道症状。皮肤区干燥，3线上有障碍线介入或出现“岛”形纹，乾位色暗，伴有方形纹。

病因

（1）自身免疫系统缺陷。糖尿病患者血液中的异常自身抗体可以损伤人体胰岛分泌胰岛素的B细胞，使之不能正常分泌胰岛素。

（2）遗传因素。目前研究提示遗传缺陷是糖尿病的发病基础，这种遗传缺陷表现在人第六对染色体的HLA抗原异常上。

（3）病毒感染可能是诱因。

治疗方法

手疗法：第一步，大陵穴揉法20次；第二步，腕骨揉法20次；第三步，胃肠点摩法20次；第四步，肾穴揉法20次。

穴位疗法：按摩阳池穴，对糖尿病、子宫不正等病症有很好的调理保健效能。

药膳调理法：黄豆排骨汤，可健脾补虚、润燥消水，适用于糖尿病。

防治小贴士

①少吃点：积极控制饮食，按量吃，有意识地多吃粗粮，始终保持标准体重。

②勤动点：每天坚持运动，做到有氧代谢。每天坚持按摩。

糖尿病的诊病方法

望面诊病

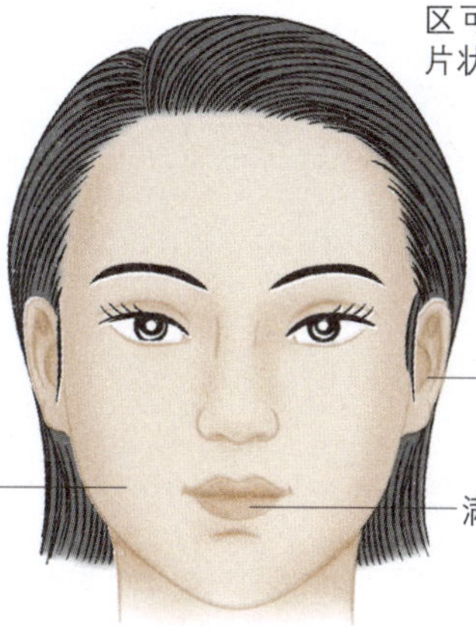

看手诊病

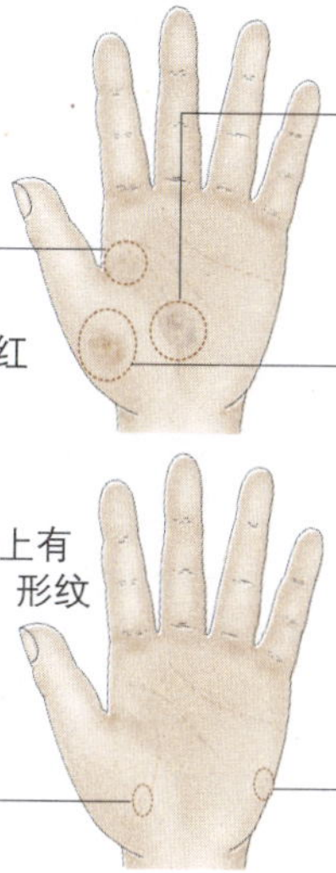

糖尿病的治疗方法

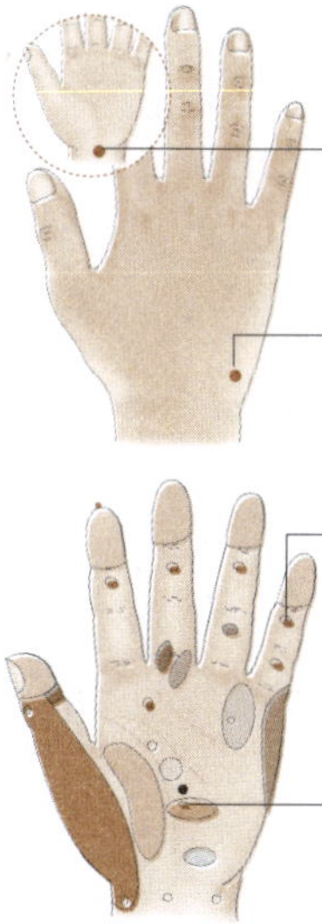

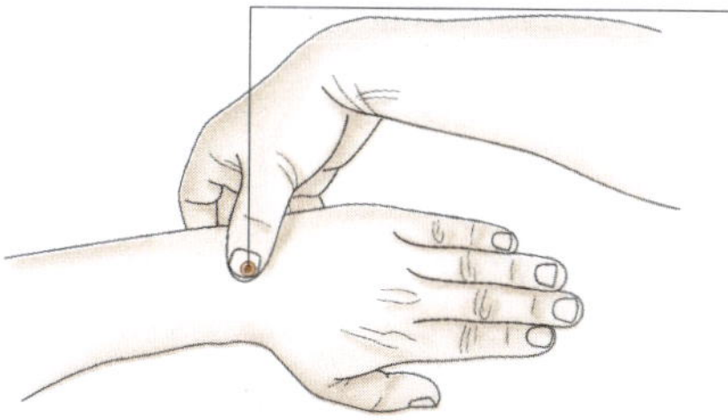

按摩阳池穴可治疗腕关节及周围软组织风湿，以及腕痛无力、肩臂痛不得举等症状。对糖尿病、子宫不正等病症有很好的调理保健效能。

药膳调理法·健脾补虚黄豆排骨汤

【原料】黄豆100克，猪排骨150克。

【做法】将黄豆用清水浸泡，排骨洗净剁块，一起放入砂锅中加水，文火煮至黄豆烂熟，加调料，佐餐食用。

【功效】可健脾补虚、润燥消水，适用于糖尿病。

甲亢

本节名词
❶甲状腺 ❷甲亢危象

甲状腺功能亢进症简称甲亢，是由多种原因引起的甲状腺❶激素分泌过多所致的一组内分泌病症。临床上以弥漫性甲状腺肿伴甲状腺功能的亢进和结节性甲状腺肿伴甲状腺功能亢进占绝大多数。

Words & terms
名词解释

❶ **甲状腺**

是脊椎动物非常重要的腺体，属于内分泌器官。哺乳动物的甲状腺位于颈部甲状软骨下方，气管两旁。

❷ **甲亢危象**

甲亢病长期不愈，可出现一系列合并症，如甲亢性心脏病、甲亢性肢体麻痹、甲亢性高血压、甲亢性糖尿病、甲亢性精神病等，病情严重者可导致甲亢危象，抢救不及时，可危机生命。

症状

表现为多食、消瘦、畏热、多汗、心悸、激动等高代谢症候群，神经和血管兴奋增强，伴有性情急躁、爱发怒、失眠等症状，以及不同程度的甲状腺肿大和眼突、手颤、体重减轻、内分泌功能紊乱、颈部血管杂音等特征，严重的可出现甲亢危象❷、昏迷甚至危及生命。

脑三区可见褐色斑块，眼区有青黑色凸起，拇指根部散布红色晕斑，则提示心火旺，有心悸、心动过速等症。小鱼际和5线上出现许多细小横纹且2线较淡，表明患者精神紧张，情绪易激动，多疑。

病因

甲亢病的诱发与自身免疫、遗传和环境等因素有密切关系。

（1）自身免疫因素和遗传因素。

（2）环境因素。例如创伤、精神刺激、感染等都可能诱发甲亢。

治疗方法

手疗法：第一步，劳宫穴按法20次；第二步，心悸点按法20次；第三步，多汗点按法20次；第四步，肾穴按法20次。

穴位疗法：人迎穴，配合足三里穴、神门穴等穴位，用针刺疗法可治疗甲亢。

药膳调理法：高粱甘蔗粥，适用于甲亢。

防治小贴士

在甲亢调养过程中，患者的饮食尤其重要。病人在服药期间的饮食应注意：

①禁忌辛辣食物，如辣椒、生葱、生蒜等。

②禁忌海味，如海带、海虾、带鱼等。

甲亢的诊病方法

望面诊病

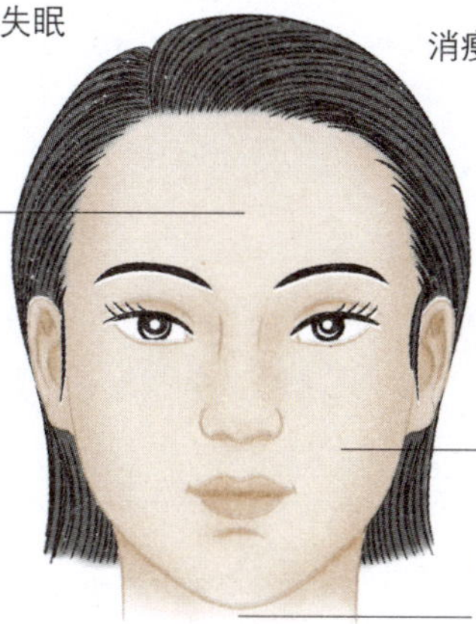

看手诊病

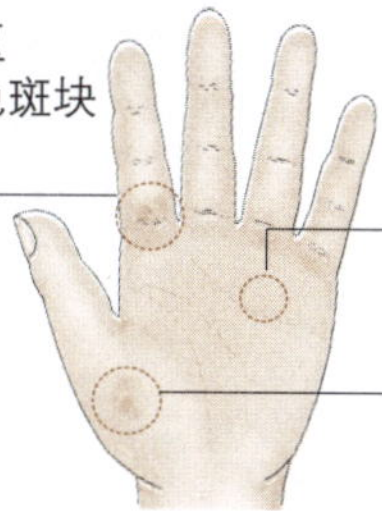

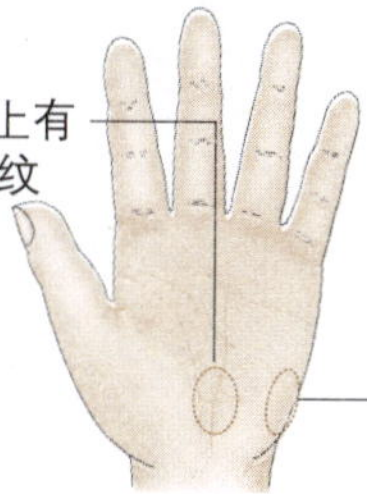

甲亢的治疗方法

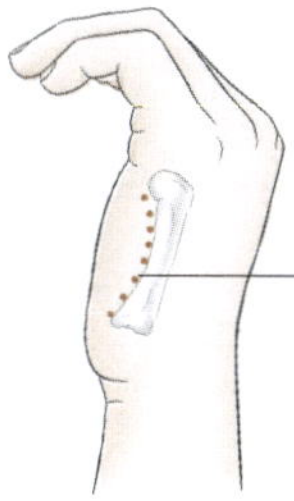

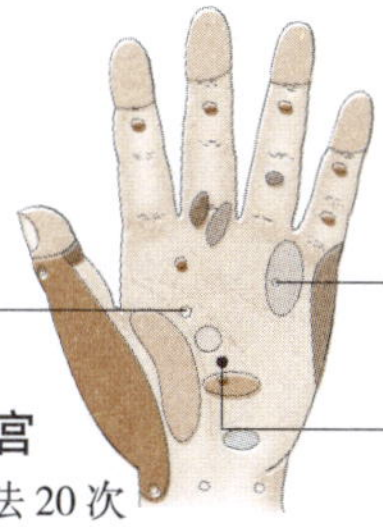

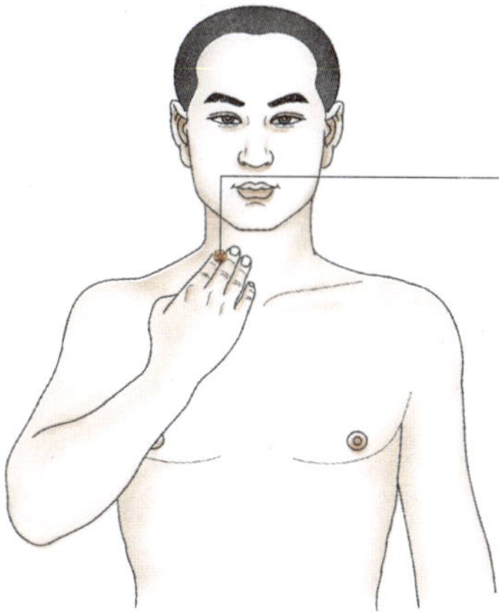

人迎穴属足阳明胃经穴位，按压可治疗慢性咽炎、咽喉肿痛、气喘、瘰疬、瘿气、高血压等症状。配合足三里穴、神门穴等穴位，用针刺疗法可治疗甲亢。

药膳调理法 · 高粱甘蔗粥

【原料】高粱米 50 克，甘蔗汁 50 毫升。

【做法】将高粱米煮成粥后，加入甘蔗汁，再煮一会儿即可。

【功效】适用于甲亢。

尿路感染

本节名词

❶肾盂 ❷膀胱

尿路感染通常是指泌尿系统受细菌的直接侵犯而引起的炎症性病变。此病以受大肠杆菌侵犯而感染最为常见，也有副大肠杆菌、变形杆菌、葡萄球菌等。

Words & terms

名词解释

❶ 肾盂

肾脏的一部分，是圆锥形的囊状物，下端通输尿管。

❷ 膀胱

六腑之一，位于下腹前部中央，呈囊状。其主要功能是贮存水液，经气化排出尿液。

症状

(1) 急性肾盂[1]肾炎。起病急骤；寒颤、畏寒；发热；全身不适、头痛、乏力；食欲减退、恶心、呕吐；腰痛、肾区不适。

(2) 慢性肾盂肾炎。慢性发作时的表现可与急性肾盂肾炎一样，但通常要轻得多，甚至无发热、全身不适、头痛等表现。

(3) 膀胱[2]、尿道炎。尿频、尿急、尿痛、膀胱区疼痛。

小鱼际颜色发青。膀胱一区出现片状红晕或呈白色，肾区颜色发青或有青筋浮现，表明易患膀胱、泌尿系疾病。手心温度突然升高，坤位青筋浮起，有急性肾盂肾炎并有全身症状。1线呈链状，2线末端出现羽毛样干扰纹，提示尿路感染。

病因

尿路感染是由细菌直接侵袭所引起的。

治疗方法

手疗法：第一步，肾穴按法20次；第二步，命门穴按法20次；第三步，生殖区按法20次；第四步，太渊穴按法20次。

穴位疗法：按压关元穴，对腹泻、腹痛、痢疾、小便不利、尿闭、尿路感染、尿路结石、肾炎等病症，有较好的调理保健效能。

药膳调理法：患慢性肾盂肾炎者，宜食用豆制品、黑枣、南瓜等食物。豆浆桑叶汤，适用于此病。

防治小贴士

①重视身心调节。要多参加一些体育活动，如快步走、慢跑等，以增强体质，改善机体的防御机能，从而减少细菌侵入机体的机会。

②保持阴部清洁。要做到每日用温开水清洗外阴部。男性包皮过长也容易引起尿路感染，必须每日清洗，保持干净。

尿路感染的诊病方法

望面诊病

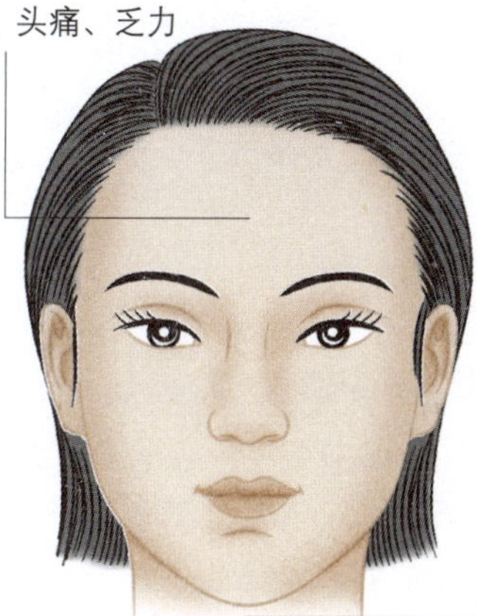

看手诊病

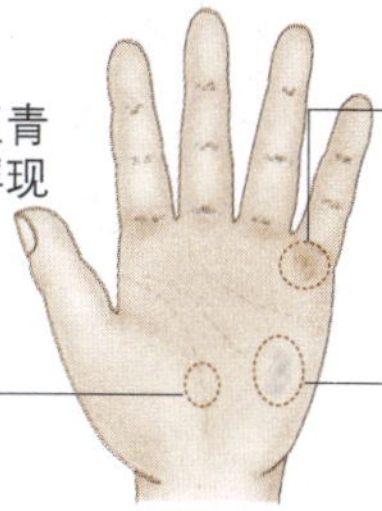

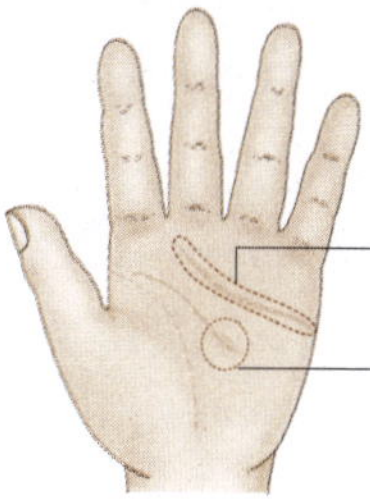

尿路感染的治疗方法

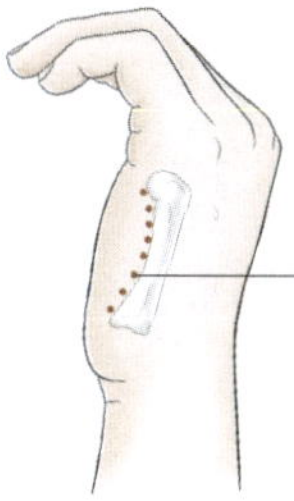

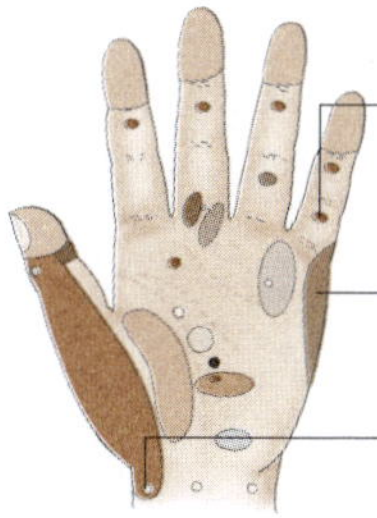

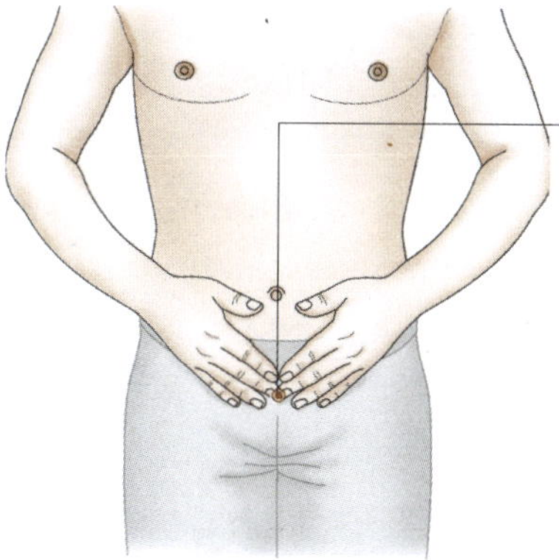

关元穴具有培肾固本、调气回阳之效能。长期按压此穴，对腹泻、腹痛、痢疾、小便不利、尿闭、尿路感染、尿路结石、肾炎等病症，都有较好的调理保健效能。

药膳调理法 · 豆浆桑叶汤

【原料】鲜桑叶 15 片，豆浆 400 毫升。
【做法】将上述两样材料一同煮，沸后取汤，加适量白糖调服。
【功效】适用于慢性肾盂肾炎。

胆囊炎、胆结石

本节名词
❶碱性磷酸酶
❷胆汁

急性胆囊炎由化学性刺激和细菌感染引起；慢性胆囊炎指胆囊慢性炎症性病变，时隐时现，病程可长达数年乃至十余年。胆结石是胆管内形成的凝结物，是临床最常见的消化系统疾病之一。临床表现主要包括发作性腹痛、急性炎症。

症状

急性胆囊炎主要表现为突然右上腹疼痛、发烧、发冷、恶心、呕吐。胆结石反复发作可出现多种肝功能异常，间歇性碱性磷酸酶❶上升。

胆二区有白里透着红色或暗黄色的斑点；胆一区纹理紊乱，呈网状，有“十”字纹或是“井”字纹，提示胆囊炎。

无名指指甲出现褐色的纵线，提示应积极防治胆结石病的发生。巽位纹理紊乱呈网状，有“十”字纹、“井”字纹或“田”字纹，胆二区有“米”字纹，提示胆结石。

病因

胆结石形成的原因有：胆汁❷中的胆固醇或钙过于饱和；溶质从溶液中成核并呈固体结晶状沉淀，结晶体聚集和融合形成结石。

而胆囊炎大多是由胆囊结石引起的。还有的是因为大肠杆菌等细菌入侵，或由于创伤、化学刺激所致。

治疗方法

手疗法：第一步，关冲穴揉法20次；第二步，大陵穴揉法20次；第三步，腕骨揉法20次；第四步，肾穴点法20次；第五步，神门穴点法20次。

穴位疗法：按摩期门穴，主治肋间神经痛、胆囊炎等。

药膳调理法：玉米须煲蚌肉，适用于胆囊炎、胆结石。

防治小贴士

①定时进餐，饮食规律，特别是要按时吃早饭。

②饮食结构不要太单一，要荤素搭配，粗细粮混吃。食用适量膳食纤维，刺激肠蠕动，预防胆囊炎发作。多吃新鲜的蔬菜和水果，补充维生素。

③积极参加体育活动，防止胆汁淤滞而形成结石。

Words & terms
名词解释

❶ **碱性磷酸酶**

是一种能够将对应底物去磷酸化的酶，即通过水解磷酸单酯将底物分子上的磷酸基团除去，并生成磷酸根离子和自由羟基，这类底物包括核酸、蛋白、生物碱等。

❷ **胆汁**

胆囊所贮藏的精汁，受肝之余气而成，可排泄下行，注入肠中，有助于饮食物的消化，是脾胃消化吸收功能得以正常进行的重要条件。

胆囊炎、胆结石的诊病方法

望面诊病

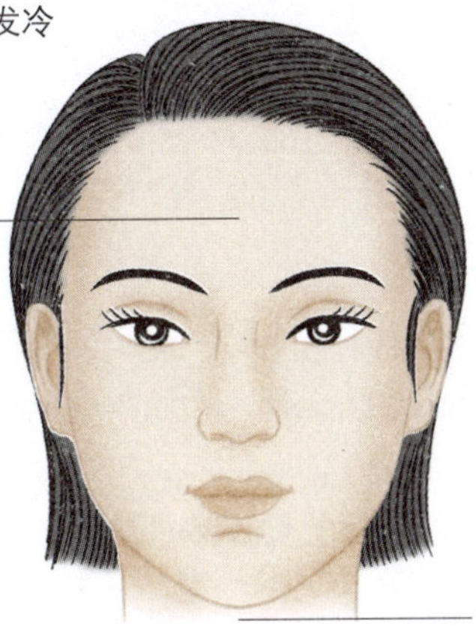

看手诊病

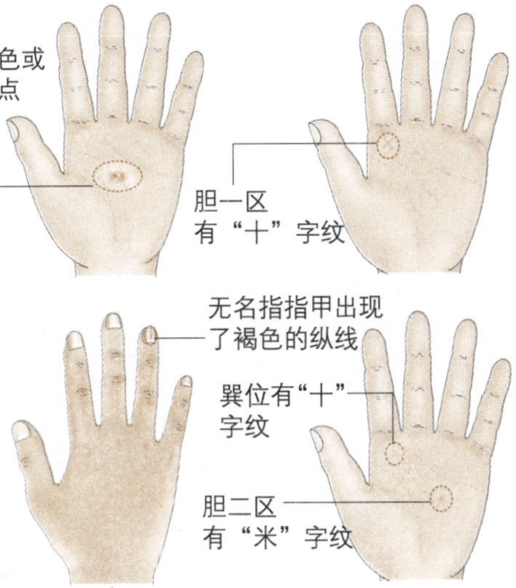

胆囊炎、胆结石的治疗方法

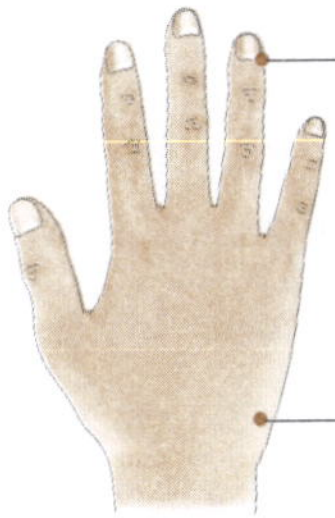

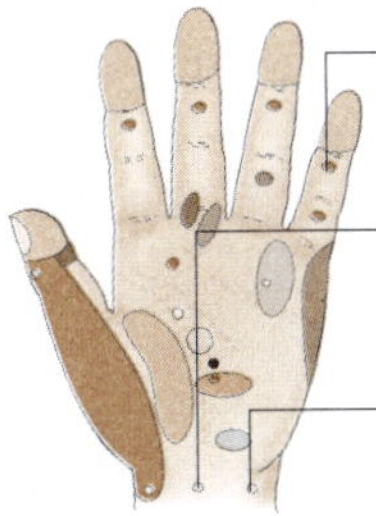

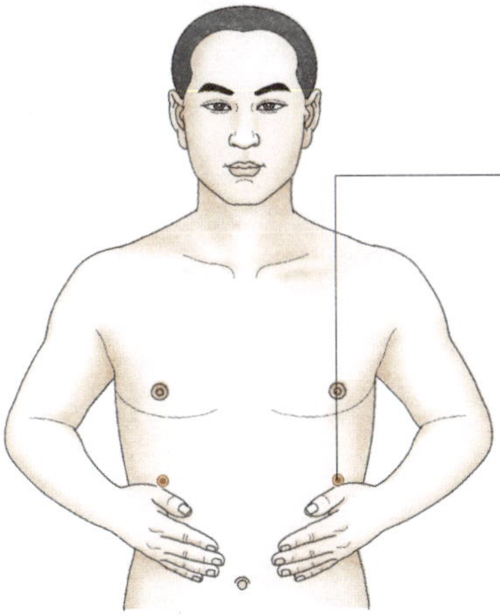

期门穴有疏肝、利气、化积通淤之效能，主治肋间神经痛、肝炎、肝肿大、胆囊炎、胸肋胀满。

药膳调理法 · 清热利胆玉米须煲蚌肉

【原料】玉米须 50 克，生姜 15 克，蚌肉 150 克。

【做法】蚌肉与生姜均洗净切片，与玉米须一起放入沙锅中加水，文火炖煮 1 小时，加调料即成。

【功效】清热利胆，止血降压，适用于胆囊炎、胆结石。

痔疮

本节名词

❶系带 ❷静脉瓣

痔疮是直肠末端黏膜下和肛管皮下的静脉丛发生扩张、曲张所形成的静脉团，成年人多见。由于痔疮发生的部位不同，可分为内痔、外痔和混合痔。除了部位不同外，其原因和治法均相同。

Words & terms

名词解释

❶ 系带

一种作为支持或限制用的连接性的膜皱襞。

❷ 静脉瓣

全身除内脏、脑和头颈部的大多数器官的静脉无静脉瓣膜外，其余各部的静脉都具有防止血液逆流的瓣膜，称为静脉瓣。

症状

上口唇内系带❶上有小肉结赘生物，提示痔疮。白睛外下方有向上走行的毛细血管，提示内痔。

3线内侧有向下的羽毛状分支，或3线上有细长的“岛”形纹，提示痔疮。

病因

（1）解剖学原因：人在站立或坐位时，肛门直肠位于下部，由于重力和脏器的压迫，静脉向上回流颇受障碍。直肠静脉及其分支缺乏静脉瓣❷，血液不易回流，容易淤积。

（2）职业关系：人久站或久坐，长期负重远行，影响静脉回流，使盆腔内血流缓慢或腹内脏器充血，引起痔静脉过度充盈，血管容易淤血扩张。

（3）局部刺激和饮食不节：肛门部受冷、受热、便秘、腹泻、过量饮酒和多吃辛辣食物，都可刺激肛门和直肠，使痔静脉丛充血，影响静脉血液回流，以致静脉壁抵抗力下降。

治疗方法

手疗法：第一步，会阴点揉法20次；第二步，大肠穴揉法20次；第三步，胃脾大肠区揉法20次。

穴位疗法：长强穴有通任督，调肠腑的效能，是通大便，疗便秘，止腹泻的特效穴位，主治肠炎、腹泻、痔疮、便血、脱肛。

药膳调理法：日常饮食中要多吃水果和蔬菜，少吃刺激性的食物。无花果炖猪瘦肉，健胃利肠，适用于痔疮、慢性肠炎。

痔疮的诊病方法

望面诊病

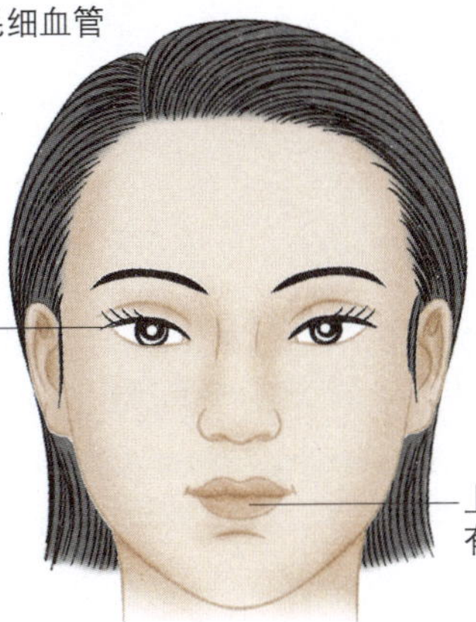

看手诊病

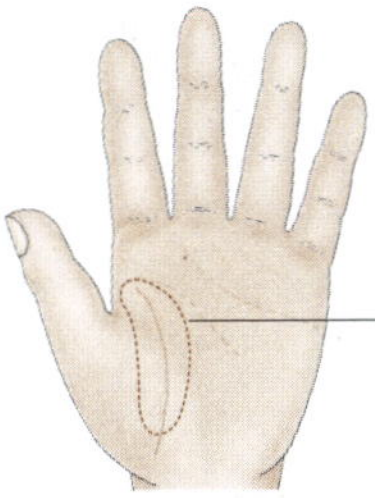

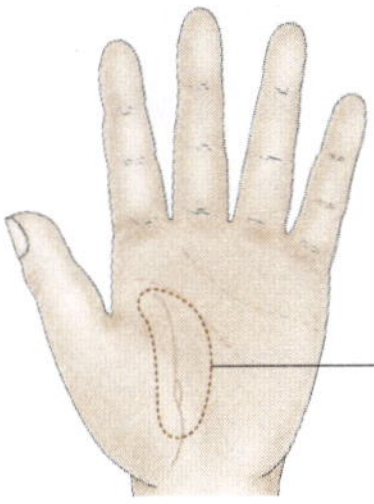

痔疮的治疗方法

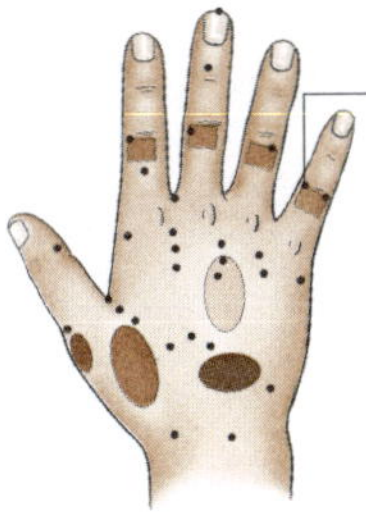

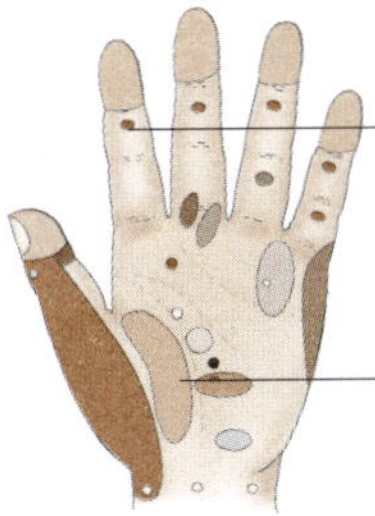

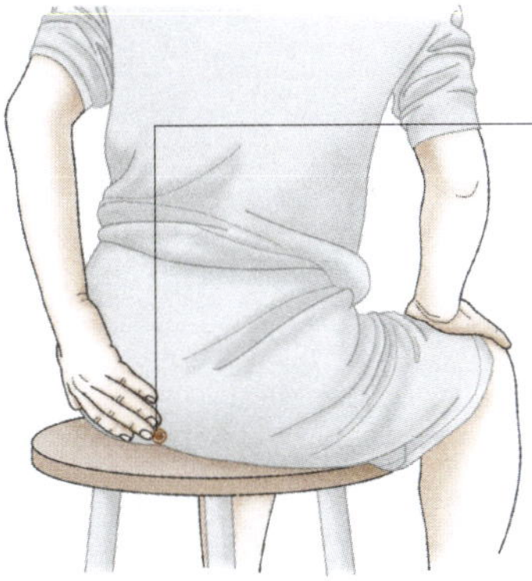

长强穴有促进直肠收缩作用，对通大便，疗便秘，止腹泻有特效。又可通任督，调肠腑，主治肠炎、腹泻、痔疮、便血、脱肛。

药膳调理法・健胃利肠无花果炖猪瘦肉

【原料】无花果 60 克，猪瘦肉 100 克。

【做法】猪瘦肉洗净切块，与无花果同放入沙锅中，加水文火炖煮至瘦肉烂熟，去无花果，加调料即可。

【功效】健胃利肠，适用于痔疮、慢性肠炎。

腰痛

本节名词
❶骨刺 ❷产褥期

腰痛是患者自觉腰部一侧或两侧疼痛，或疼痛连及背脊，或疼痛引发少腹，或痛感连及股髂，或牵引腿部疼痛的一种病症。

Words & terms
名词解释

❶ **骨刺**

是关节因种种原因造成软骨的磨损、破坏，并促成骨头本身的修补、硬化与增生，是一种自然的老化现象。

❷ **产褥期**

即俗称的坐月子，在医学教科书上称之为产褥期。

症状

老年人因关节老化引起的腰痛多是下背部疼痛和僵硬，一般夜间或晨起时加重，稍稍活动后减轻，但活动过多或劳累后则症状也会加重，天气寒冷或潮湿时疼痛也常加重。青年人发生腰扭伤后引起的腰痛剧烈，不敢咳嗽及深呼吸，重者不敢站立，多伴有压痛点。而软组织损伤引起的腰痛多为隐痛、胀痛、酸痛。

眉毛内生有黑痣者，易患腰痛。耳部腰骶椎穴区有隆起变形，呈结节状改变，提示腰椎退行性病变。

腰椎区出现凌乱的“十”字纹，提示患有腰椎增生引起的腰痛。过分延长的11线下垂到腰椎区，提示患有肾虚引起的腰痛。

病因

腰椎间盘突出、腰肌劳损、腰椎增生、腰椎管狭窄、生殖器官疾病等多种疾病均会引起腰痛。罹患风湿、类风湿性关节炎等症的妇女，多因在月经期、分娩和产后受风、湿、寒的侵袭，导致脊椎长骨刺❶而诱发腰痛。此外，妇女孕期及产褥期❷劳累也会引发腰痛。

治疗方法

手疗法：第一步，腰脊点点法20次；第二步，腰痛点点法20次；第三步，坐骨神经点点法20次；第四步，太渊穴摩法20次。

穴位疗法：按摩委中穴，对腰背、腿部各种疾病有特效。

药膳调理法：独活乌豆汤，适用于腰膝疼痛。

防治小贴士

孕妇为了防止腰痛，应做到以下几点：

①最好扎腹带或孕妇专用腰带来支撑腰部。

②避免迅速起立。站起来时，要用手扶着桌子或椅子。

腰痛的诊病方法

望面诊病

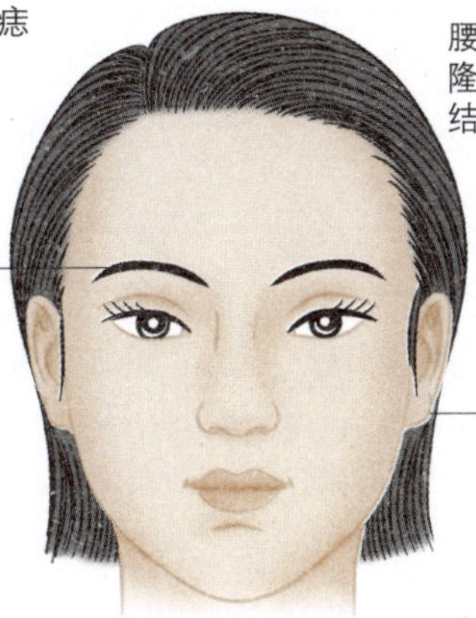

看手诊病

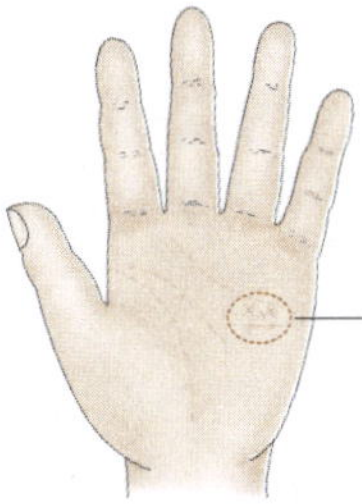

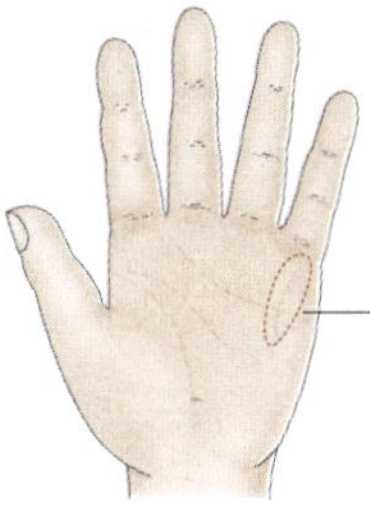

腰痛的治疗方法

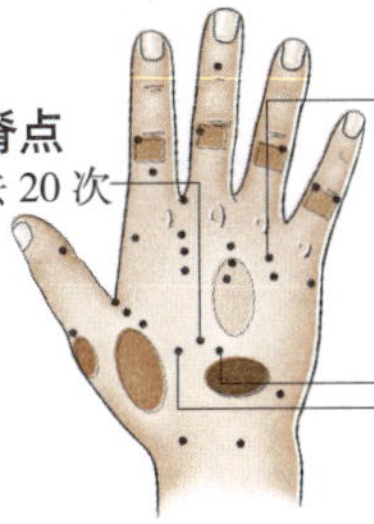

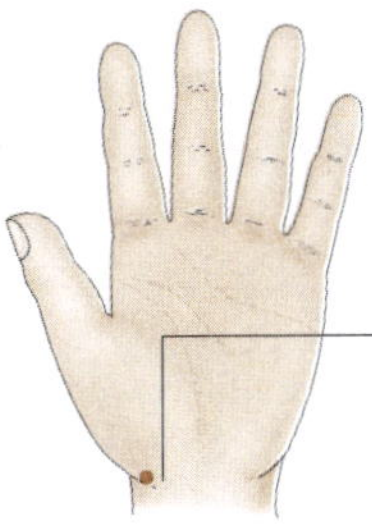

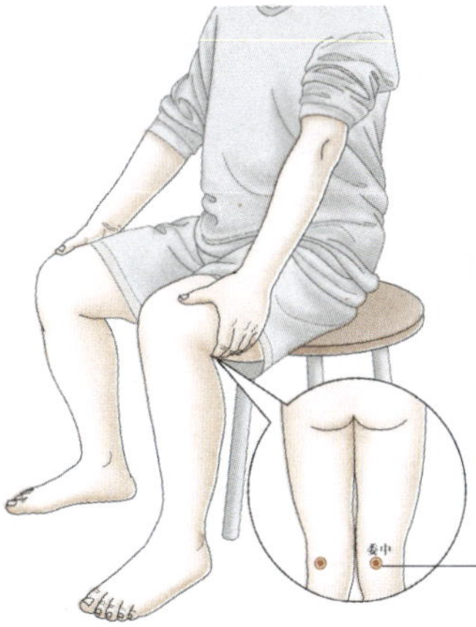

委中穴对腰背、腿部各种疾病，如腰腿无力、腰痛、腰连背痛、腰痛不能转侧等病症有特效。

药膳调理法·通络止痛独活乌豆汤

【原料】独活 12 克，乌豆 60 克，米酒适量。

【做法】乌豆泡软后与独活同置沙锅中，加水 2000 毫升，文火煮至 500 毫升，去渣取汁，兑入米酒，每日分 2 次温服。

【功效】通络止痛、祛风除湿，适用于风湿性关节炎，腰膝疼痛。

颈椎病

本节名词
❶神经根 ❷椎间盘
❸棘突

颈椎病又称颈椎综合征，是一种以退行性病理改变为基础的疾病，是颈椎骨关节炎、增生性颈椎炎、颈神经根❶综合征、颈椎间盘❷突出症的总称。

Words terms
名词解释

❶ **神经根**
泛指周围神经与脑或脊髓的连接部。

❷ **椎间盘**
是位于人体脊柱两椎体之间，由软骨板、纤维环、髓核组成的一个密封体。

❸ **棘突**
脊椎髓弓中央的刺状或棱鳞形的背部隆起部。

症状

主要症状是头、颈、肩、背、手臂酸痛，脖子僵硬，活动受限。肩背部沉重，上肢无力，手指发麻，手握物无力，可有眩晕或心悸。

耳部颈椎穴区出现稍隆起结节，提示颈椎病。眼睛上部有深色弯曲的血管，提示颈项痛。

左手颈椎区有“十”字纹。命运线上有菱形纹。手背颈椎区有暗褐色或咖啡色斑点。

病因

颈椎病通常是神经根受到刺激和压迫而引发的疾病。从中医上讲，属于颈部“伤筋”，主要是积劳成伤、气血阻滞、伤损肝肾，使经脉失养、筋骨失利导致。长期低头工作，姿势不当或者急速冲撞所造成的颈部伤害等急、慢性损伤、颈椎退化改变、颈部外伤和慢性酸痛，是引起颈椎病的主要因素。

治疗方法

手疗法：第一步，颈项点掐法20次；第二步，肩点掐法20次；第三步，头穴揉法20次；第四步，颈肩穴揉法20次。

穴位疗法：列缺穴，主治头部、颈项各种疾病。

药膳调理法：补肾猪髓汤，补肾壮骨、益精填髓，适用于颈椎病。

防治小贴士

①每天坚持做前倾、后仰、左右旋转动作 1~2次，坚持10分钟。

②保持良好的睡眠姿势，枕头的高度应以10厘米左右为宜，最好采用质地柔软的元宝型枕头，以维持颈椎棘突❸向前的生理弧度。

颈椎病的诊病方法

望面诊病

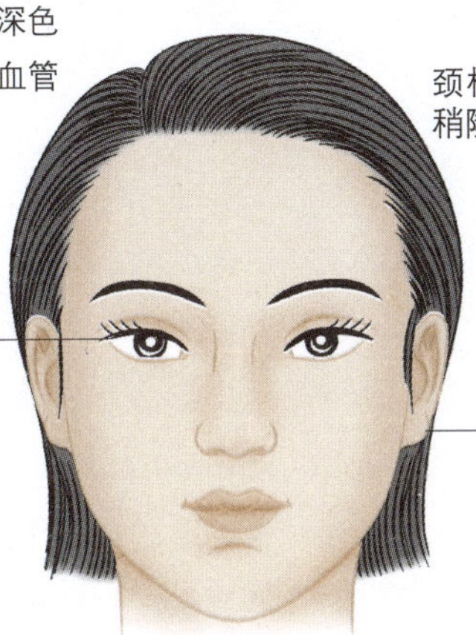

看手诊病

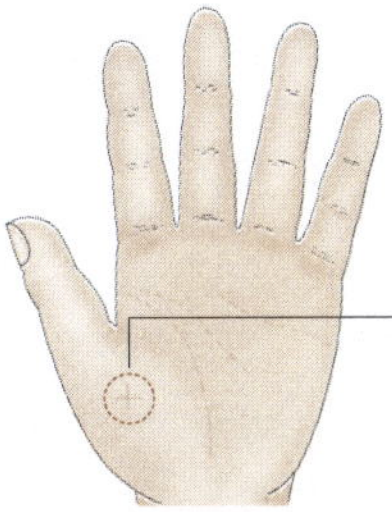

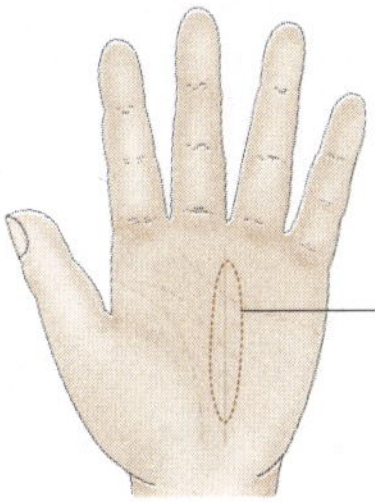

颈椎病的治疗方法

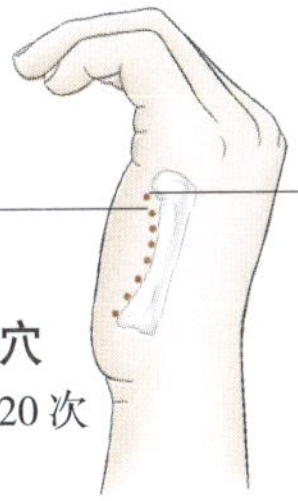

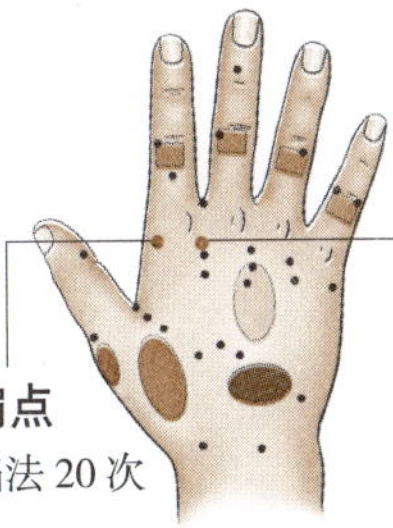

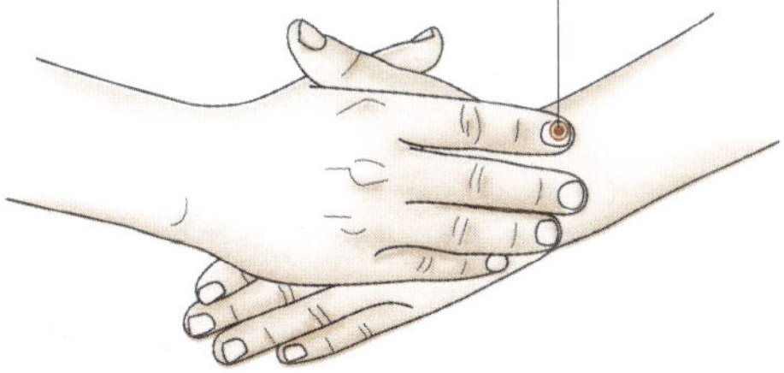

取穴技巧：
两手拇指张开，两虎口接合成交叉形。再用右手食指压在左手桡骨茎状突起的上部，食指尖到达凹陷的位置就是。

列缺穴，主治头部、颈项各种疾病，对任何热病均具退热卓效。现代常用于治疗感冒、支气管炎、神经性头痛、落枕、腕关节及周围软组织疾病等。

药膳调理法・壮骨益精补肾猪髓汤

【原料】猪骨髓 1 条，补骨脂 10 克，杜仲 15 克。

【做法】猪骨髓洗净，与补骨脂、杜仲一起放入沙锅中，加水煮 2 小时，取汤调味后饮用。

【功效】补肾壮骨、益精填髓，适用于颈椎病，骨质增生。

湿疹

本节名词
❶过敏性体质

湿疹是最常见的一种急性或慢性的炎性皮肤病，主要表现为剧烈瘙痒、皮损多形性、对称分布，有渗出倾向、慢性病程、易反复发作等，任何年龄、任何部位都可能发生。湿疹的病因尚不十分清楚，一般认为与过敏或神经功能障碍等多种内外因素有关。

Words terms
名词解释

❶ 过敏性体质

一般是将容易发生过敏反应和得过敏性疾病而又找不到发病原因的人，称之为“过敏性体质”。具有“过敏性体质”的人可发生各种不同的过敏反应及过敏性疾病，如有的患湿疹、荨麻疹、有的患过敏性哮喘，有的则对某些药物特别敏感，可发生药物性皮炎，甚至剥脱性皮炎。

症状

阵发性巨痒，洗澡、饮酒、被窝过暖及精神紧张后瘙痒更严重，有时影响睡眠。急性湿疹损害多形性，有复发和发展成慢性的倾向。慢性湿疹损害常为局限性，边缘较清楚，皮肤有显著浸润和变厚。脸颊、耳前处皮肤有渗液皮损并发痒，为颜面湿疹。

9线出现点断性连续，提示具有过敏性体质[1]。两条9线重叠在一起，形成两层，或者一条9线但很粗壮。

病因

外因主要包括染料、药物、油漆、肥皂、洗衣粉、化妆品等各种化学物质的刺激，日光、紫外线、寒冷、炎热、干燥、潮湿，以及动物皮毛、羽绒、玻璃丝等物质的物理刺激，也可引起湿疹。

胃肠功能紊乱、肠寄生虫病、慢性酒精中毒、新陈代谢障碍、内分泌功能失调等慢性疾病或者精神紧张、失眠、疲劳等情绪因素都可引起湿疹。

治疗方法

手疗法：第一步，合谷穴按法20次；第二步，二间穴按法20次；第三步，肝胆穴按法20次；第四步，心肺穴按法20次。

穴位疗法：大椎穴，有解表通阳，清脑宁神之功效，对退烧有特效。主治感冒、肩背痛、头痛，咳嗽、气喘、中暑、支气管炎、湿疹、血液病、荨麻疹等。

药膳调理法：芹菜烧肉，可清热化湿、解毒，适用于湿疹。

湿疹的诊病方法

望面诊病

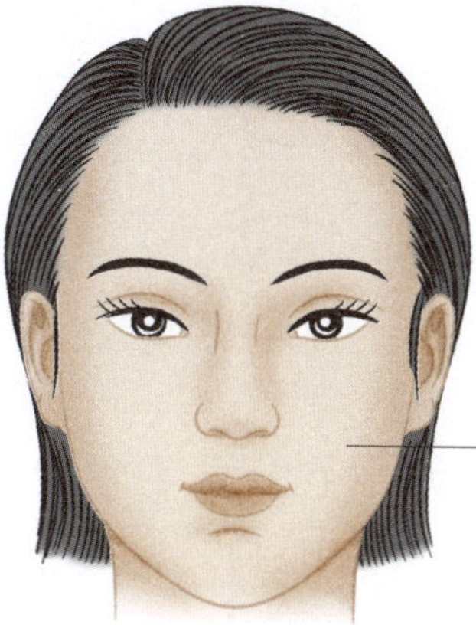

看手诊病

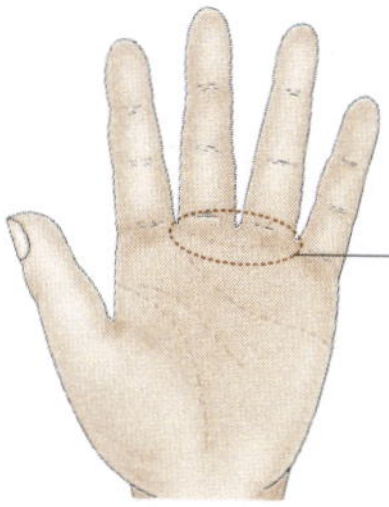

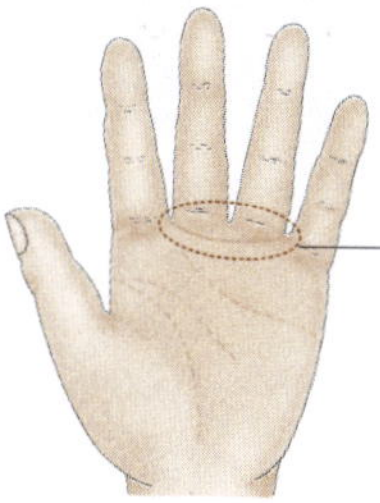

湿疹的治疗方法

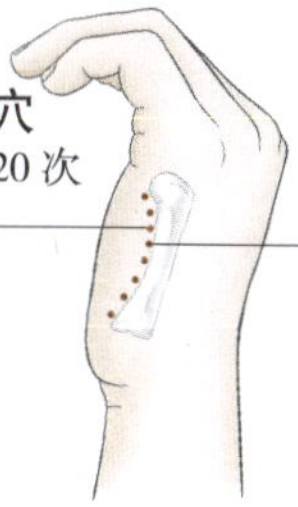

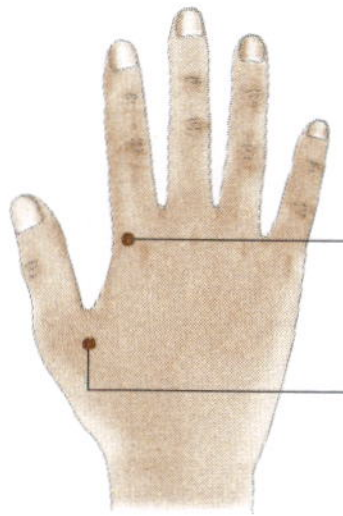

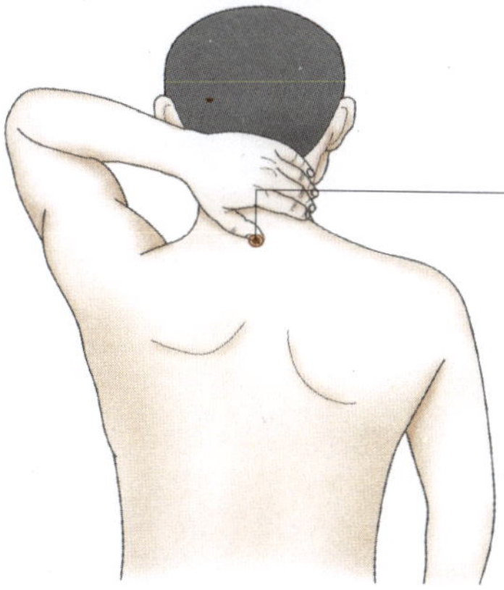

大椎穴，有解表通阳，清脑宁神之功效，对退烧有特效。主治感冒、肩背痛、头痛，咳嗽、气喘、中暑、支气管炎、湿疹、血液病、荨麻疹等。

药膳调理法 · 解毒良方芹菜烧肉

【原料】芹菜 250 克，瘦肉 50 克。

【做法】芹菜洗净切段，瘦肉洗净切丝，炒锅加油，放入瘦肉丝稍炒，加芹菜一起炒熟，加调味料即可。

【功效】可清热化湿、解毒，适用于湿疹。

荨麻疹

本节名词
❶荨麻 ❷风团

荨麻疹俗称风疹块，是一种常见的过敏性疾病。根据临床诊断要点可分为寻常荨麻疹、寒冷性荨麻疹、日光性荨麻疹等。现代医学认为进食虾、蛋、奶，接触荨麻[1]，吸入花粉、灰尘，蚊虫叮咬，寒冷刺激及药物过敏等都可导致荨麻疹的发生。

症状

临床主要表现为皮肤突然出现成块成团的风团[2]，异常瘙痒。如发于咽喉，可致呼吸困难；发于肠胃可致恶心、呕吐、腹痛等症。耳部三角区靠外处常有皮屑，提示慢性皮肤病，多为荨麻疹。

9线出现点断性连续，提示具有过敏性体质。两条9线重叠在一起，形成两层，或者仅有一条9线但很粗壮。

病因

对一些人来说，鱼、虾、蟹、蛋类等食物或某些香料调味品都会引起荨麻疹。青霉素、磺胺类、痢特灵、血清疫苗等药物，有时会通过免疫机制导致荨麻疹。病毒（如上感病毒、肝炎病毒）、细菌（如金葡萄）、真菌和寄生虫（如蛔虫）等感染也会引起荨麻疹。

治疗方法

手疗法：第一步，胃脾大肠区摩法20次；第二步，肺穴揉法20次；第三步，后溪穴揉法20次；第四步，合谷穴揉法20次。

穴位疗法：按摩风门穴可预防感冒，并对头颈痛、胸背痛、荨麻疹、呕逆上气等病症，有很好的保健调理作用。

药膳调理法：茯苓木瓜汤，适用于荨麻疹患者。

防治小贴士

①得了荨麻疹后，不要抓感染部位，也不要使用热敷。

②多吃新鲜蔬菜和水果。多吃葡萄、绿茶等碱性食物。

③出游时可戴口罩来预防传染。

Words & terms
名词解释

❶ 荨麻

一种多年生草本植物。其茎叶上的蜇毛有毒性，人及猪、羊等动物一旦碰上就如蜂蛰般疼痛难忍，它的毒性使皮肤接触后立刻引起刺激性皮炎，如瘙痒、严重烧伤、红肿等。

❷ 风团

发生于皮肤表面的斑丘状疹子，瘙痒，大小不一，常堆累成团块，融连成片，骤然发生，或迅速消退而不留痕迹。

荨麻疹的诊病方法

望面诊病

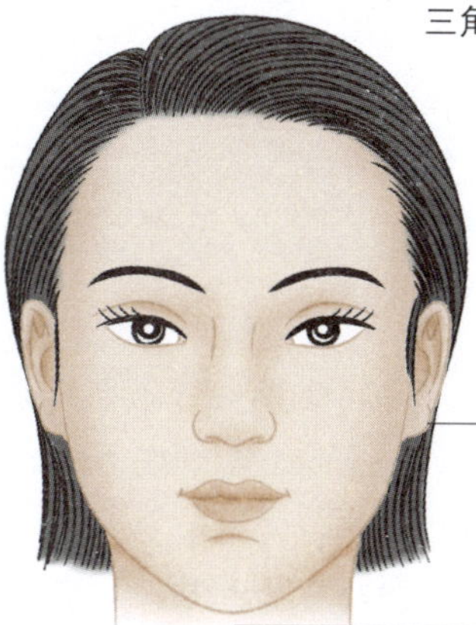

看手诊病

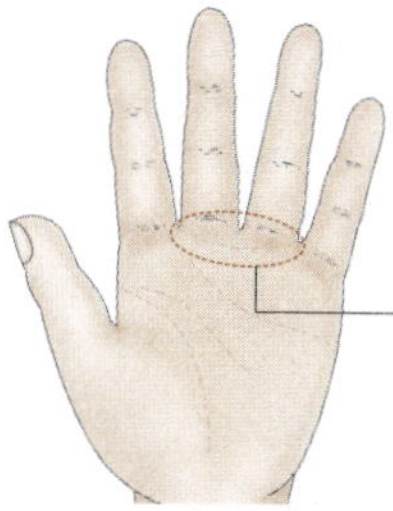

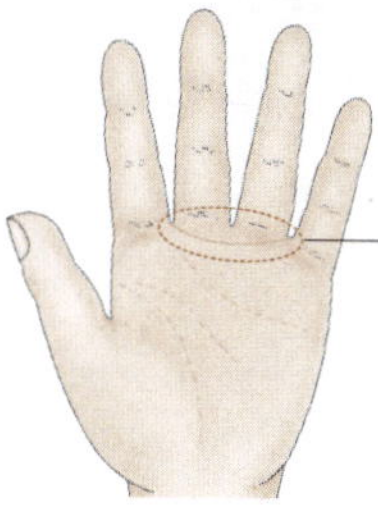

荨麻疹的治疗方法

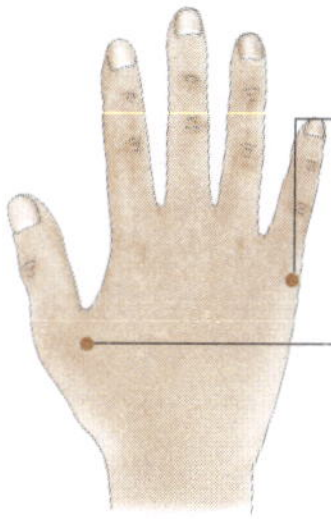

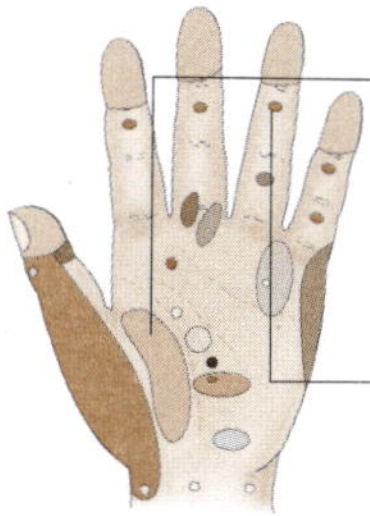

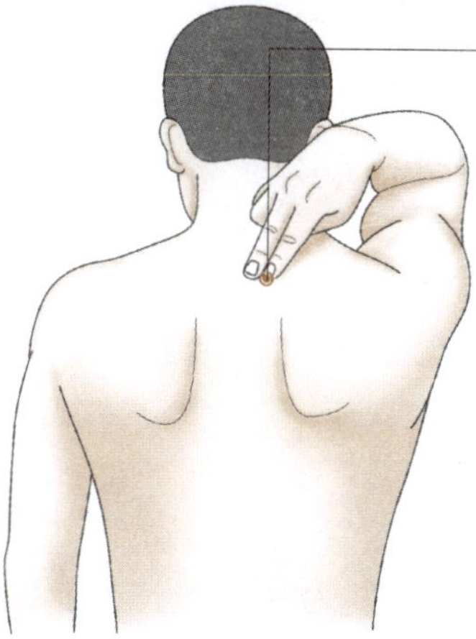

取穴技巧：
正坐头微向前俯，双手举起，掌心向后，并拢食中两指，其他手指弯曲，越过肩伸向背部，将中指指腹置于大椎下第二个凹洼（第二胸椎与第三胸椎间）的中心，则食指指尖所在的位置即该穴。

风门穴，按摩此穴可预防感冒，并对头颈痛、胸背痛、荨麻疹、呕逆上气等病症，有很好的保健调理作用。

药膳调理法·茯苓木瓜汤

【原料】土茯苓 40 克，木瓜 20 克，米醋适量。
【做法】将所有用料一同放入锅中，加水煎汤即可。
【功效】适用于荨麻疹患者。

痤疮

本节名词
❶丘疹 ❷脓疱
❸囊肿

痤疮又称青春痘，是一种毛囊皮脂腺的慢性炎症，好发于颜面、胸背，表现为粉刺、丘疹、脓疱、结节、囊肿等损害。多见于15～30岁的青年，男多于女。

Words & terms
名词解释

❶ 丘疹

高出皮肤表面的丘形小疹，呈界限性突起，疹色可与皮肤颜色相同，亦可发红。

❷ 脓疱

指含有脓液的疱疹。

❸ 囊肿

是一种良性疾病，长在人体表面或体内某一脏器的囊状的良性包块，其内容物的性质是液态的。

症状

初起皮损多为位于毛囊口的粉刺，分白头粉刺和黑头粉刺两种，在发展过程中可产生红色丘疹❶、脓疱❷、结节、脓肿、囊肿❸及疤痕。皮损好发于颜面部，尤其是前额、颊部、颏部。

肺二区颜色鲜红，说明痤疮与肺经风热有关。3线尾端纹理紊乱，并且兑位、乾位纹理紊乱，则提示病因为阳热上升，与风寒相搏，郁阻肌肤所致。

病因

本病常由肺经风热阻于肌肤所致；或因过度吃肥甘、油腻、辛辣之品，湿热内生，熏蒸于面而成；或因青春之体血气方刚，阳热上升，与风寒相搏，郁阻肌肤所致。

治疗方法

手疗法：第一步，少商穴擦法20次；第二步，合谷穴擦法20次；第三步，商阳穴擦法20次；第四步，胃肠点推法20次。

穴位疗法：三阴交穴，配合大椎、脾俞、足三里、合谷等穴位针灸，对痤疮治疗有较好的作用。

药膳调理法：海带二豆汤，可清热凉血、解毒散结，适用于痤疮。

防治小贴士

①不要熬夜，要保证睡眠充足。生活起居不正常或熬夜易使青春痘恶化，应尽量保持心情愉快，避免焦虑烦躁。

②每天以中性肥皂及温水洗脸2～3次，在治疗中并不需要买特别的药皂洗脸。情况比较严重时，请依照医师指示使用医院清洁皮肤的药水洗濯患部，此外应减少皮肤刺激。

痤疮的诊病方法

望面诊病

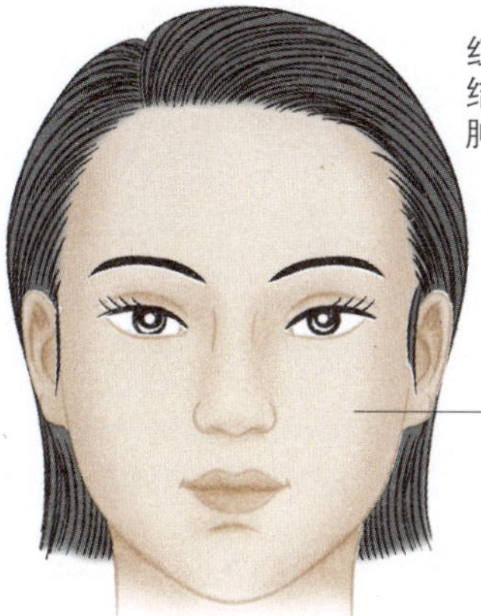

看手诊病

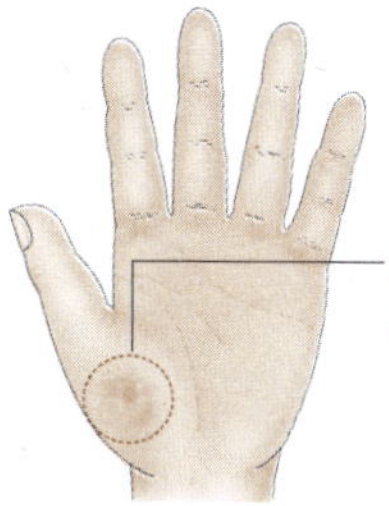

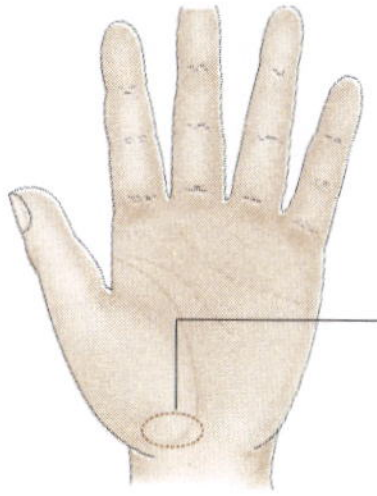

痤疮的治疗方法

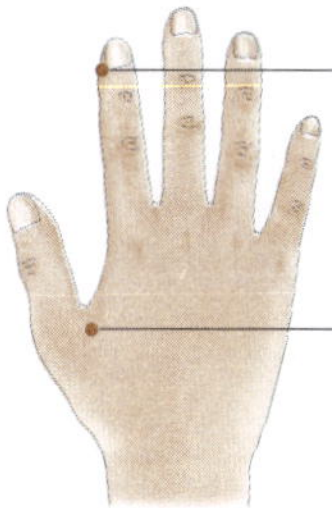

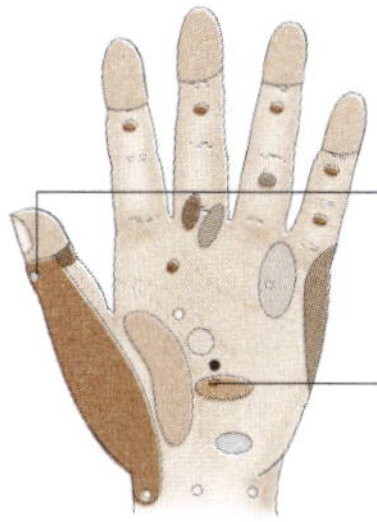

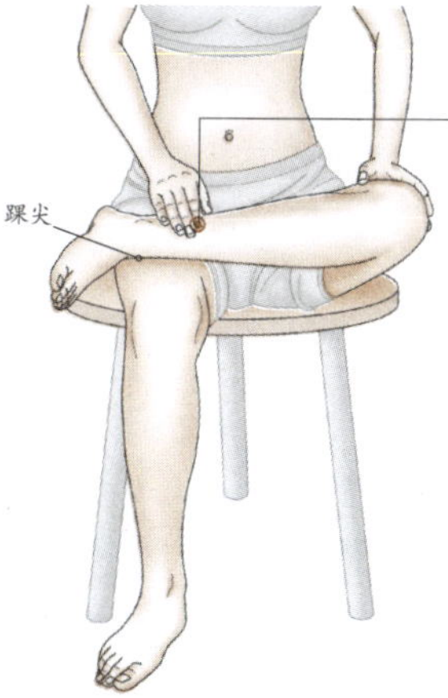

取穴技巧：

正坐，抬脚置另一腿上，以另一侧手除拇指外的四指并拢伸直，并将小指置于足内踝上缘处，则食指下，踝尖正上方胫骨边缘凹陷处即该穴。

三阴交穴属足太阴脾经穴位，是妇科主穴，对妇科疾病疗效卓著。配合大椎、脾俞、足三里、合谷等穴位针灸，对痤疮治疗有较好的作用。

药膳调理法・清热凉血海带二豆汤

【原料】海带、绿豆、扁豆、甜杏仁各 15 克，玫瑰花 7.5 克，白糖适量。

【做法】上述材料放入锅中，加水适量煮至豆熟汤浓，以白糖调服。

【功效】可清热凉血、解毒散结，适用于痤疮。

神经性皮炎

本节名词

❶脱屑 ❷抗生素

神经性皮炎又称银屑病、牛皮癣，是一种以皮肤出现红斑及伴有闪光的银白色脱屑❶为主要症状的皮肤病。这种疾病很常见而且易于复发，目前没有一种可以彻底根治此病的方法。按照临床表现，此病可以分为寻常型、红皮型等，其中以寻常型最为常见。

Words terms

名词解释

❶ **脱屑**

常见于正常皮肤表层不断角化和更新，由于数量很少，一般不易察觉。病理状态下可见大量皮肤脱屑。

❷ **抗生素**

是由微生物（包括细菌、真菌、放线菌属）或高等动植物在生活过程中所产生的具有抗病原体或其他活性的一类次级代谢产物，能干扰其他细胞发育功能的化学物质。

症状

寻常型银屑病：皮疹一般发生在头皮、躯干、四肢伸侧，是在皮肤上出现红色的丘疹，逐渐扩大融合成斑片或斑块，表面有较厚形状的不规则银白色磷屑，轻轻刮掉皮屑可看到薄薄的一层红膜，刮除红膜即可看到小小的出血点，有人称为“血露”，医学上则称之为“筛状出血”。

1线下移，2线上移，两线形成狭窄的明堂。4线细小而弯曲。

病因

（1）有银屑病家族史的人患银屑病的几率更大。

（2）有急性扁桃体炎、中耳炎、感冒等感染史的人也较容易得银屑病。

（3）精神紧张、思想焦虑、情绪抑郁、恐慌惊吓等情绪因素都会诱发银屑病。

治疗方法

手疗法：第一步，阳池穴按法20次；第二步，后溪穴按法20次；第三步，肺经摩法20次；第四步，肝胆穴区摩法20次。

穴位疗法：涌泉穴，具有清热益肾的功效。与太溪、三阴交、殷门、肾俞、命门诸穴配伍，可有效治疗神经性皮炎。

药膳调理法：土茯苓大枣汤，适用于神经性皮炎。

防治小贴士

局部感染是诱发银屑病的重要因素，尤其是扁桃体炎，与银屑病发作有密切关系。因此对于局部感染要积极治疗，必要时可使用抗生素❷。

神经性皮炎的诊病方法

望面诊病

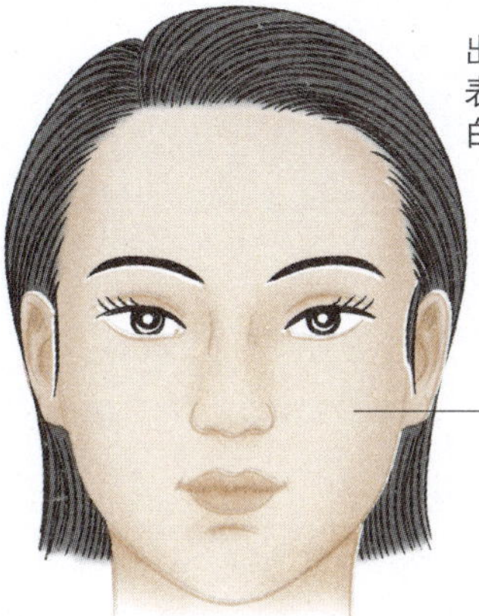

看手诊病

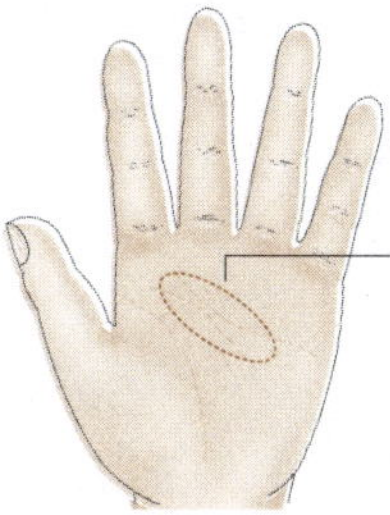

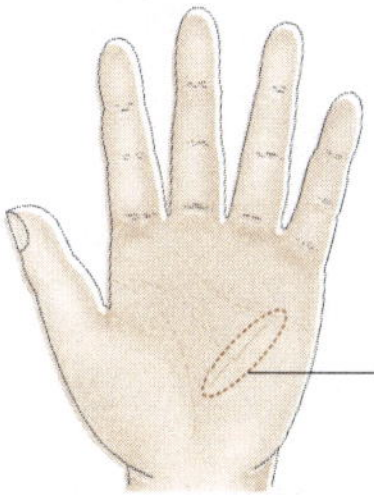

神经性皮炎的治疗方法

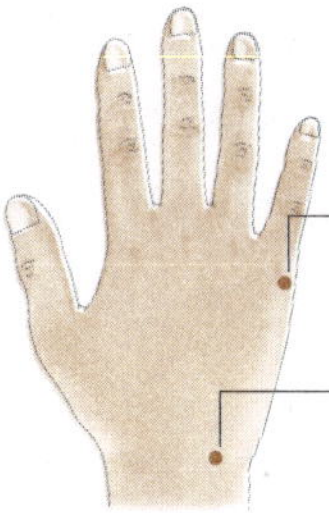

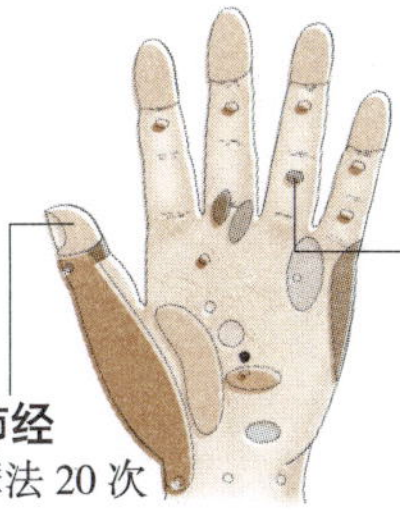

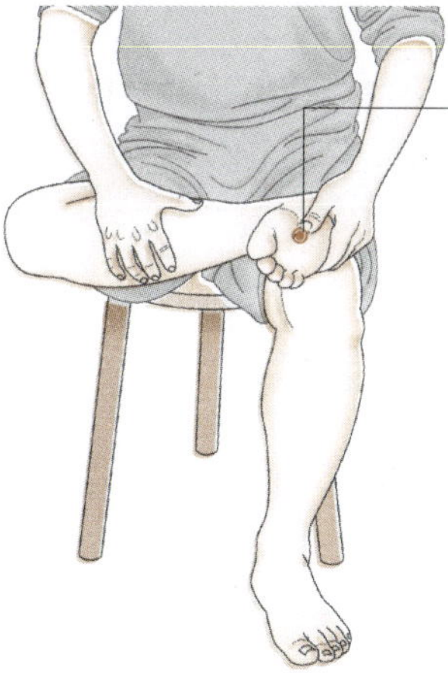

涌泉穴有益肾、清热、开郁之特效，因而被列入回阳九针之一。与太溪、三阴交、股门、肾俞、命门诸穴配伍，可有效治疗神经性皮炎。

药膳调理法·土茯苓大枣汤

【原料】土茯苓50克，大枣15枚，冰糖20克。

【做法】土茯苓研成细末，与大枣、冰糖一起加水煮熟即可。每日一剂，分两次服下。

【功效】适用于神经性皮炎。

麦粒肿

本节名词

❶海绵窦 ❷眼眶蜂窝织炎 ❸败血症

麦粒肿俗称俗称“针眼”，是指在眼睑边缘生小疖。因其眼睑内应脾胃，而脾胃属土，故有“土疳”、“土疡”之称。本症在《黄帝内经》中被称为“目眦疡”。隋代巢元方在《诸病源候论》中称之为“针眼”，指出本症是因“热气客在眦间，热搏于津液”所成。

症状

初起时通常表现为眼睑红肿、疼痛、刺痒，触之有硬结及压痛，不久硬结变软，三五日成脓，溃破后疼痛减轻，红肿消退。如果细菌的毒性强烈，会引起全身反应，发热、恶寒，可扩展到其他腺体形成脓点。

1线上无名指下方出现“岛”纹，或2线过于短浅，或3线中央处出现圆状纹，均提示麦粒肿。

病因

麦粒肿，是由于感受外来风热之邪，客于胞睑，阻滞经络，局部气血淤滞所致。或过食辛辣炙热之物，以致热毒蕴积上冲，发为本病。或因脾虚气弱，风热余毒蕴结，留滞胞睑，余邪未尽，以致针眼反复发作，久治不愈。

治疗方法

手疗法：第一步，商阳穴点法50次；第二步，二间穴按法50次；第三步，合谷穴掐法50次。

穴位疗法：天井穴可清热凉血，为主治麦粒肿的特效穴位。

药膳调理法：栀子粳米粥，适用于热毒炽盛引起的麦粒肿。

防治小贴士

切忌用手挤压，因为眼睑血管丰富，眼静脉与眼眶内静脉相通，又与颅内的海绵窦[1]相通，而眼静脉没有静脉瓣，血液可向各方向回流，挤压会使炎症扩散，引起严重并发症，如眼眶蜂窝织炎[2]、海绵窦栓塞甚至败血症[3]，从而危及生命。

Words & terms

名词解释

❶ 海绵窦

是位于蝶鞍两侧硬脑膜的内侧脑膜与外侧骨内膜层间不规则的腔隙，左右各一。

❷ 眼眶蜂窝织炎

发生于眼眶软组织内的急性化脓性炎症。可引起永久性视力丧失，并通过颅内蔓延或败血症危及生命，被视为危症。

❸ 败血症

是指细菌进入血液循环，并在其中生长繁殖、产生毒素而引起的全身性严重感染。

麦粒肿的诊病方法

望面诊病

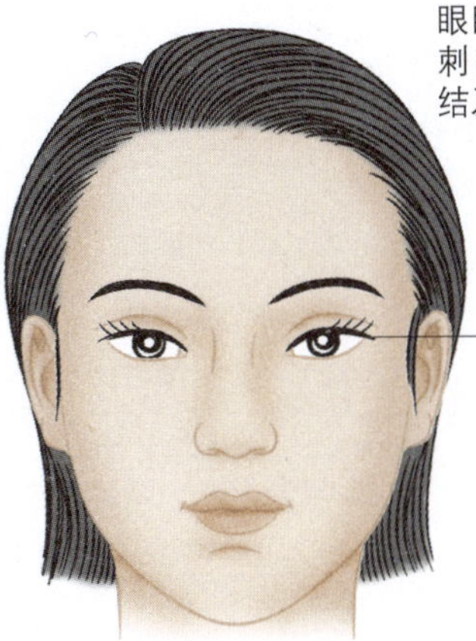

看手诊病

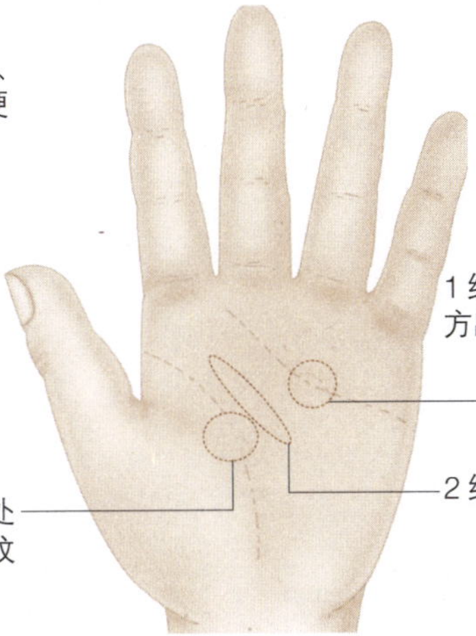

麦粒肿的治疗方法

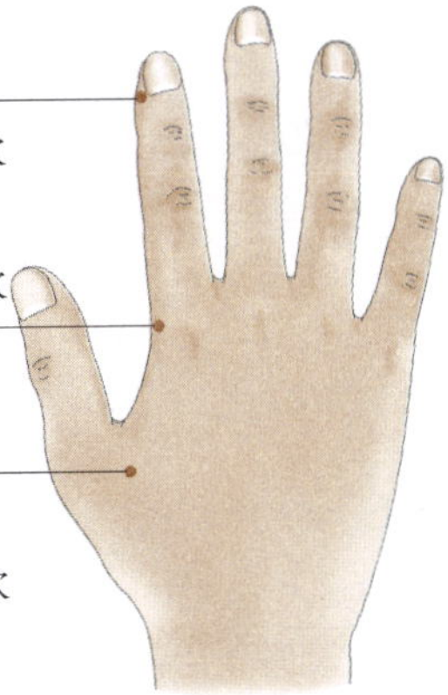

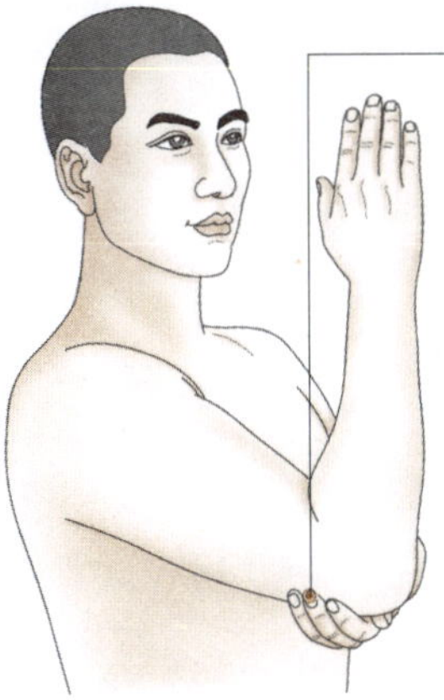

取穴技巧：
正坐，手平伸，屈肘，前臂垂直地面，掌心向内。用另一手轻握肘下，四指在下，大拇指在上，用中指（或食指）指尖垂直向上压，肘尖下凹陷的穴位就是。

天井穴可清热凉血，为主治麦粒肿、淋巴结核的特效穴位。对白内障也有一定疗效。此外，此穴还可治疗偏头痛，颈、项、肩、背痛，扁桃腺炎，荨麻疹等病症。

药膳调理法·清热解毒栀子粳米粥

【原料】栀子仁末 6 克，粳米 50 克。

【做法】粳米煮粥，快熟时下栀子仁末，搅匀，趁温服。

【功效】可清热解毒、凉血和胃，适用于热毒炽盛引起的麦粒肿及一切热毒疮疡。

斑秃脱发

本节名词
❶油风 ❷毛囊

斑秃，又称“圆秃”，俗称“鬼剃头”，是一种局线性斑状脱发。头发呈圆形或椭圆形脱落，大小不等，脱发部位界限清楚，皮肤光滑，不痛不痒。在中医学中属“油风❶”、“鬼舐头”等病症范畴。

Words & Terms
名词解释

❶ 油风

病名。头发成片脱落的一种病症。

❷ 毛囊

在真皮乳头层里，毛根被内、外毛鞘包围，外毛鞘又被结缔组织细胞包围，形成口袋状，称毛囊。

症状

发病突然，经过徐缓，患处无炎症，亦无任何自觉症状。病情严重者，头发全部脱落，甚至身体其他处毛发亦全部脱落。

2线尾端出现三角纹，提示脱发。年龄较大者2线末端出现较大的“岛”纹，提示斑秃脱发。

病因

斑秃的病因目前尚未完全明了。可能是由于神经精神因素引起毛发生长受到暂时性抑制所致，也可能与内分泌功能障碍、遗传因素、外伤、中毒、感染、血管功能紊乱，或其他内脏病症有关。

治疗方法

手疗法：第一步，胃脾大肠区推揉8分钟；第二步，劳宫穴按法8分钟；第三步，头穴点法8分钟；第四步，脾胃穴点法8分钟。

穴位疗法：太溪穴，属足少阴肾经，对咽喉肿痛、耳鸣、失眠，脱发等，都有很好的保健调理作用。

药膳调理法：患者可常食黑豆、牛奶、桑葚、山药、黑芝麻、枸杞、何首乌、大枣、桂圆等有助于生发的食物。枸杞芝麻饮，适用于斑秃。

防治小贴士

①生活作息应有规律性，尽量保持情绪的稳定，忌焦躁、忧虑；同时应保证充足的睡眠，忌疲劳过度。

②斑秃患者头皮最忌强碱性洗发剂，因为洗发水中的强碱性物质对毛囊有极大的损害，会加速毛囊❷的萎缩。

③斑秃后宜尽早治疗，错失治疗的时机，不仅会增加以后治愈的难度，还会增加反复发作的概率。

斑秃脱发的诊病方法

望面诊病

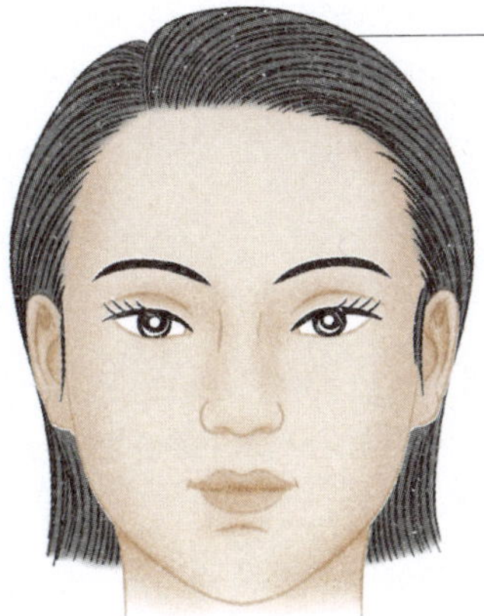

看手诊病

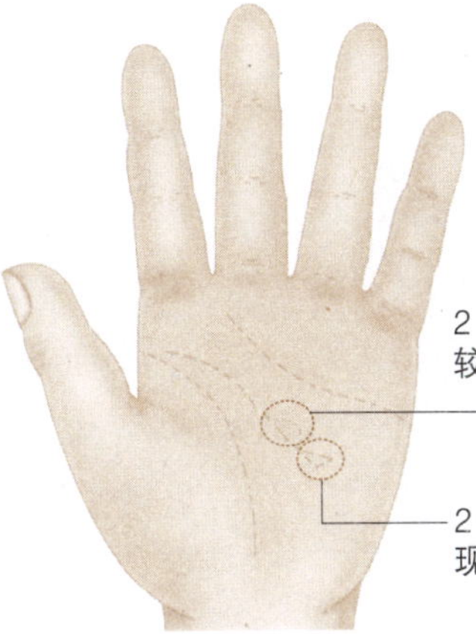

斑秃脱发的治疗方法

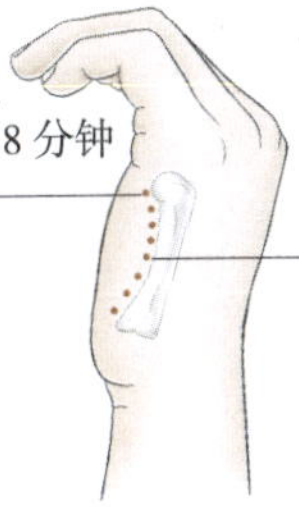

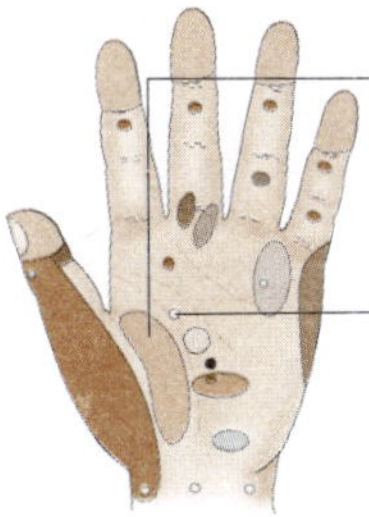

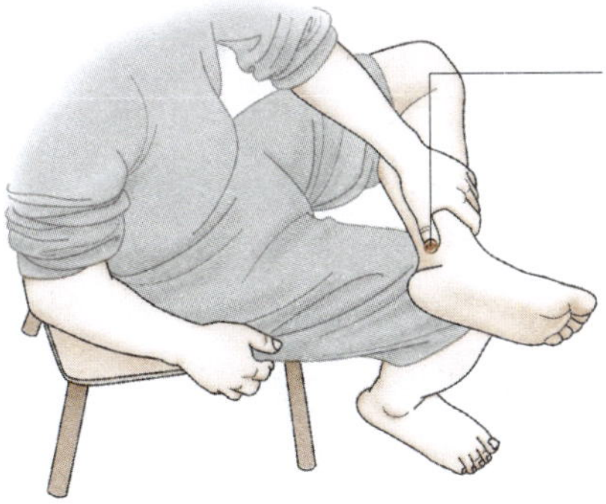

太溪穴，属足少阴肾经，对咽喉肿痛、耳鸣、失眠，脱发等，都有很好的保健调理作用。

药膳调理法 · 枸杞芝麻饮

【原料】枸杞子 30 克，黑芝麻 50 克，制首乌、桑枝各 20 克，侧柏叶 15 克。

【做法】上述材料以水煎服。每日 1 剂，7 日为 1 个疗程。

【功效】适用于斑秃。

过敏性鼻炎

本节名词
❶螨虫 ❷息肉

过敏性鼻炎又称变态反应性鼻炎，是一些特殊体质的人接触某些物质后所发生的异常反应。中医学称“鼻鼽”。可发生于任何年龄，不分性别，但青年人多见，呈常年性发作或季节性发作，或在气候突变和异气异物刺激时发作。

症状

眼睛发红发痒及流泪；鼻痒，鼻涕多，多为清水涕，感染时为脓涕；鼻腔不通气，耳闷；打喷嚏；出现黑眼圈；嗅觉下降或者消失等。

有9线出现。食指和中指指缝掌面处有方形纹，提示过敏性鼻炎。

病因

过敏性鼻炎常由植物花粉作为季节性变应原引起，如树木、野草、农作物，在花粉播散季节，大量花粉随风飘游，吸入呼吸道引发本病，故又称花粉症。常年性过敏性鼻炎则由与人起居密切相关的常年性变应原引起，如居室内尘土、屋尘螨虫[1]、真菌、动物皮屑、羽毛、棉絮等。

治疗方法

手疗法：第一步，二间穴揉法20次；第二步，少商穴揉法20次；第三步，头穴揉法20次；第四步，颈肩穴揉法20次。

穴位疗法：迎香穴主治鼻病，除鼻内息肉[2]。对颜面神经麻痹、颜面组织炎、喘息、唇肿痛、颜面痒肿等病症，也有很好的调理保健功效。

药膳调理法：辛夷苍耳蒸鸡蛋，益脾补虚，祛风通窍。

防治小贴士

①禁食以下食物：过冷食物会降低免疫力，并造成呼吸道过敏；刺激性食物，如辣椒、芥末等，容易刺激呼吸道黏膜；特殊处理或加工精制的食物；人工色素，特别是黄色五号色素。

②多吃以下食物：多吃含维生素C及维生素A的食物，如菠菜等；生姜、蒜、韭菜、香菜等暖性食物。

Words & terms
名词解释

❶ 螨虫

属节肢动物门蛛形纲蜱螨亚纲的一类体型微小的动物，可叮人吸血、侵害皮肤，引起“酒糟鼻”或蠕螨症、过敏症、尿路螨症、肺螨症、肠螨症和疥疮，严重危害人类的身体健康。

❷ 息肉

寄居于人体组织上的赘生物，多发于鼻腔或肠腔内壁，多为良性。

过敏性鼻炎的诊病方法

望面诊病

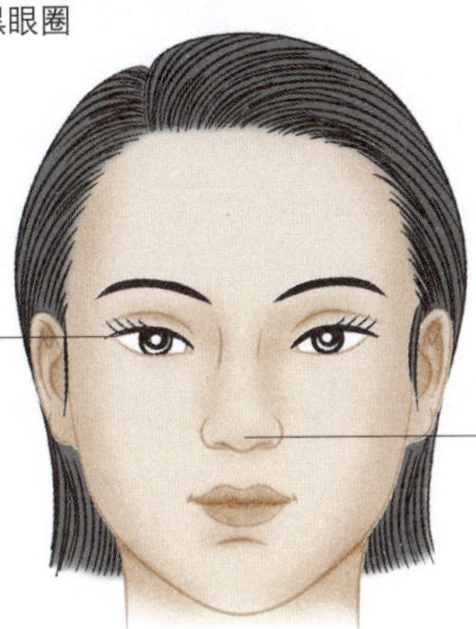

看手诊病

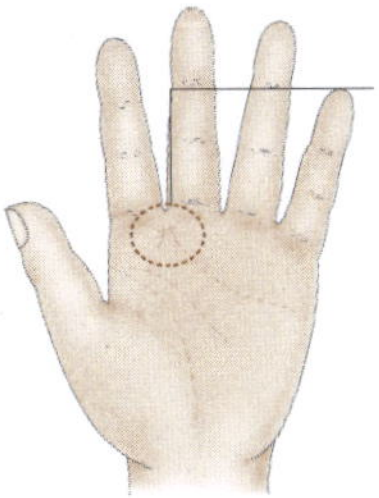

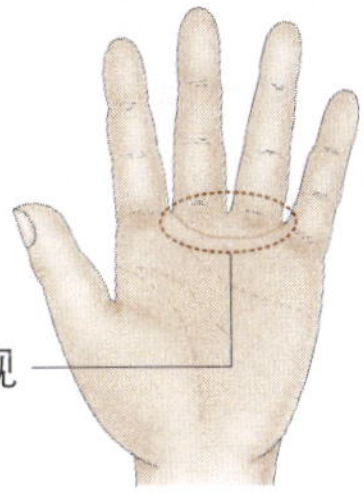

过敏性鼻炎的治疗方法

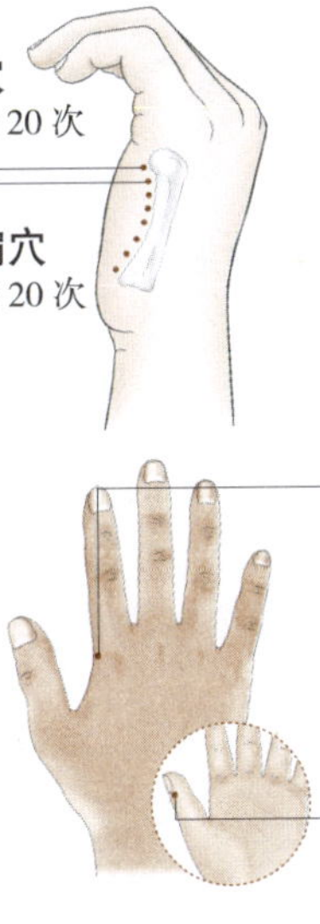

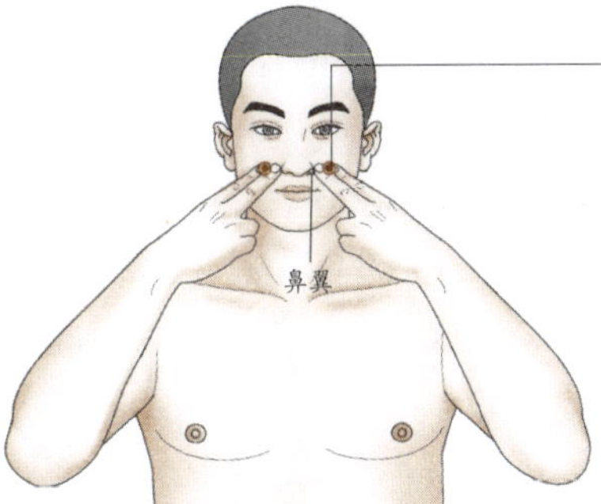

取穴技巧：

正坐，双手轻握拳，食指中指并拢，中指指尖贴鼻翼两侧，食指指尖所在的位置即是。

迎香穴主治鼻病，除鼻腔闭塞、嗅能减退、鼻疮、鼻内有息肉。对颜面神经麻痹、颜面组织炎、喘息、唇肿痛、颜面痒肿等病症，也有很好的调理保健功效。

药膳调理法·祛风通窍辛夷苍耳蒸鸡蛋

【原料】辛夷、苍耳子各6克，鸡蛋两个，盐适量。

【做法】辛夷、苍耳子煎水取汁，鸡蛋去壳搅匀，调入煎汁，加盐调味，蒸熟，分两次吃。

【功效】益脾补虚，祛风通窍。

流鼻血

本节名词
❶吐酸 ❷黏膜

鼻子流血即鼻中流血。从病因来看，有饮酒嗜辛辣食物史者多为胃火引起的鼻子流血；有情志因素者多为肝火引起的鼻子流血；由劳累诱发者多为脾虚、肾虚引起的鼻子流血；由大失血者常转为阴竭阳脱引起的鼻子流血。

Words & Terms
名词解释

❶ 吐酸

酸水自胃中上逆，并被频频吐出的症状。

❷ 黏膜

口腔、器官、胃、肠、尿道等器官里面的一层薄膜，内有血管和神经，能分泌黏液。

症状

病症较轻的仅涕中带血，严重的流血不止，甚至出现休克。反复出血的可造成贫血。

鼻区有血管通过，提示鼻内血管较粗，提示其鼻子经常容易出血。

病因

（1）风热壅肺引起鼻子流血，为风热郁于肌表，上扰鼻窍所致。

（2）胃火炽盛引起鼻子流血，是由于嗜酒或过食辛辣厚味，胃火内炽上扰迫血而出。肝火犯肺引起鼻子流血，是由于情志不遂，肝郁化火，肝不藏血而致。

（3）肾阴虚损引起鼻子流血，是由先天肾亏或劳损伤肾，阴虚火旺上逆迫血而致。

治疗方法

手疗法：第一步，鼻出血点按法5分钟；第二步，血压反应区捏法5分钟；第三步，少商穴掐法5分钟；第四步，二间穴掐法5分钟。

穴位疗法：内庭穴对流鼻血、口歪、咽喉肿痛、胃痛吐酸❶、腹胀、泄泻、痢疾、便秘、足背肿痛等症，都有很好的保健调理作用。

药膳调理法：三味汤，适用于胃热引起的鼻出血。

防治小贴士

①注意饮食结构，少吃辛辣的食物，多吃含有维生素C、E的食品，比如绿色蔬菜、水果，以及豆类、蛋类、乳制品等食物，以巩固血管壁，增强血管弹性，从而防止破裂出血的情况发生。

②少做擤鼻涕、挖鼻孔等动作，避免因损伤鼻黏膜❷血管而出血。可做鼻部按摩，促进局部血液循环。

流鼻血的诊病方法

望面诊病

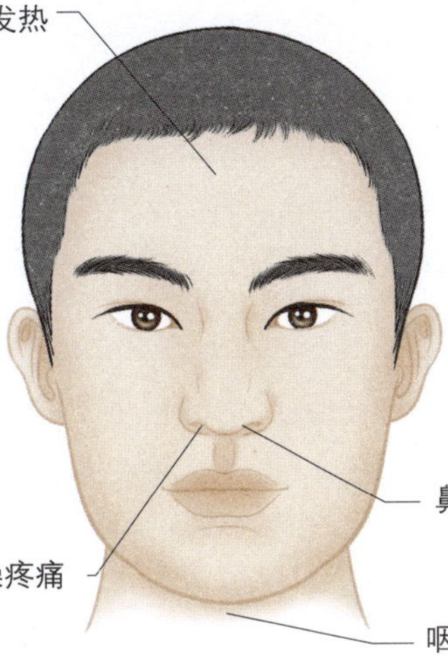

看手诊病

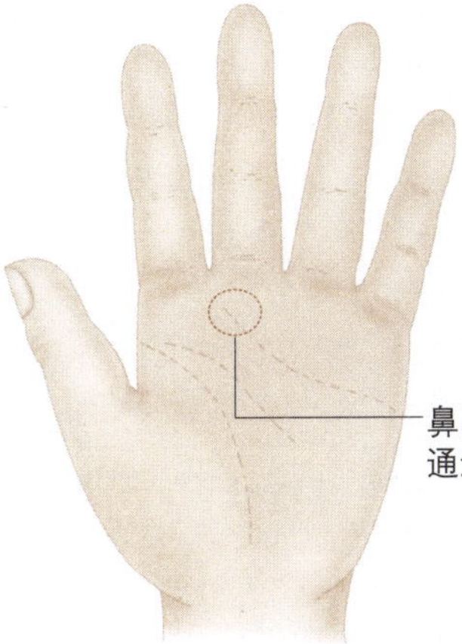

流鼻血的治疗方法

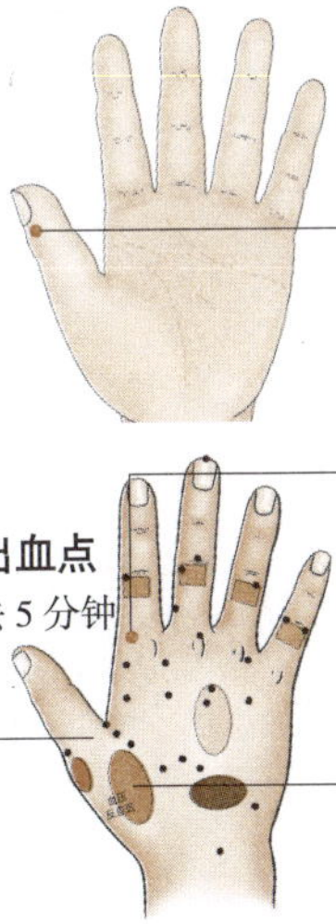

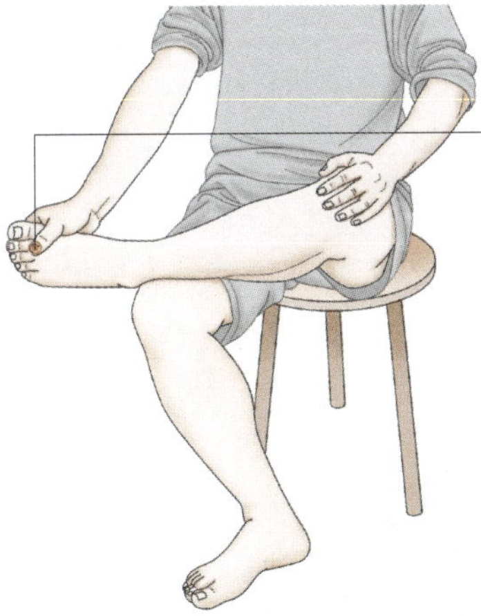

取穴技巧：
正坐屈膝，把脚抬起，放另一腿上，用对侧手之四指置脚掌底托着，手大拇指在脚背，并置于次趾与中趾之间，脚叉缝尽处的陷凹中就是。

内庭穴对流鼻血、口歪、咽喉肿痛、胃痛吐酸、腹胀、泄泻、痢疾、便秘、足背肿痛等症，都有很好的保健调理作用。

药膳调理法·去除胃热三味汤

【原料】生莲藕 500 克，荸荠 500 克，白萝卜 500 克。

【做法】上述三种材料分别洗净切片，放入锅中，加水煎服。

【功效】适用于胃热引起的鼻出血。

扁桃体炎

本节名词

❶淋巴组织 ❷神经痛

扁桃体炎，中医称为“乳蛾”、“喉蛾”或“莲房蛾”，是腭扁桃体的一种非特异性急性炎症，常伴有一定程度的咽黏膜及咽淋巴组织[1]的急性炎症。根据临床表现不同，此病可分为卡他性、隐窝性及滤泡性扁桃体炎三种；就诊断和治疗而言，又可分为急性充血性扁桃体炎和急性化脓性扁桃体炎两种。本病常发生于儿童及青少年。

Words terms

名词解释

❶ **淋巴组织**

以网状组织为基础，网孔中充满大量的淋巴细胞和一些巨噬细胞、浆细胞等。

❷ **神经痛**

是神经科常见症状之一，此种疼痛是指在没有外界刺激的条件下而感到的疼痛，又称为自发痛。

症状

起病急、恶寒、高热、体温可达39℃～40℃，尤其是幼儿可因高热而抽搐、呕吐或昏睡、食欲不振、便秘及全身酸困等。咽痛明显，吞咽时尤甚，剧烈者可放射至耳部，幼儿常因不能吞咽而哭闹不安。儿童若因扁桃体肥大影响呼吸时会妨碍其睡眠，夜间常惊醒不安。

无名指指甲前端出现红肿、翘变。小指甲前端处出现红变，面积大而深则表示炎症严重，反之则较轻。

双耳垂短时间内出现发红，提示慢性扁桃体炎急性发作。

病因

现代医学认为，扁桃体炎多是由于急性扁桃体炎治疗延误造成的。有时患猩红热、白喉、麻疹、流行性感冒等急性传染病之后，由于细菌、病毒感染的原因，逐渐会演变成慢性炎症。另外，葡萄球菌、肺炎双球菌等也可引发本病，最常见的是溶血性链球菌A组。

治疗方法

手疗法：第一步，少商穴按法20次；第二步，商阳穴按法20次；第三步，鱼际按法20次；第四步，肺穴按法20次。

穴位疗法：按摩孔最穴治疗支气管炎、支气管哮喘、肺结核、肺炎、扁桃体炎、肋间神经痛[2]等。配肺俞、风门主治咳嗽、气喘，用电针刺激治疗哮喘发作；配少商主治咽喉肿痛。

药膳调理法：乌梅青果汤，适用于扁桃体炎。

扁桃体炎的诊病方法

望面诊病

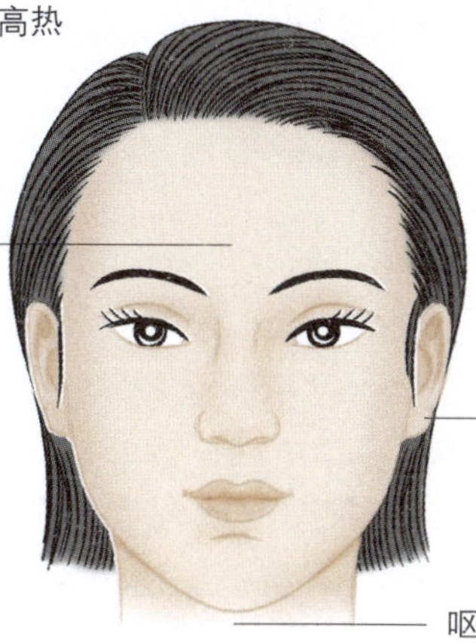

看手诊病

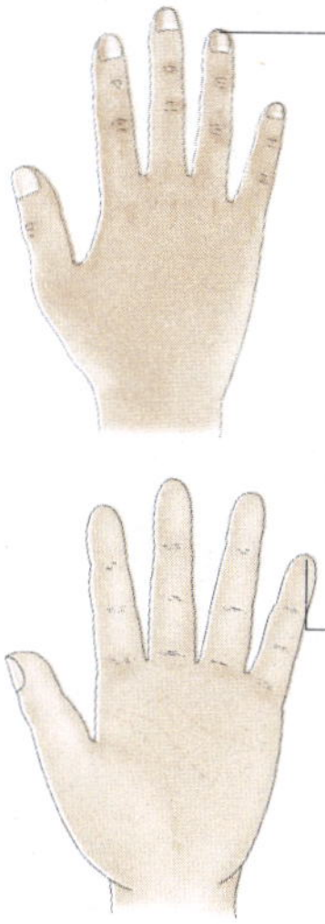

扁桃体炎的治疗方法

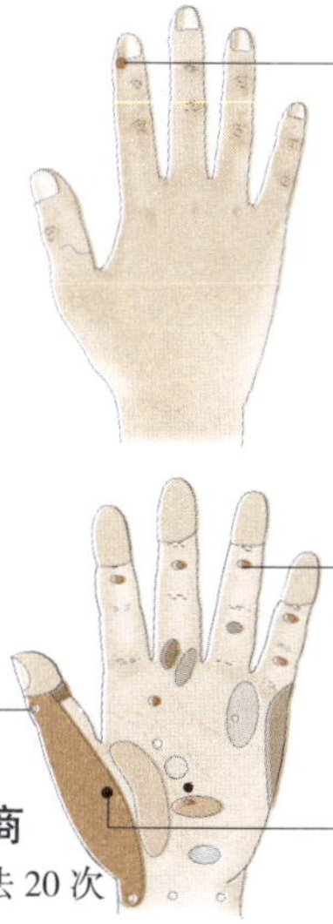

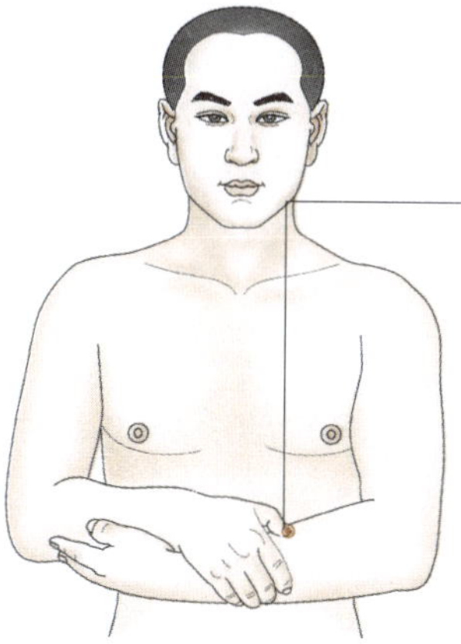

孔最穴治疗支气管炎、支气管哮喘、肺结核、肺炎、扁桃体炎、肋间神经痛等。配肺俞、风门主治咳嗽、气喘，用电针刺激治疗哮喘发作；配少商主治咽喉肿痛。

药膳调理法・乌梅青果汤

【原料】乌梅 10 克，青果 30 克，白糖适量。
【做法】将乌梅、青果放入锅中加水煎煮，煮软后加入白糖即可。
【功效】适用于扁桃体炎。

咽炎

本节名词
❶失音 ❷喉痹

咽喉炎属上呼吸道疾病，指咽部黏膜和淋巴组织的炎性病变。根据发病时间和症状的不同，可分为急性咽炎和慢性咽炎。

Words & terms
名词解释

❶ 失音
声音严重嘶哑，或完全不能发声的症状。

❷ 喉痹
以咽部红肿疼痛，或干燥，异物感、或咽痒不适，吞咽不利等为主要表现的疾病。

症状

主要症状为咽痛咽痒、吞咽困难、发热、声音嘶哑。轻者声音低、毛糙；重者则失音[1]。成年人以咽部症状为主，病初咽部有干痒、灼热、渐有疼痛，吞咽时加重，唾液增多，咽侧受累则有明显的耳痛。体弱成人或小儿，则全身症状显著，有发烧怕冷、头痛、食欲不振、四肢酸痛等表现。

离位有一条与1线平行的6线，颜色多偏红。离位的6线上有“米”字纹、“十”字纹或“井”字纹。咽喉区有“井”字纹、凸起的黄色斑点或青暗色斑。

病因

(1) 急性咽炎：常为病毒引起，其次为细菌所致。冬春季最为多见。

(2) 慢性咽炎：由于急性咽炎治疗不彻底而反复发作，转为慢性。

治疗方法

手疗法：第一步，少商穴推法20次；第二步，胸腔反射区摩法15次；第三步，商阳穴推法20次；第四步，咽喉点点法20次。

穴位疗法：按摩经渠穴，对咳嗽、喉痹[2]具有很好的疗效。现代医学中，可用于治疗呼吸系统疾病，如咽炎等。

药膳调理法：百合香蕉汤，养阴润肺，适用于急慢性咽炎。

防治小贴士

防治咽喉炎的方法：

①注意劳逸结合，防止受冷，急性期应卧床休息。

②平时多饮淡盐开水，吃易消化的食物，保持大便通畅。

③避免烟、酒及辛辣、过冷、过烫等刺激性食物。

④注意口腔卫生，养成饭后漱口的习惯，使病菌不易生长。

咽炎的诊病方法

望面诊病

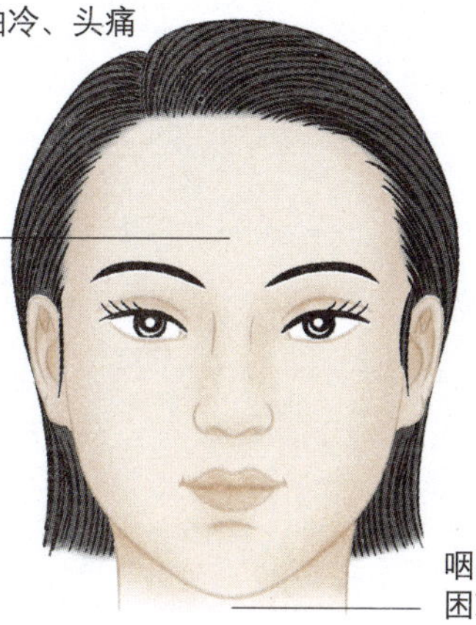

看手诊病

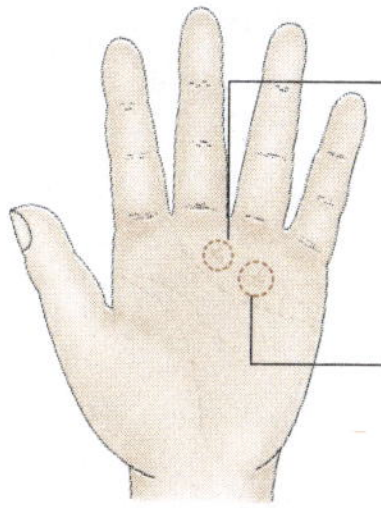

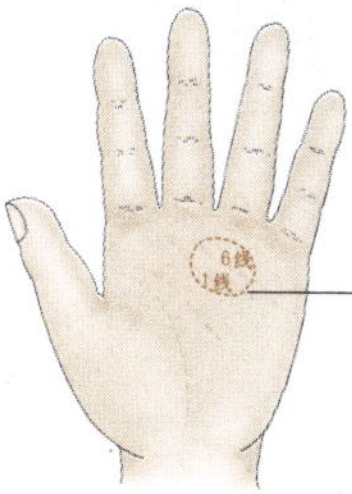

咽炎的治疗方法

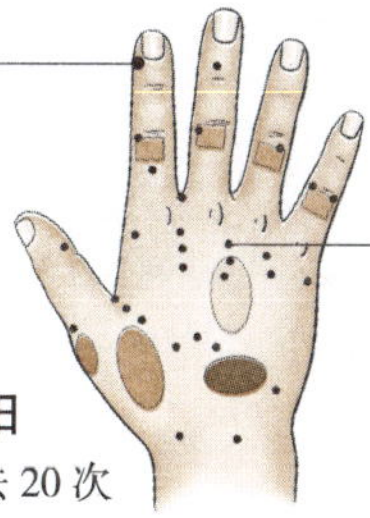

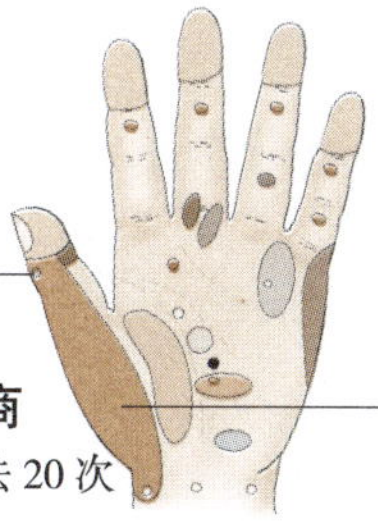

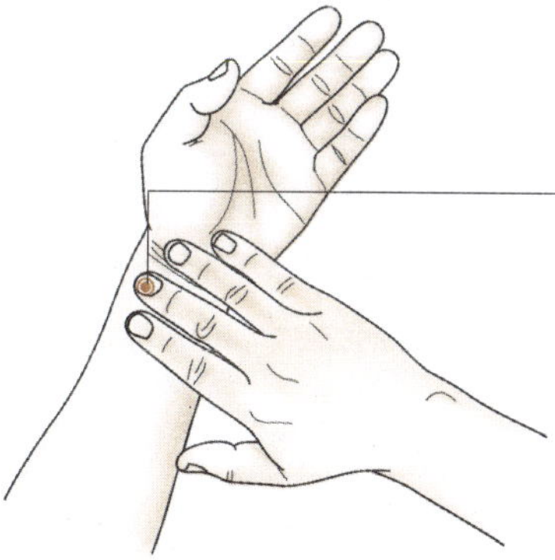

经渠穴，对咳嗽、喉痹、咽喉肿痛具有很好的疗效。现代医学中，可用于治疗呼吸系统疾病，如支气管炎、哮喘、肺炎、咽炎、扁桃体炎等。

药膳调理法·养阴润肺百合香蕉汤

【原料】百合30克，香蕉2根，冰糖适量。

【做法】香蕉去皮，与百合一起加清水煎煮，放入冰糖适量调服，每日1剂。

【功效】养阴润肺，适用于急慢性咽炎。

耳鸣

本节名词

❶外耳 ❷中耳 ❸内耳

耳鸣，是自觉耳内有响声，或蝉鸣，或如潮声，或如蚊叫。一般为低音调，如刮风、火车或机器运转的轰鸣声；也可能是高音调，如蝉鸣、吹哨或汽笛声等。耳鸣继续发展，可影响听觉，导致耳聋。

Words terms

名词解释

❶ 外耳

包括耳廓和外耳道。耳廓收集声波，经外耳道作用传于鼓膜，引起鼓膜振动，因听觉神经感到听觉。

❷ 中耳

高等脊椎动物的耳的中间部分，由鼓室、咽鼓管、乳突窦和乳突小房组成。

❸ 内耳

又称为迷路，全部埋藏于颞骨岩部骨质内，介于鼓室与内耳道底之间，由骨迷路和膜迷路构成。

症状

耳垂有一条皱纹沟向斜上方走行，或皱纹沟在耳垂上方，提示耳鸣。

1线在小指下方的位置出现小“岛”纹，提示耳鸣症。2线上方出现平行线，提示听力欠佳，可能耳鸣。

病因

（1）外耳❶或中耳❷的听觉失灵，不能吸收周围的声音，内耳❸所产生的“副产品”就会变得清晰；

（2）内耳受伤，失去了转化声音能量的功能，“副产品”的声量就会变得较强，即使在很嘈杂的环境中都能听到；

（3）一些肾病患者，耳朵附近头部或颈部的血管，血液的质量因肾病的影响而较差，使得血液供应和流通不太顺畅，就会产生一些声音。因为靠近耳朵，所以形成耳鸣。

治疗方法

手疗法：第一步，肾穴掐法5分钟；第二步，关冲穴掐法5分钟；第三步，合谷穴掐法5分钟。

穴位疗法：液门穴具有清火散热的特殊功能，长期按压此穴，对耳聋、耳鸣、手指肿痛、手臂痛等病症，有很好的调理保健效能。

药膳调理法：菖蒲薄荷饮，适用于风热侵袭引起的耳聋耳鸣。

防治小贴士

经常出现耳鸣现象的人要注意日常家庭护理，避免接触强烈的噪声，不要长时间、大音量使用随身听耳机。

耳鸣的诊病方法

望面诊病

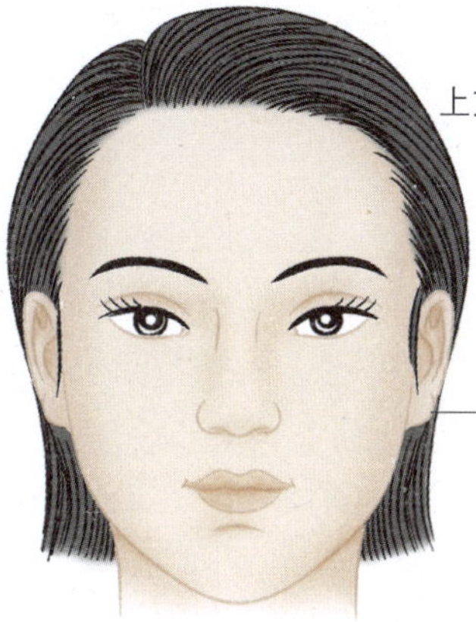

看手诊病

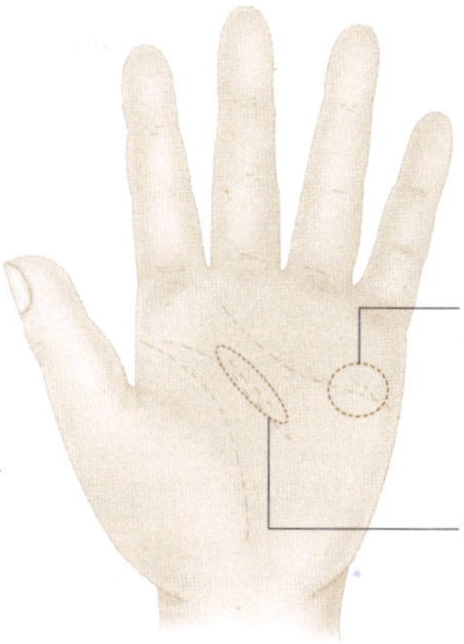

耳鸣的治疗方法

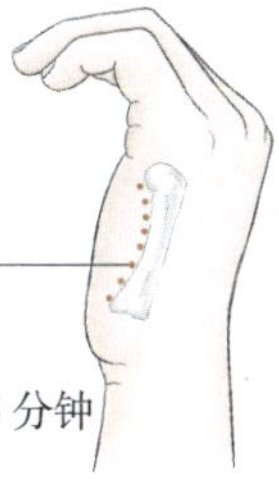

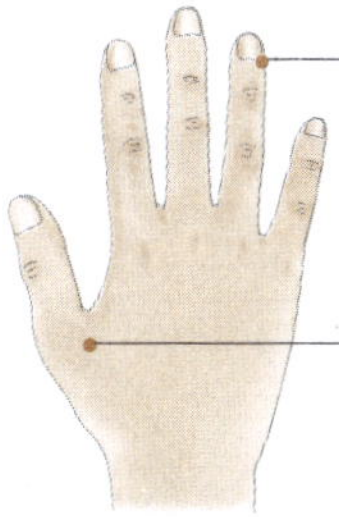

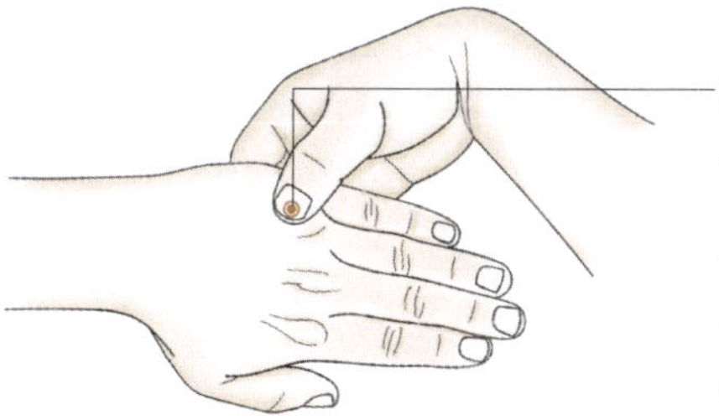

取穴技巧：

正坐、伸手曲肘向自己胸前，掌心向下。轻握拳，用另一手轻扶小指侧掌心处，弯曲大拇指，用指尖或指甲尖垂直掐按穴位就是。

液门穴具有清火散热的特殊功能，对头痛、目眩、咽喉肿痛、眼睛赤涩、龋齿等病症有特效。长期按压此穴，对耳聋、耳鸣、手指肿痛、手臂痛等病症，有很好的调理保健效能。

药膳调理法 · 开窍聪耳菖蒲薄荷饮

【原料】石菖蒲 6 克，薄荷、荆芥各 10 克。

【做法】上述三种材料煎水，代茶饮。

【功效】疏散风热，开窍聪耳，适用于风热侵袭引起的耳聋、耳鸣。

白内障

本节名词

❶晶状体 ❷视网膜

白内障是由于新陈代谢或其他原因发生晶状体全部或部分混浊，而引起视力障碍的眼病。中医属圆翳内障。

Words & terms

名词解释

❶ 晶状体

是眼球中重要的屈光间质之一。位于玻璃体前侧，周围接睫状体，呈双凸透镜状。由晶体囊、晶体上皮、晶体纤维和悬韧带组成。

❷ 视网膜

居于眼球壁的内层，是一层透明的薄膜。视网膜由色素上皮层和视网膜感觉层组成。

症状

（1）先天性白内障：常见于婴幼儿，生下来即有。晶状体❶混浊可能不是全部，也不会继续发展，对视力的影响决定于混浊的部位和程度。

（2）外伤性白内障：由于晶状体囊穿破或爆裂而引起，前者是穿孔性外伤，后者是迟钝性外伤。

（3）老年性白内障：常常是两眼进行性的视力减退。多发于年龄在45岁以上的人群，检查时看见瞳孔内有灰白色混浊，没有其他异常。

无名指下方的1线上出现“岛”形纹，提示有眼病。2线过于短浅，易得白内障。无名指下的2线上出现“岛”形纹。

病因

车祸、钝器伤害、尖锐物品的刺伤或穿透性眼内药物等会引起外伤性白内障；并发性白内障多是因为青光眼、视网膜❷色素病变等引起；糖尿病、甲状腺疾病等会引起代谢性白内障；长期使用类固醇等药物可能引起药物性白内障；先天性白内障则是由于染色体变异、胎内感染等引起。

治疗方法

手疗法：第一步，合谷穴揉法20次；第二步，养老穴揉法20次；第三步，关冲穴揉法20次；第四步，眼点揉法20次。

穴位疗法：角孙穴具有吸湿、降浊、明目之功效。对白内障、目生翳膜、齿龈肿痛等疾病，有很好的疗效。

药膳调理法：红薯粥，有健脾益胃、益气通便、明目亮眼的功效。

防治小贴士

①避免过于强烈的紫外线照射。

②限制热量摄入，过度肥胖者白内障发生率高于正常体重者。

白内障的诊病方法

望面诊病

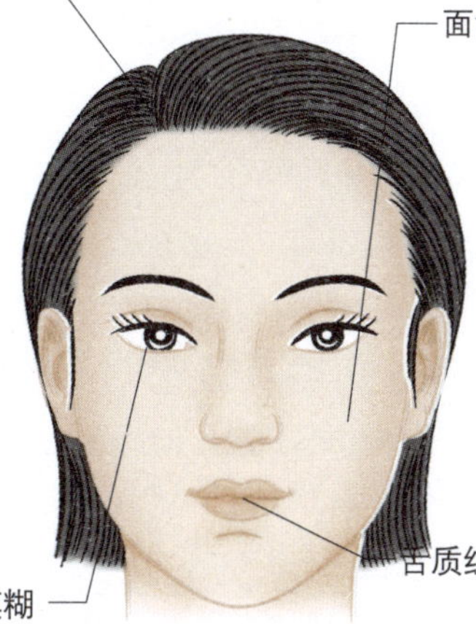

看手诊病

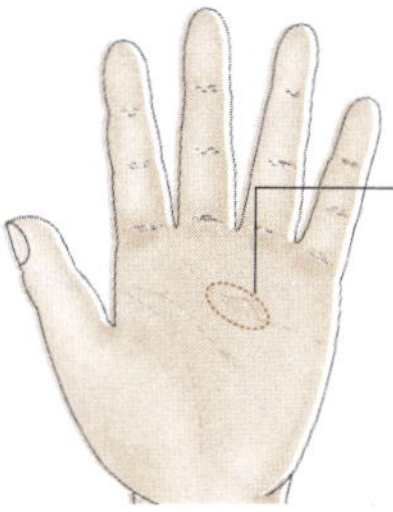

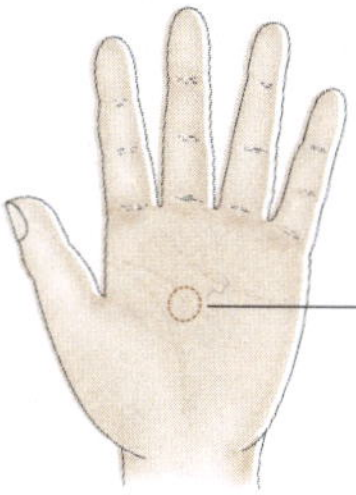

白内障的治疗方法

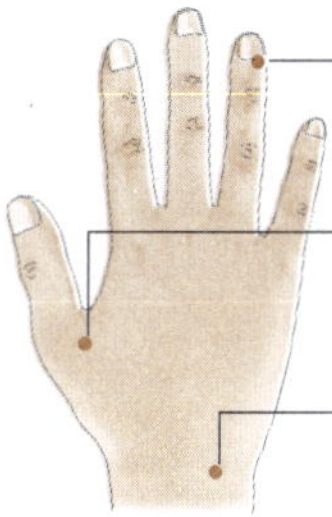

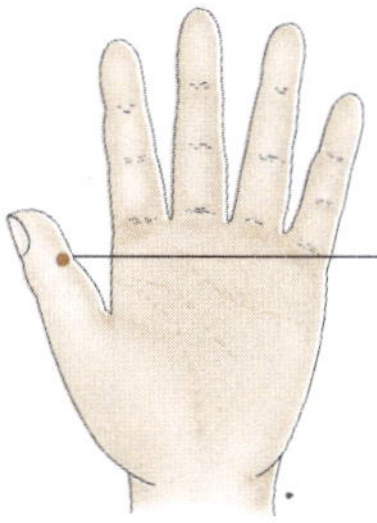

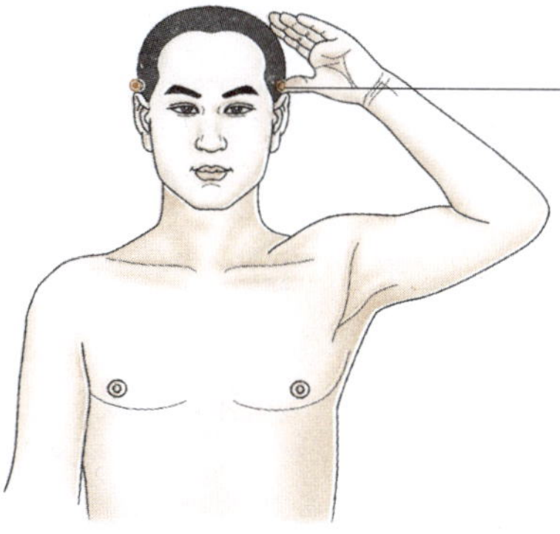

取穴技巧：正坐，举两手，用大拇指指腹由后向前将耳翼摺屈，并顺势向上滑向耳翼尖所着之处，两中指指尖恰好相连于头顶正中线上，拇指所在位置的穴位就是。

角孙穴具有吸湿、降浊、明目之功效。对白内障、目生翳膜、齿龈肿痛等疾病，有很好的疗效。

药膳调理法·明目亮眼红薯粥

【原料】红薯 300 克，粳米 100 克，白糖适量。

【做法】红薯连皮切成小块，与淘洗净的粳米一起放入锅中，加水煮粥，粥将熟时加白糖，再煮片刻即可。

【功效】有健脾益胃、益气通便、明目亮眼的功效。

牙痛

本节名词
❶牙髓 ❷龋齿

牙痛，又称“齿痛”，是以牙齿及牙龈红肿疼痛为主要表现的口腔疾患，是口腔科多种病症的一种常见症状。中医学将其分为虫痛和火痛两种。火痛又有实火和虚火的区别。实火多由胃火风热所致，虚火多由胃虚火旺所致。

Words Terms

名词解释

❶ 牙髓

牙髓组织位于牙齿内部的牙髓腔内。主要包含神经、血管，淋巴和结缔组织，还有排列在牙髓外周的造分本质细胞，其作用是造牙本质。

❷ 龋齿

以牙体被蛀蚀，逐渐毁坏而成龋洞为主要表现的牙病。

症状

（1）根尖周炎引发的牙痛：自发性持续痛，也可向同侧头颞部放射。牙有伸长感，咀嚼时痛，垂直轻叩患牙有明显疼痛。颌下淋巴结肿、压痛。

（2）牙髓炎引起的牙痛：自发性阵发痛，并可向同侧头、面部放射，夜间疼痛尤其厉害，在急性期时不能指出病牙部位。冷热刺激会加剧疼痛。轻叩病牙有疼痛感。

（3）牙周炎引起的牙痛：牙龈红肿、溢脓、出血。牙松动无力。

（4）三叉神经痛引发的牙痛：阵发性疼痛如电刺、刀割、针刺感，持续时间较短，10秒至1分钟左右。

拇指指甲前见红斑，提示得了牙龈炎、牙髓[1]炎或龋齿[2]。食指第二指节过粗。

病因

一般是由于口腔不洁或过食膏粱厚味、胃腑积热、胃火上冲，或风火邪毒侵犯、伤及牙齿，或肾阴亏损、虚火上炎、灼烁牙龈等引起。

治疗方法

手疗法：第一步，止痛点掐法20次；第二步，感冒点掐法20次；第三步，肾穴擦法20次；第四步，心肺穴擦法20次。

穴位疗法：按摩丝空竹穴，可治疗各种头痛、头晕、目眩。与耳门穴配伍，可治疗牙痛。

药膳调理法：升麻薄荷饮，清热散风，消肿止痛，对风热牙痛有很好的疗效。

牙痛的诊病方法

望面诊病

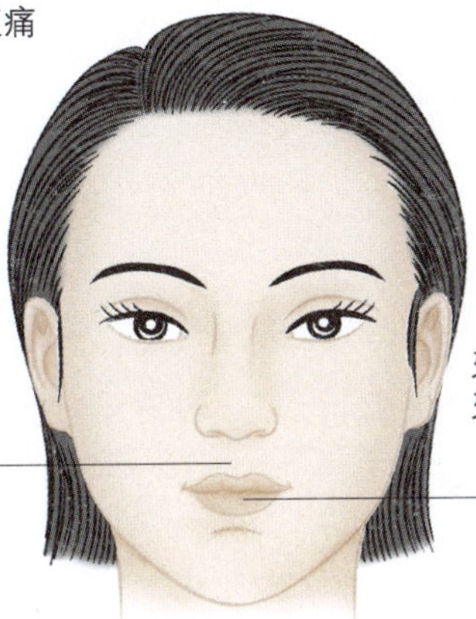

看手诊病

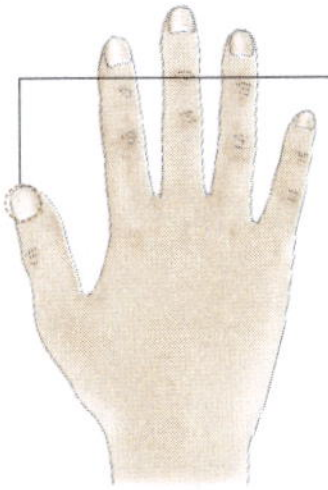

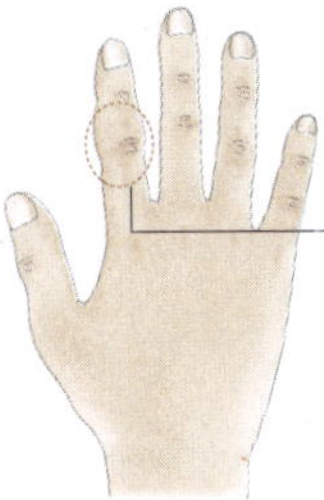

牙痛的治疗方法

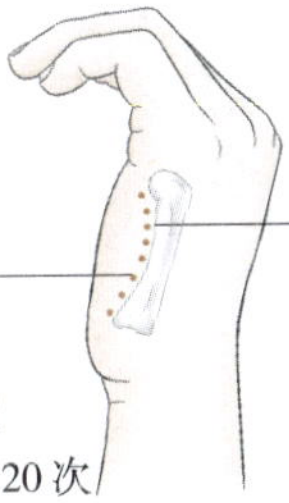

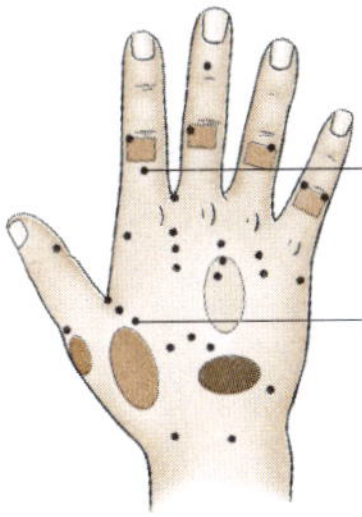

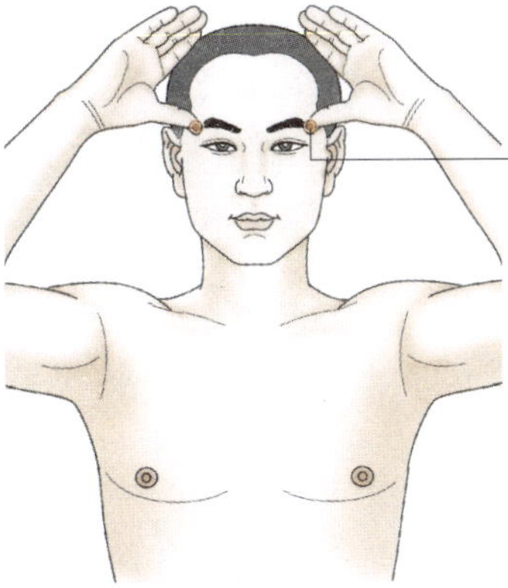

丝空竹穴，属手少阳三焦经，按摩此穴，可治疗各种头痛、头晕、目眩。与耳门穴配伍，可治疗牙痛。

药膳调理法・消肿止痛升麻薄荷饮

【原料】升麻 10 克，薄荷 6 克。

【做法】上述两种原料煎水，代茶饮。

【功效】清热散风，消肿止痛，对风热牙痛有很好的疗效。

尿路结石

本节名词
❶血尿 ❷会阴

尿路结石是泌尿系统的常见病。按结石所在位置可分为肾结石、膀胱结石、输尿管结石和尿道结石。其中以肾与输尿管结石最为常见。

Words & terms
名词解释

❶ 血尿
是指尿液中红细胞≥3个/HP，离心尿红细胞＞5个/HP，或12小时尿Addis计数＞50万个，是小儿常见的泌尿系统症状。

❷ 会阴
狭义的会阴仅指肛门和外生殖器之间的软组织。广义的会阴是指盆膈以下封闭骨盆下口的全部软组织。

症状

临床表现因结石所在部位不同而有异。肾与输尿管结石的典型表现为肾绞痛与血尿[1]。在结石引起绞痛发作以前，病人没有任何感觉，由于某种诱因，如剧烈运动、劳动、长途乘车等，病人会突然出现一侧腰部剧烈的绞痛，并向下腹及会阴[2]部放射，伴有腹胀、恶心、呕吐、程度不同的血尿。

坎位有“米”字纹或小方形纹符号，小指下坤位有三角形纹、“米”字纹，均提示患有前列腺结石信号。3线末端有小“岛”形纹，3线凝敛而较短，约占全线长2/3，提示易患肾及尿路结石症。

病因

（1）解剖结构异常。如尿路梗阻，导致晶体或基质在引流较差部位沉积，尿液滞留继发尿路感染，会引发结石形成。

（2）尿液因素。形成结石物质排出过多；尿酸性减低，pH增高；尿量减少，使盐类和有机物质的浓度增高；尿中抑制晶体形成物质含量减少等。

治疗方法

手疗法：第一步，腰腿脊反射区按法20次；第二步，肾穴摩法20次；第三步，生殖穴摩法20次。

穴位疗法：长期按摩中封穴，对治疗疝气、阴茎疼痛、遗精、小便不利、尿路结石、黄疸、胸腹胀满等有很好的帮助。

药膳调理法：车前子粥，清热利尿，适用于尿路结石，各种小便不利。

防治小贴士

少吃动物蛋白，少吃盐，忌喝浓茶，可喝清茶或水。

尿路结石的诊病方法

望面诊病

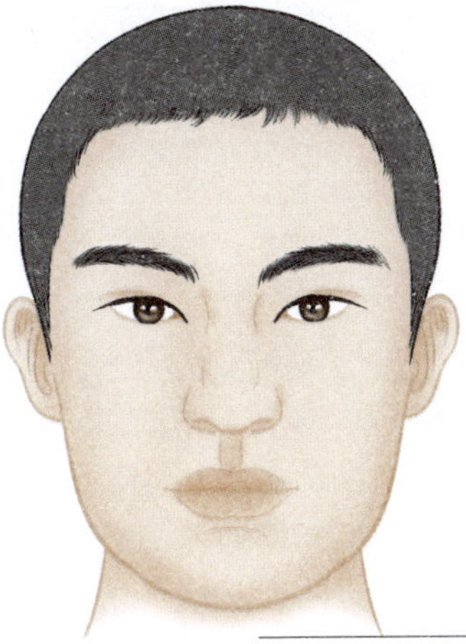

看手诊病

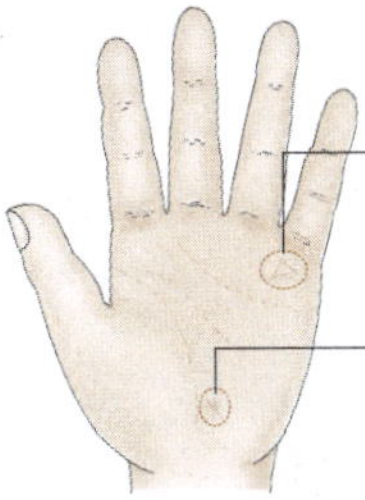

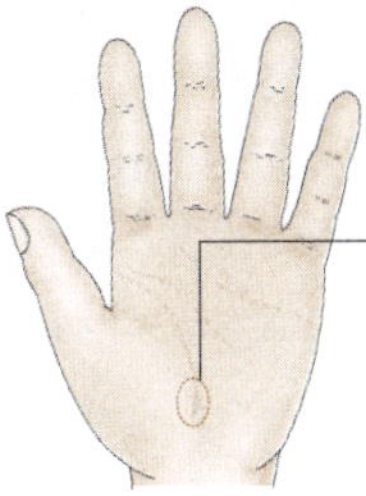

尿路结石的治疗方法

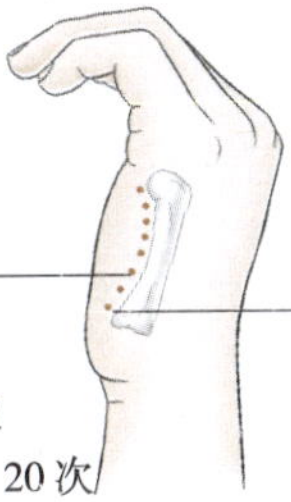

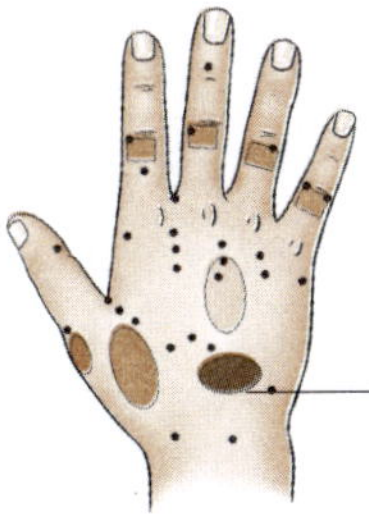

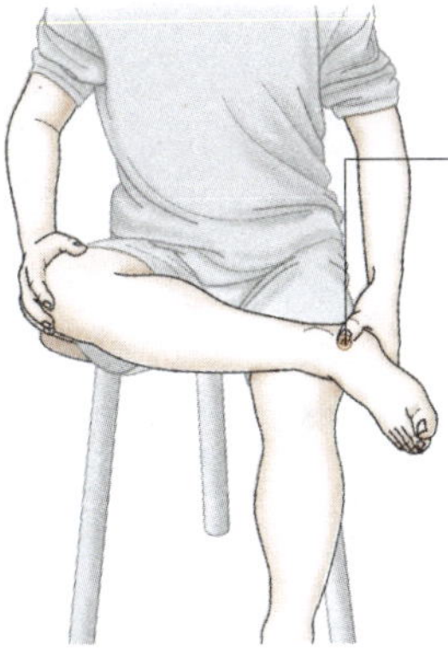

中封穴，属足厥阴肝经，长期按摩此穴，对治疗疝气、阴茎疼痛、遗精、小便不利、尿路结石、黄疸、胸腹胀满等有很好的帮助。

药膳调理法·清热利尿车前子粥

【原料】车前子 30 克，粳米 50 克。

【做法】车前子加水煎煮半小时后去渣留汁，将粳米放入汁中，煮成粥样，早晚空腹食用。

【功效】清热利尿，适用于尿路结石，各种小便不利。

前列腺炎

本节名词
❶充血 ❷尿白浊

前列腺炎可分为非特异性细菌性前列腺炎、特发性细菌性前列腺炎、特异性前列腺炎、非特异性肉芽肿性前列腺炎、其他病原体引起的前列腺炎、前列腺充血[1]和前列腺痛。

Words terms
名词解释

❶ 充血
机体局部组织、器官的血管扩张，含血量超过正常值的现象。

❷ 尿白浊
尿液浑浊不清，色白如泔浆，或初尿不浑，留置稍长，沉淀呈积粉样的表现。

症状

常伴有尿急、尿频、尿时会阴部疼痛、余尿不尽、尿白浊[2]，并有炎性分泌物从尿道排出，及神疲乏力、腰膝怕冷等症状。经常同时发生急性膀胱炎等。急性炎症病变严重或未彻底治疗就会转为慢性前列腺炎。

眼外眦三角区有较深的弯曲状血管，或耳部前列腺穴区出现脱屑、小结节，均提示前列腺炎。

前列腺一区出现片状红斑，且前列腺二区出现大量的竖纹，提示患有慢性前列腺炎。膀胱炎的掌纹特征与其相似，只是纹理略高一些。前列腺一区会出现“岛”形纹，并在前列腺二区出现凌乱竖纹，提示患有前列腺增生。无名指下有“丰”字纹。

病因

（1）性生活不正常、长时间骑自行车、骑马或久坐，前列腺按摩过重或过于频繁都会造成前列腺充血而引发前列腺炎。

（2）尿液刺激，淋球菌、非淋球菌等病原微生物感染等原因也可能导致前列腺炎。

治疗方法

手疗法：第一步，肾穴按法20次；第二步，生殖穴按法20次；第三步，劳宫穴按法20次；第四步，阳池穴按法20次；第五步，神门穴按法20次。

穴位疗法：会阳穴具有散发水湿、补阳益气的作用。经常按压此处，对泄泻、便血、痔疮、阳痿、前列腺炎等都具有很好的疗效。

药膳调理法：滑石甘草粉，清火通淋，适用于前列腺炎。

前列腺炎的诊病方法

望面诊病

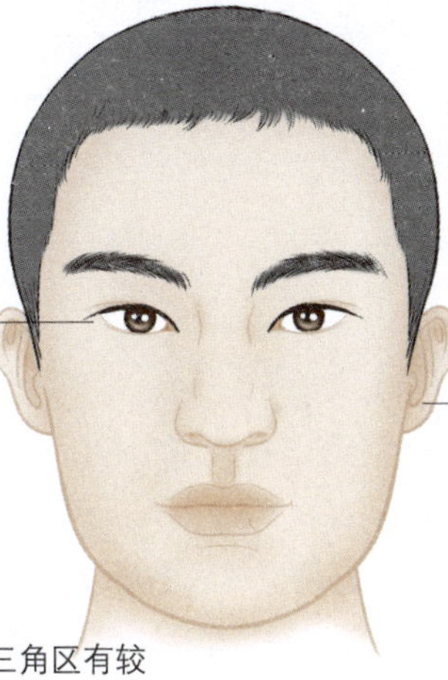
前列腺穴区出
现脱屑、小结节
外眦三角区有较
深的弯曲状血管

看手诊病

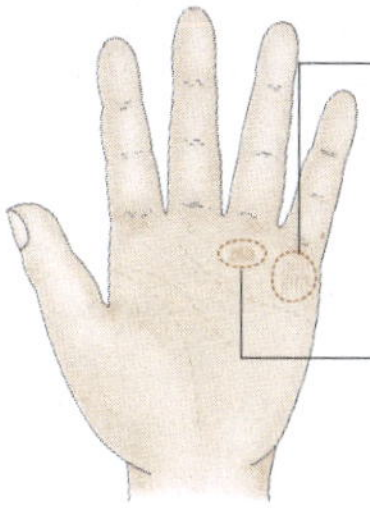

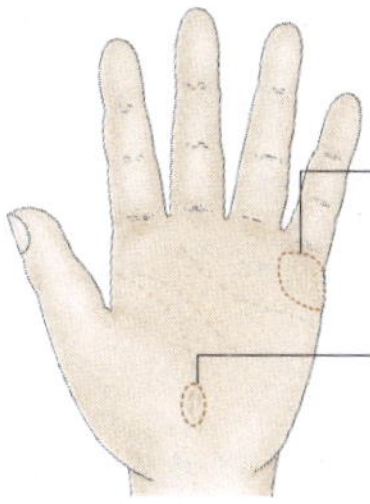

前列腺炎的治疗方法

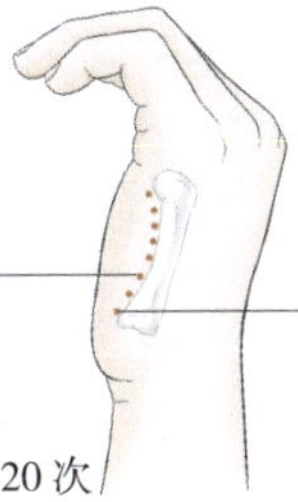

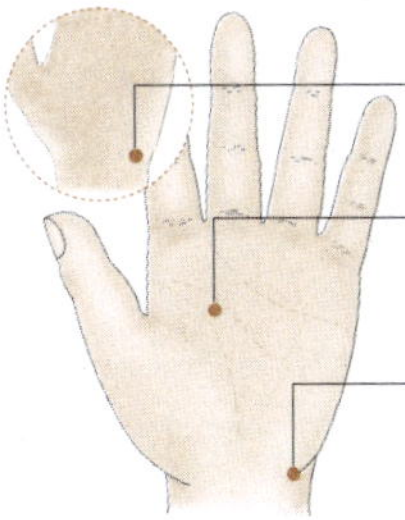

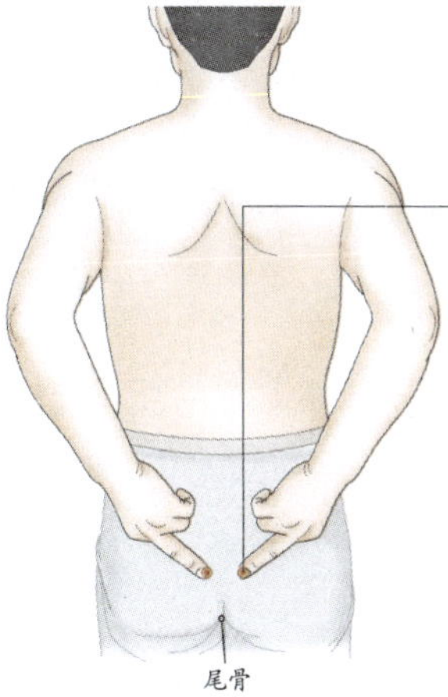

取穴技巧：正坐，双手向后，手心朝向背部，中指伸直，其他手指弯曲，将中指指腹置于尾骨端两旁，则中指指腹所在位置就是该穴。

会阳穴具有散发水湿、补阳益气的作用。经常按压此处，对泄泻、便血、痔疮、阳痿、前列腺炎等都具有很好的疗效。

药膳调理法·清火通淋滑石甘草粉

【原料】滑石粉 3 克，甘草粉 0.5 克，豆浆 200 毫升。

【做法】将滑石粉和甘草粉放入碗中，用煮沸的豆浆冲泡，拌匀即可。

【功效】适用于前列腺炎。

阳痿

本节名词
❶命门 ❷精神性阳痿

阳痿，即阴茎勃起障碍。是指男子未到性功能衰退时期，虽有性欲，但阴茎不能勃起，或虽勃起而不坚实，或不能持续一定的时间，妨碍了正常的性交。一般临床上分为原发性和继发性两种。

Words terms
名词解释

❶ 命门

第一指人的右肾；第二指督脉上的命门穴。皆是元阳之所聚，故称之为命门。

❷ 精神性阳痿

又称心因性阳痿，由精神性因素引起。

症状

此病症多见面色少华、不思饮食、心悸易惊、夜眠不宁等。

耳部内生殖器、外生殖器穴区出现脱屑或灰白色改变，提示阳痿信号。

3线上出现很多小“岛”纹，同时小鱼际部位出现许多横纹。11线短小，或无11线，或只见浅浮的一条，模糊不清，形短色淡，甚至隐而不显。掌面水星丘处出现塌陷的小凹。

病因

阳痿的发病原因多为房事过度，屡犯手淫，损伤肾气，命门[1]火衰；或因思虑烦劳；或因卒惊大恐，损伤心肾；或因久患尿浊、遗精耗伤肾精；或湿热下注，转变为阳痿。临床所见到的阳痿患者，绝大部分是由精神因素造成中枢性功能紊乱而引起的。

治疗方法

手疗法：第一步，神门穴按法3分钟；第二步，劳宫穴按法4分钟；第三步，关冲穴掐法4分钟；第四步，少冲穴掐法4分钟。

穴位疗法：气穴具有补益冲任的作用。长期按摩此穴，能够有效治疗泄泻、痢疾、阳痿、腰背疼痛等疾病。

药膳调理法：大蒜炖羊肉，适用于肾虚、阳痿。

防治小贴士

①普及性知识教育，正确对待性的自然生理功能，减轻对房事的焦虑心理，消除不必要的思想顾虑，避免精神性阳痿[2]的发生。

②情绪要开朗，清心寡欲，注意生活调节，加强身体锻炼，增强体质，提高抗病能力。阳痿一旦发生，男女双方都应正确对待，认真查清病因，积极治疗。

阳痿的诊病方法

望面诊病

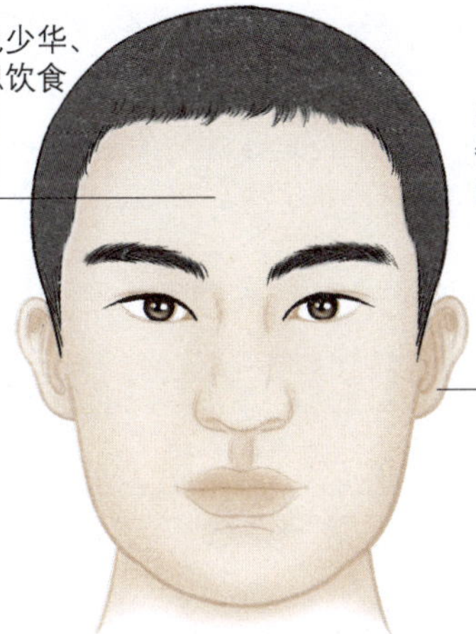

看手诊病

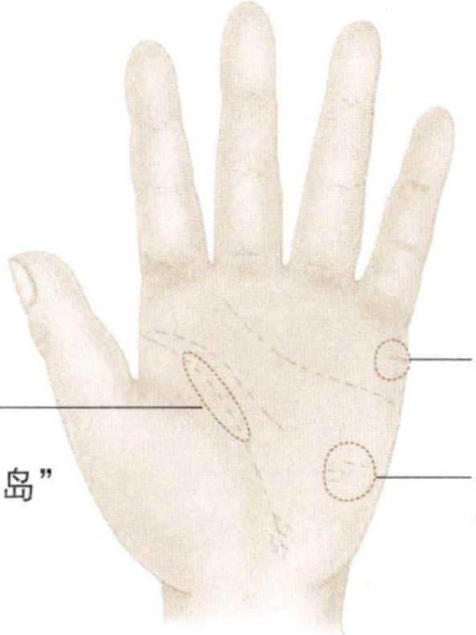

阳痿的治疗方法

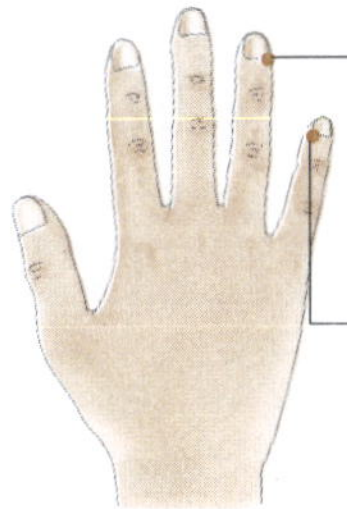

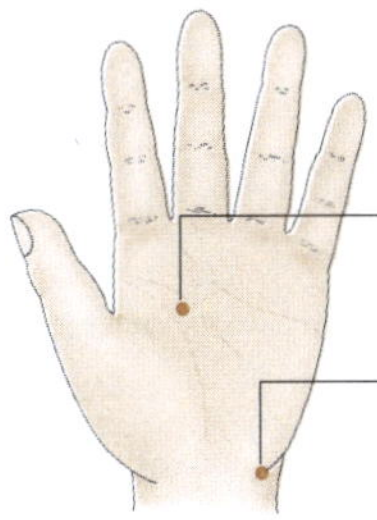

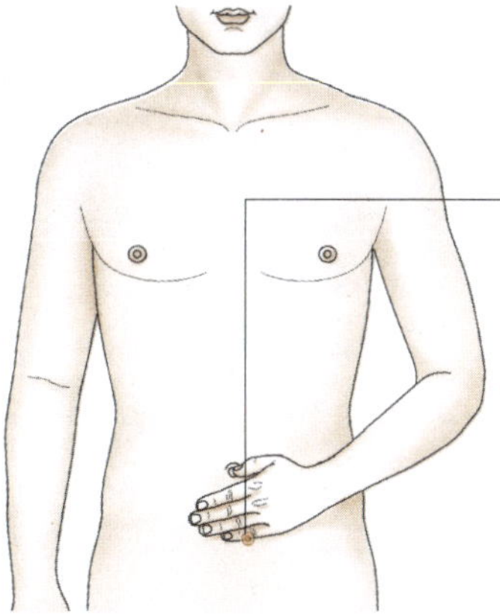

气穴具有补益冲任的作用。长期按摩此穴，能够有效治疗泄泻、痢疾、胃炎、十二指肠炎、月经不调、白带、小便不通、阳痿、腰背疼痛等疾病。

药膳调理法·壮阳补虚大蒜炖羊肉

【原料】羊肉 250 克，大蒜 50 克。

【做法】羊肉洗净切碎，大蒜剥皮，一同炖熟，加食盐等调味即可。

【功效】适用于肾虚、阳痿。

遗精

本节名词
❶湿热下注 ❷精室

遗精，是指精液不固而自遗的一种症候。有梦遗与滑精之分，有梦而遗者为梦遗；无梦而遗或清醒时精液自流者为滑精。两者虽有区别，但病因基本一致，都是肾虚精关不固所致。

Words & terms
名词解释

❶ **湿热下注**

病证名。指湿热流注于下焦。主要表现为小便短赤、身重疲乏、舌苔黄腻、脉濡数等。

❷ **精室**

男子之胞名为精室，具有贮藏精液、生育繁衍的功能。精室是男性生殖器官，亦由肾主，并与冲任相关。

症状

成年未婚男子或婚后夫妻分居者，每月遗精1～2次，属正常生理现象，一般不会出现临床症状。过多的遗精，每周2次以上，或清醒时流精，并出现头晕、精神萎靡不振、腰腿酸软、失眠等各种临床症状时，则属病态表现，必须及时治疗。

耳部三角窝区呈红色油润状改变，提示遗精频繁引起的乏力腰痛。

3线延伸至月丘处，其末端两边生出许多细支纹。8线出现网状改变。

病因

遗精的发生，多由肾虚不能固摄，君相火旺，或湿热下注❶，扰动精室❷所致。可见其原因一为火，二为虚。造成火和虚的原因有很多，主要在于劳神过度、妄思色欲、早婚、频犯手淫，或房事过度等。

治疗方法

手疗法：第一步，生殖区按法6分钟；第二步，肾区按法6分钟；第三步，心区按法6分钟；第四步，肝区按法6分钟；第五步，脾区按法6分钟。

穴位疗法：神门穴具有安神、宁心、通络之效能。与太溪穴、足三里穴配伍，对遗精有一定的治疗作用。

药膳调理法：山药炖鸡，有补肾固精之功效。

防治小贴士

①注意精神调养排除杂念。

②丰富文体活动，适当参加体力劳动或运动。

③注意生活起居，少食辛辣刺激性食物，如烟、酒、咖啡等。

④晚餐不宜过饱，被褥不宜过厚，内裤不宜过紧。

遗精的诊病方法

望面诊病

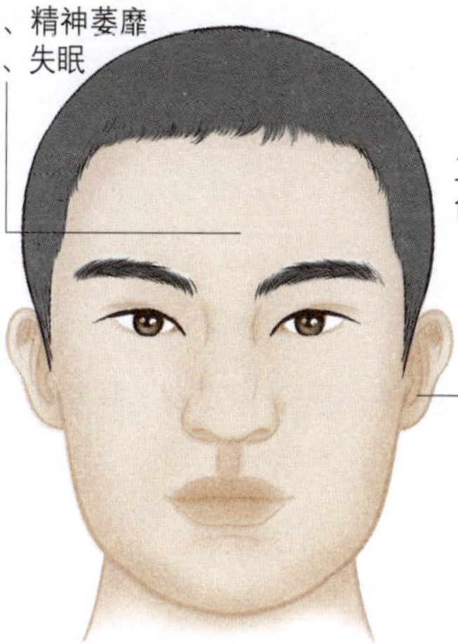

看手诊病

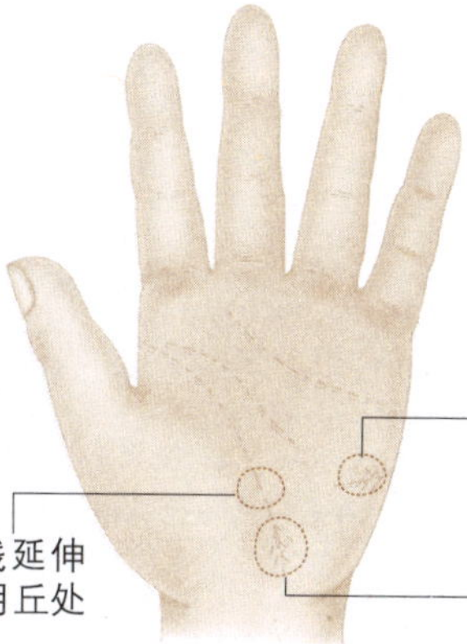

遗精的治疗方法

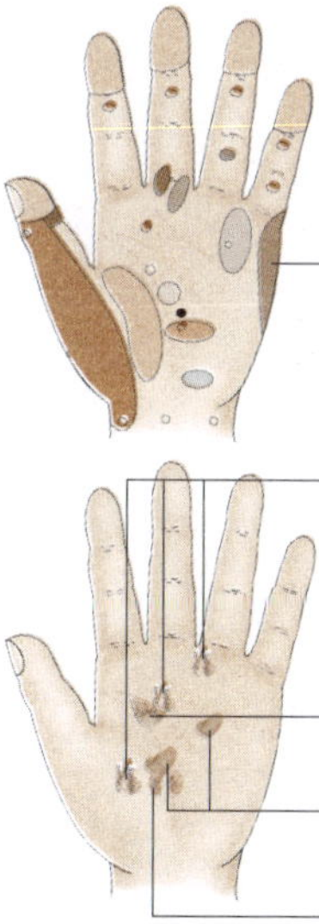

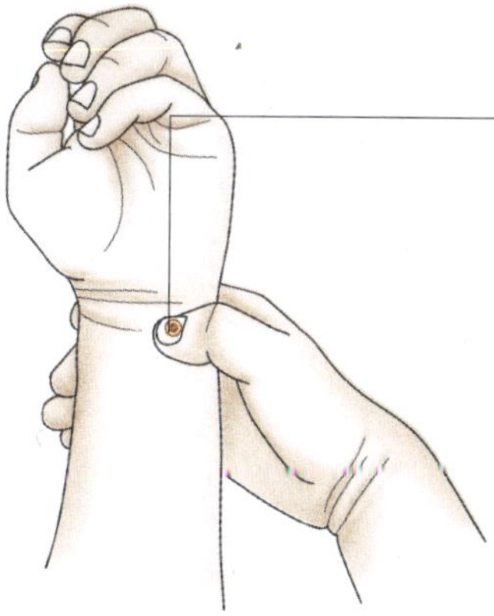

神门穴具有安神、宁心、通络之效能。主治心烦失眠、心悸，心绞痛、多梦、健忘等症，对神经衰弱等症，针灸此穴有特效。与太溪穴、足三里穴配伍，对遗精有一定的治疗作用。

药膳调理法 · 补肾固精山药炖鸡

【原料】山药 500 克，母鸡 1 只。

【做法】母鸡洗净切块，加水，旺火煮至五成熟，放入洗净去皮切块的山药，同煮至烂熟。

【功效】有补肾固精之功效。

早泄

本节名词

❶精囊炎 ❷尿道下裂

在性交过程中出现射精过早现象的，称为早泄。早泄是射精障碍的一种类型，是男性性功能障碍的常见病症之一。在《秘本金丹》一书中，又称早泄为“鸡精”。

Words & terms

名词解释

❶ 精囊炎

是男性常见感染性疾病之一，以血精为主要临床表现。

❷ 尿道下裂

是男性泌尿生殖系统最常见的先天畸形，意指尿道发育不健全，以致尿道开口于正常位置（龟头顶端中央）的下端。

症状

早泄的定义比较模糊，一般指性交时，男方尚未与女方接触或刚准备接触，或接触时间仅有1分钟左右，抽动次数在10次以下，即发生射精，以致造成不能继续进行性交的，称为早泄。

门齿短时间呈雪白色，为早泄者多见。

3线上出现很多小“岛”纹，并同时小鱼际部位出现许多横纹。3线延伸至月丘处，其末端两边生出许多细支纹。8线出现网状改变。

病因

早泄可分为精神性早泄和器质性早泄。其中精神性早泄为绝大多数，婚前性交、手淫癖、夫妻性生活不和谐或有婚外性生活史等原因可导致情绪高度紧张，心情焦虑，使大脑神经中枢兴奋性增强，继而导致早泄；另有少数早泄患者是由于器质性病变所致，如慢性前列腺炎、精囊炎[1]、包皮系带过短、尿道下裂[2]等。

治疗方法

手疗法：第一步，生殖穴按法7分钟；第二步，泄泻治疗点按法7分钟；第三步，关冲穴按法6分钟。

穴位疗法：天枢穴有调理肠胃、调经止痛的功效。与气海、关元、中极等穴位配伍，对早泄有治疗作用。

药膳调理法：杜仲煮猪肾，适用于早泄。

防治小贴士

①戒酒，避免辛辣刺激。多食海鲜等助阳填精食品，增强体质。

②避免手淫，节制房事。

早泄的诊病方法

望面诊病

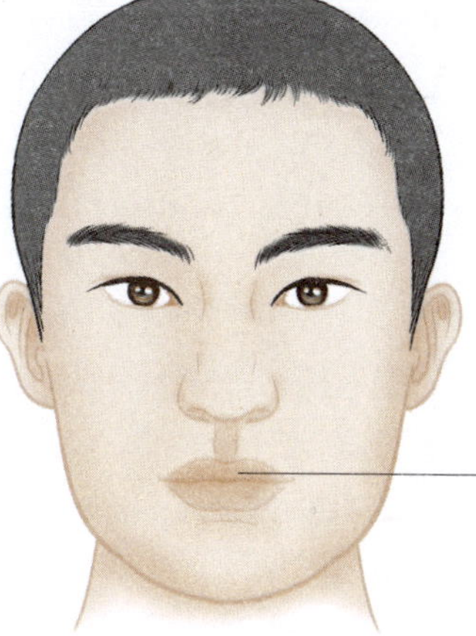

看手诊病

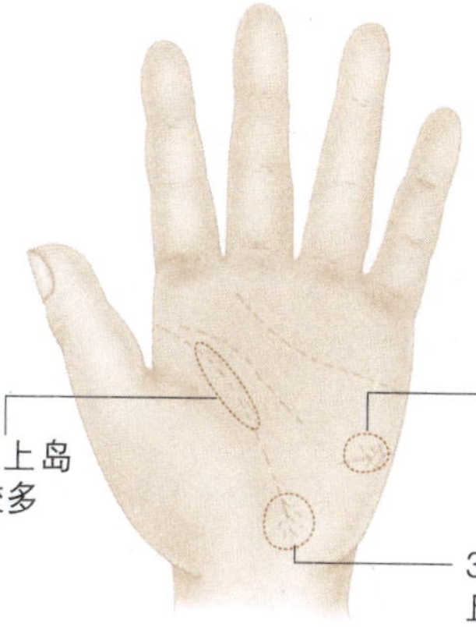

早泄的治疗方法

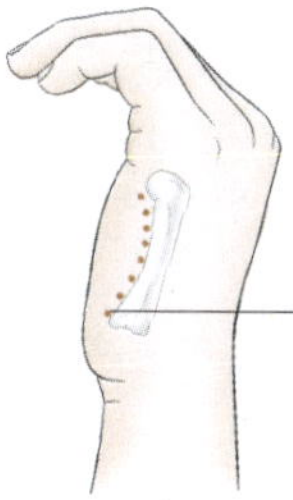

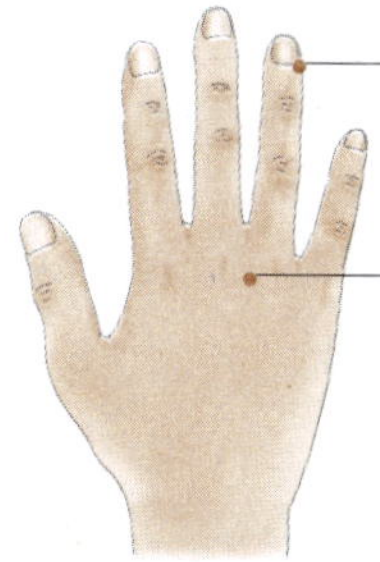

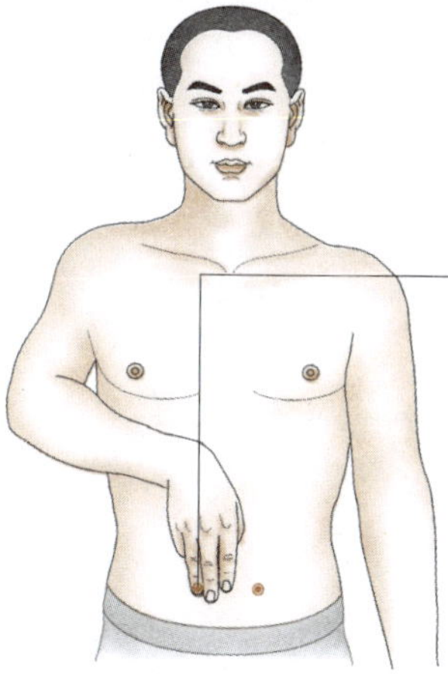

天枢穴有调理肠胃、调经止痛的功效。经常按摩此穴，可改善因体内有寒气所导致的舌苔色白的症状。与气海、关元、中极等穴位配伍，对早泄有治疗作用。

药膳调理法・杜仲煮猪肾

【原料】杜仲 10 克，补骨脂 3 克，猪肾 1 副。

【做法】杜仲切片，与补骨脂一同放入剖开的猪肾中，用线扎紧，煮熟食用。

【功效】适用于早泄。

月经不调

本节名词

❶功能性子宫出血

月经不调是女性的一种常见疾病，凡月经周期紊乱，出血期延长或缩短，出血量增多或减少，经质异常，并可出现某些不适等症状者称月经不调。卵巢功能失调、全身性疾病或其他内分泌腺体疾病影响卵巢功能者，都能引起月经失调、下腹部疼痛、忧郁等症状。

Words & terms

名词解释

❶ **功能性子宫出血**

简称功血，是一种常见的妇科疾病，是指异常的子宫出血，经诊查后未发现有全身及生殖器官器质性病变，而是由于神经内分泌系统功能失调所致。表现为月经周期不规律、经量过多、经期延长或不规则出血。

症状

表现为月经周期或出血量的紊乱，有以下几种情况：

（1）不规则子宫出血。（2）功能性子宫出血[1]。

（3）绝经后阴道出血。（4）闭经。

面色熏黄，耳部内分泌穴区有点状或小片状暗红色改变，肾穴区出现点状或小片状淡红色或白色改变，提示月经不调。

有青筋穿过腕横纹伸向大鱼际，或腕横纹线变浅、断裂，提示月经不调。3线尾部有“米”字纹或“十”字纹，提示卵巢功能失调导致月经不调。

病因

（1）神经内分泌功能失调引起；主要是后脑垂体卵巢轴的功能不稳定或是有缺陷，导致月经不调。

（2）器质病变或药物等引起：包括生殖器官局部的炎症、肿瘤及发育异常、营养不良；颅内疾患；肝脏疾患、血液疾患等。

治疗方法

手疗法：第一步，生殖区摩法20次；第二步，肾穴揉法20次；第三步，命门穴揉法20次；第四步，合谷穴揉法20次；第五步，神门穴揉法20次。

穴位疗法：归来穴，主治疝气、月经不调、不孕、带下、子宫内膜炎、阳痿、睾丸炎、阴茎病、男女生殖器疾病等。

药膳调理法：芹菜胡椒饮，补血调经，适用于月经不调。

月经不调的诊病方法

望面诊病

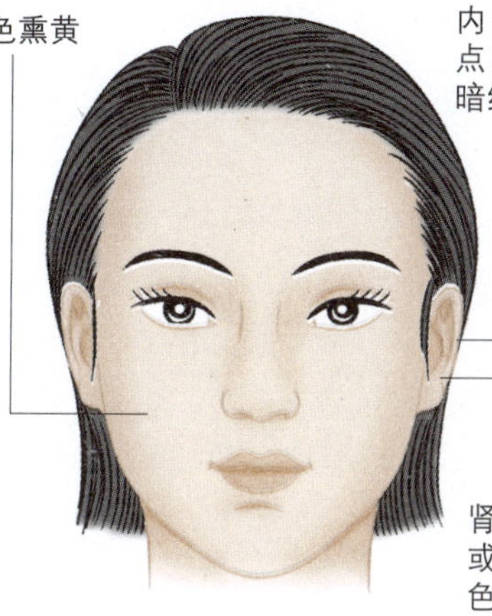

看手诊病

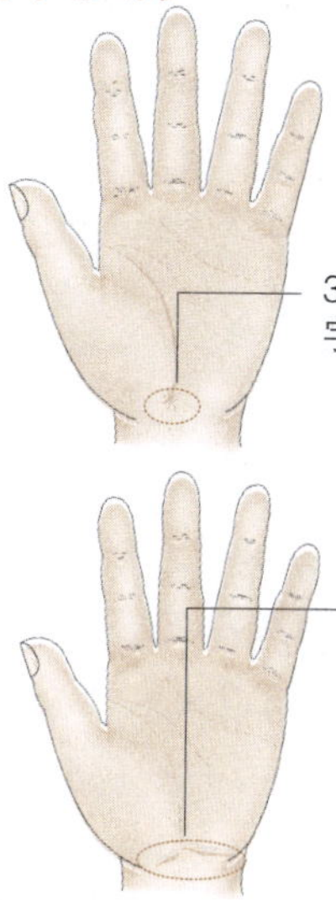

月经不调的治疗方法

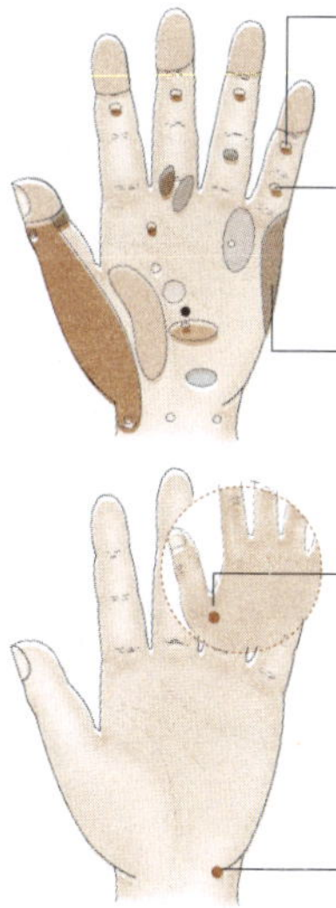

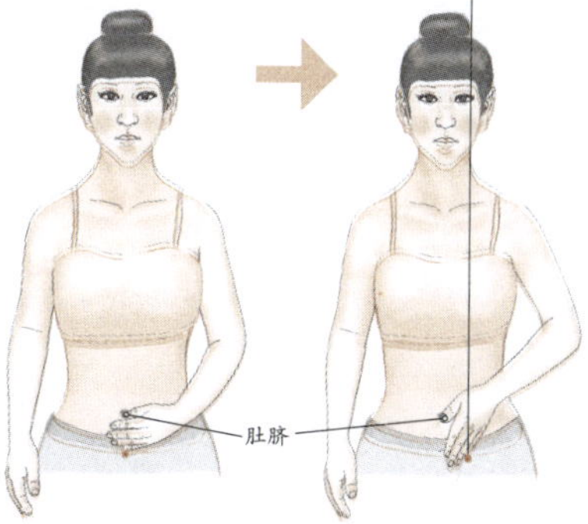

取穴技巧：仰卧，左手五指并拢，拇指贴于肚脐处，其余四指位于肚脐下，找到肚脐正下方小指所在的位置，并以此为基点，跷起拇指，并拢其余四指，手指朝下，把食指贴于此基点，则小指所在的位置即此穴。

归来穴，主治疝气、月经不调、不孕、带下、子宫内膜炎、阳痿、睾丸炎、阴茎病、男女生殖器等病症。

药膳调理法·补血调经芹菜胡椒饮

【原料】芹菜 90 克，盐、胡椒少许。
【做法】芹菜洗净，连叶榨汁，加盐和胡椒调味饮用。
【功效】补血调经，适用于月经不调。

痛经

本节名词
❶胞脉 ❷子宫内膜

痛经指月经期间或其前后发生腹痛。凡月经初潮即发生痛经，生殖器官无明显器质性病变者，称为原发性痛经；如月经初潮时并无痛经，以后因生殖器官器质性病变导致痛经者，称为继发性痛经。

Words terms
名词解释

❶ 胞脉
又名“胞络”，即分布在子宫（胞宫）上的脉络。其中包括冲脉和任脉。胞脉主要的作用是主女子行月经和养胞胎。

❷ 子宫内膜
亦称子宫黏膜，是指构成哺乳类子宫内壁的一层。对动情素和孕激素都起反应，因此可随着性周期发生显著的变化。

症状

临床症状一般在月经来潮1～2天出现下腹部阵发性绞痛，可放射到外阴、肛门及腰部，常常伴有恶心、呕吐、头痛、头晕，甚至面色苍白、出汗、手足冰冷等。当经期过后，疼痛逐渐消失。

小鱼际有紫黑色斑点，按之不易褪色。大鱼际处颜色发青，表示少腹部位有淤血。肝区青暗，多为肝肾虚损，不能濡养胞脉❶，行经后绵绵作痛。3线的外侧有一个明显的小三角纹符号，多提示此人患有痛经病。

病因

此病多因生殖器官病变引起，如子宫发育不良、宫颈管口狭窄、子宫内膜❷异位等。亦可由于精神体质因素，如精神过度紧张、神经过敏、慢性疾病、贫血等引起痛经。

治疗方法

手疗法：第一步，止痛点揉法20次；第二步，会阴点揉法20次；第三步，腰腿脊反射区摩法20次；第四步，合谷穴揉法20次。

穴位疗法：内关穴，强心定喘，有治疗心律不齐、心脏衰弱、心痛、心悸、胸闷等病症的功能。配三阴交穴和素髎穴可治疗痛经。

药膳调理法：痛经茶，温经理气止痛，适用于气滞血淤引起的痛经。

防治小贴士

患者配合适当的保健操或保健功能活动，对帮助子宫恢复位置是相当有益的。
①仰卧：每天坚持2~3次并腿仰卧，双膝稍屈起，做腹式呼吸20次。腹式呼吸是吸气时胸部不扩张、腹部隆起，呼气时胸部不收缩而腹部收缩凹陷。
②直立：脚跟提起，再放下。每回做20次，每天坚持3回。

痛经的诊病方法

望面诊病

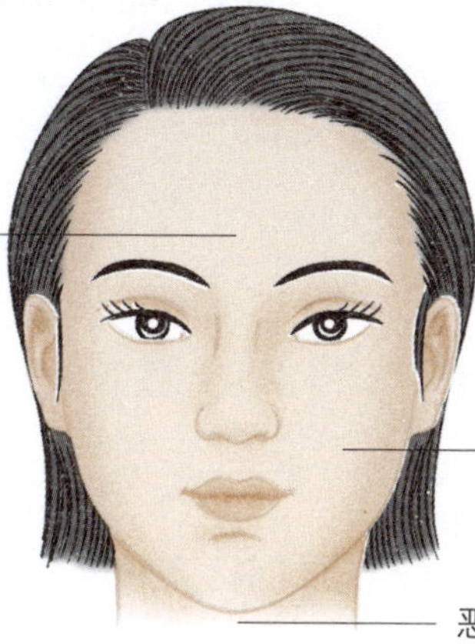

看手诊病

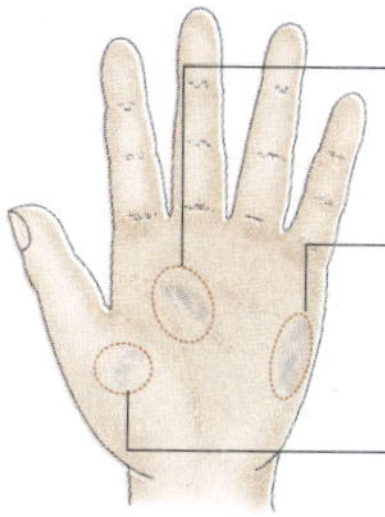

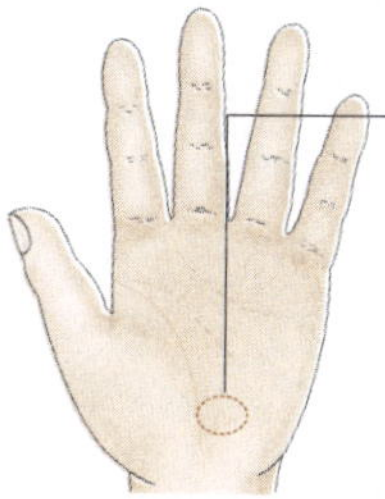

痛经的治疗方法

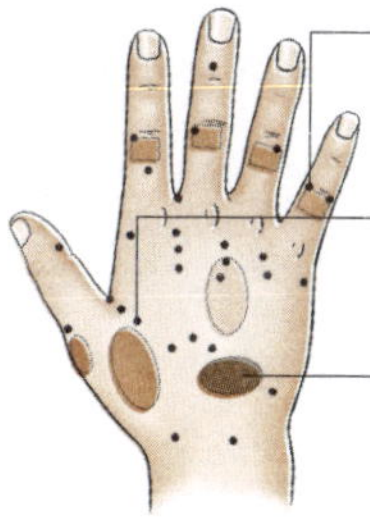

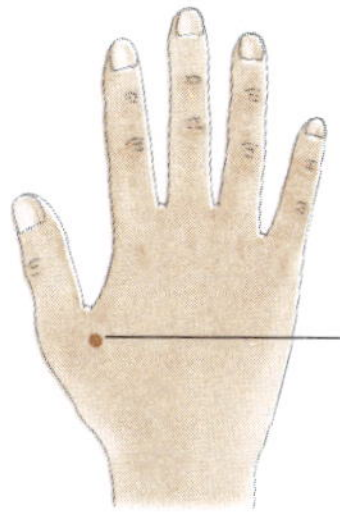

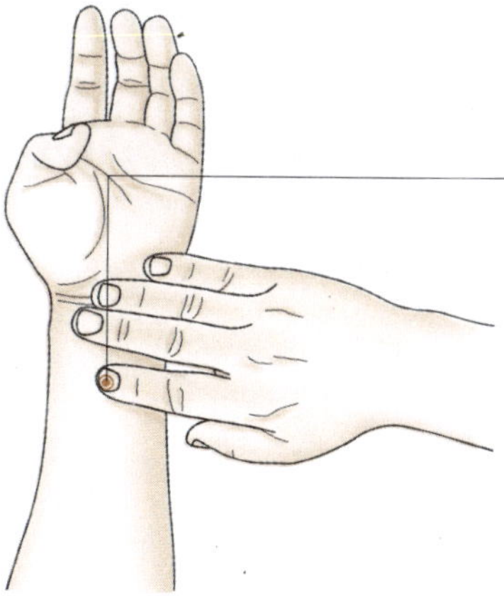

取穴技巧：

将右手三个手指头并拢，无名指放在左手腕横纹上，这时右手食指和左手手腕交叉点的中点，就是内关穴。

内关穴，强心定喘，有治疗心律不齐、心脏衰弱、心痛、心悸、胸闷等病症的功能。配三阴交穴和素髎穴可治疗痛经。

药膳调理法・温经止痛痛经茶

【原料】香附、乌药、延胡索各 10 克，肉桂 3 克。

【做法】上述材料共同研成细末，以沸水冲泡成茶。

【功效】温经理气止痛，适用于气滞血淤引起的痛经。

闭经

本节名词
❶血海 ❷丘脑
❸席汉氏综合征

发育正常的女性，一般12~14岁月经来潮，若年满18岁尚未行经，或16岁既无月经又无性征发育，或月经周期建立后，又非生理性停经3个月以上，都称为闭经，又叫“不月”、“月事不来”。

Words terms
名词解释

❶ 血海

这里是人体器官名。指肝脏。肝脏具有贮藏和调节血液的功能。

❷ 丘脑

是间脑中最大的卵圆形灰质核团，位于第三脑室的两侧，是产生意识的核心器官。

❸ 席汉氏综合征

属常见的垂体前叶机能减退症，多因分娩大出血造成垂体缺血性坏死，垂体前叶内分泌功能不足所致。

症状

青年女性鼻翼及鼻下同时发红，或外眦下三角区出现单纯性血管增生，提示闭经。

5线起始端出现小“岛”纹、三角纹、或“人”状纹。9线出现点断性连接。11线短小或无，或只见浅显一条，模糊不清。

病因

中医学认为，闭经的发生主要是由于情志不舒，饮食劳倦，房劳多产，以及失血、寒邪湿浊等导致心、脾、肝、肾功能失调，以致肝肾不足，精血双亏，气血虚弱，血海❶空虚，无血以下；或气滞血淤，痰湿阻滞，冲任不通，经血不得下行而成闭经。

西医认为引起闭经的原因较为复杂，它不仅涉及丘脑❷下部–脑垂体–卵巢轴的功能失调，还有可能是全身性疾病或局部疾病所致，甚至可能是过度疲劳、重大精神创伤等原因造成的。

治疗方法

手疗法：第一步，生殖穴按法7分钟；第二步，会阴点掐法7分钟；第三步，合谷穴掐法7分钟。

穴位疗法：血海穴是人体脾血的归聚之处，具有祛淤血和生新血的功能，能清血利湿，治疗一切血病及月经不调、崩漏、闭经等症。

药膳调理法：黄芪枸杞炖乳鸽，适用于气血虚寒引起的闭经。

防治小贴士

做好计划生育，尽量减少宫腔手术，能有效预防闭经。闭经与七情内伤关系密切，宜调节情志。正确处理产程，防止产时、产后大出血。一旦发生大出血，应及时输血抢救，防止出现席汉氏综合征❸，发生血枯经闭。

闭经的诊病方法

望面诊病

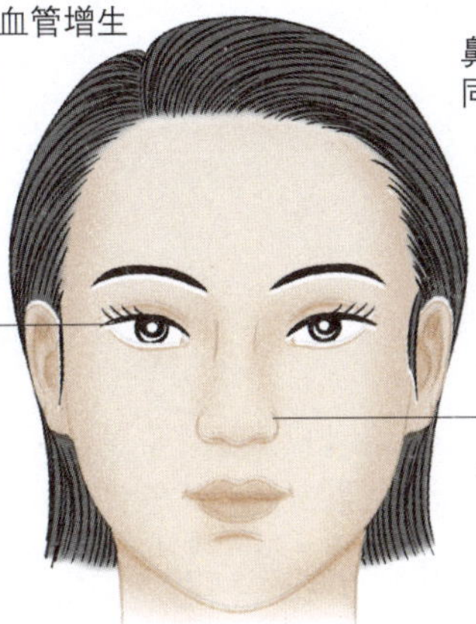

看手诊病

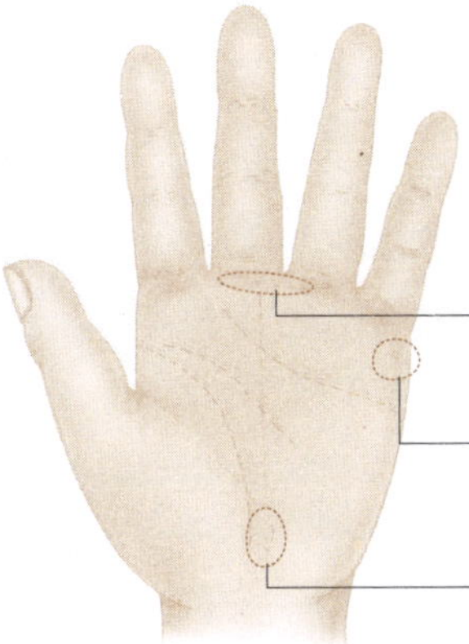

闭经的治疗方法

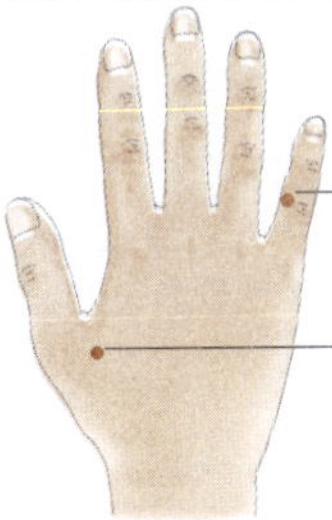

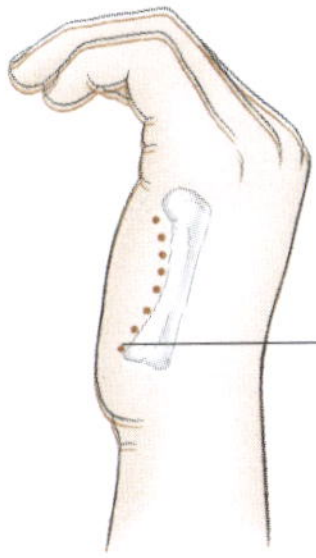

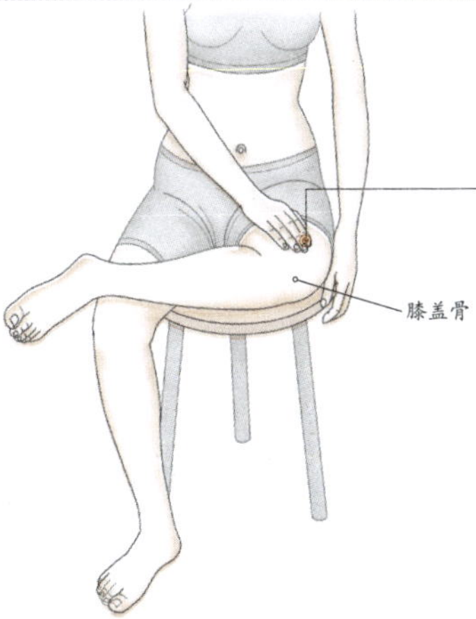

取穴技巧：

正坐，跷左足置放在右腿膝上，将右手拇指以外的四指并拢，小指尖置于膝盖骨内侧的上角，则食指指肚所在位置即该穴。

血海穴是人体脾血的归聚之处，具有祛淤血和生新血的功能，能清血利湿，治疗一切血病及月经不调、崩漏、闭经等症。

药膳调理法 · 祛寒补气黄芪枸杞炖乳鸽

【原料】黄芪、枸杞各 30 克，乳鸽 1 只。

【做法】乳鸽洗净，与黄芪、枸杞一同放入锅中，加水适量，炖熟即可。

【功效】适用于气血虚寒引起的闭经。

子宫脱垂

本节名词
❶腹压 ❷肛提肌

子宫从正常位置沿阴道下降，子宫颈外口达坐骨棘水平以下，甚至子宫全部脱出于阴道口外者，称子宫脱垂。常发于阴道前、后壁膨出。在中医学中属“阴挺”、“阴脱”、“阴菌”等病症范畴。

Words terms
名词解释

❶ **腹压**

腹部压力的简称。腹压可由肌肉收缩时产生，主要是由腹壁肌及膈肌收缩使腹内压增高，如用力、咳嗽等均会增加腹压，一般腹压增高时，人的感觉主要是腹胀。

❷ **肛提肌**

为一对四边形薄扁肌，起于耻骨后面与坐骨棘之间的肛提肌腱弓，纤维行向内下，止于会阴中心腱、直肠壁、尾骨和肛尾韧带，左右联合成漏斗状。

症状

女性子宫下垂于阴道口外，卧则收入，劳则加剧；下腹垂坠；腰部酸胀；神疲乏力；小便频数；头晕耳鸣，面色萎黄。或子宫脱出灼热肿痛，溃烂流黄水；带多色黄；心烦口渴；小便赤热，大便秘结等。女性人中部位松弛拉长，提示易患子宫脱垂。

5线起始端出现小“岛”纹、三角纹、或“人”状纹。9线出现点断性连接。

病因

子宫脱垂是由于多种因素造成的，凡是支持子宫正常位置的韧带、筋膜、肌肉发生损伤，或过度松弛，又因产妇经常仰卧，子宫已成后位，使子宫轴与阴道轴相互一致，若产妇过早参加体力劳动，在腹压❶增加的影响下，子宫即沿阴道方向向下脱出，导致了子宫脱垂的发生。

治疗方法

手疗法：第一步，手腕部按揉8分钟；第二步，生殖区按揉8分钟；第三步，脾胃穴按揉8分钟；第四步，肾穴按揉8分钟。

穴位疗法：神阙穴主治急慢性肠炎、痢疾、脱肛、子宫脱垂等病症，长期按压此穴，能有很好的调理保健效能。

药膳调理法：山药黄芪汤，滋阴补虚，适用于子宫脱垂。

防治小贴士

①更年期时应适当减轻工作，避免参加重体力劳动。

②注意营养，坚持做肛提肌❷运动锻炼，以防组织过度松弛。

子宫脱垂的诊病方法

望面诊病

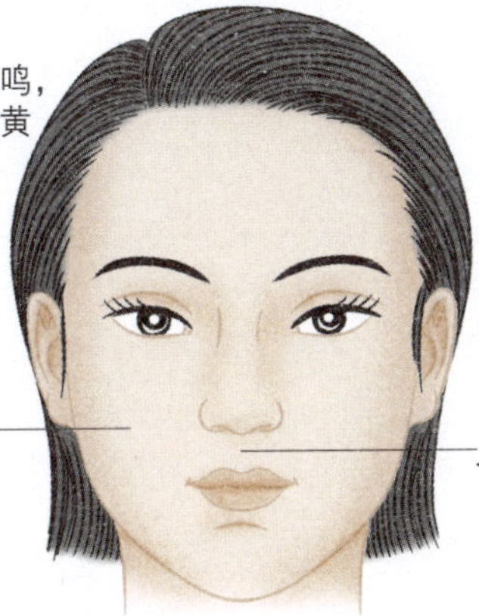

看手诊病

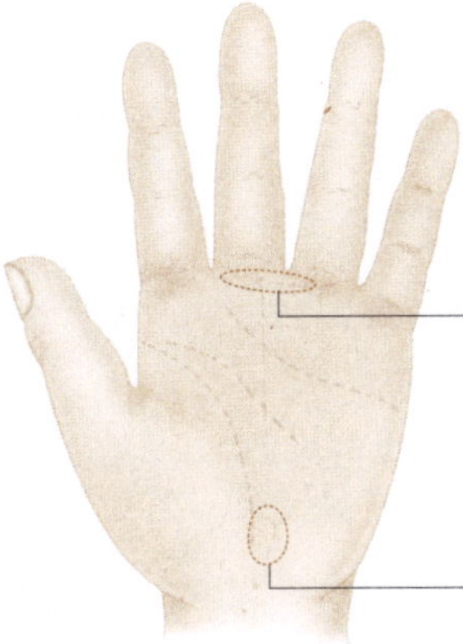

子宫脱垂的治疗方法

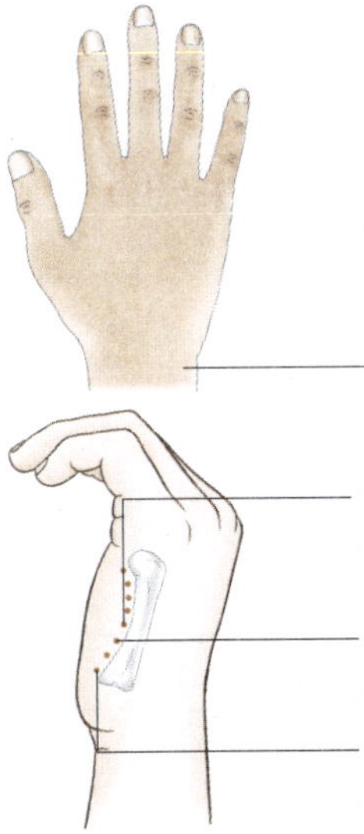

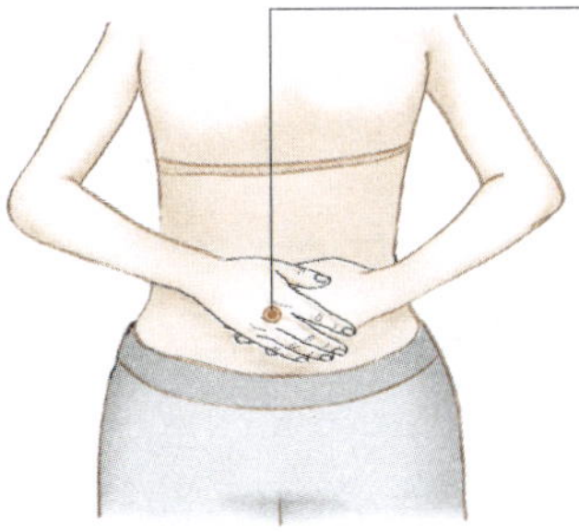

神阙穴主治急慢性肠炎、痢疾、脱肛、子宫脱垂、水肿、中风、中暑、不省人事、肠鸣、腹痛、泻痢不止等病症，长期按压此穴，能有很好的调理保健效能。

药膳调理法·滋阴补虚山药黄芪汤

【原料】炒山药60克，黄芪30克。

【做法】上述两种材料加水煎汁服用，每日一剂，分两次服。

【功效】滋阴补虚，适用于子宫脱垂。

子宫肌瘤

本节名词
❶平滑肌 ❷发物

子宫肌瘤也称子宫平滑肌瘤，是女性生殖器官中最常见的一种良性肿瘤，主要由子宫平滑肌❶细胞增生而形成。多见于30~50岁妇女。依肌瘤生长的部位可分为子宫体肌瘤和子宫颈肌瘤。

Words & terms
名词解释

❶ **平滑肌**

即无纹肌的通称。被视为较横纹肌原始的一种肌肉。除作为无脊椎动物的躯体肌而广泛分布外，也是脊椎动物除心肌之外的大部分内脏肌的组成。

❷ **发物**

指富于营养或有刺激性，容易使疮疖或某些病状发生变化的食物，如羊肉、鱼虾等。

症状

子宫肌瘤的典型症状为月经过多和继发贫血；经期延长，间隔缩短，不规则或淋漓不断的阴道出血，下腹部有包块。

女性眼外眦三角区有色深的钩状或螺旋状血管，提示易患子宫肌瘤。外眦角下方有一条或多条深红色血管，提示子宫肌瘤。

子宫区出现黑色暗斑，耳区出现淡褐色斑点，提示患者有月经过多和继发贫血等症状出现。3线尾端有两个紧密相连的小“岛”形纹，提示子宫肌瘤信号。

病因

子宫肌瘤的病因尚不明了。但根据大量临床观察和实验结果证明，肌瘤是一种依赖于雌激素生长的肿瘤。尤其是在高雌激素环境中生长明显，而绝经后逐渐缩小。肌瘤患者又常伴卵巢充血、胀大、子宫内膜增生过长，提示这与过多雌激素刺激有关。

治疗方法

手疗法：第一步，生殖区摩法20次；第二步，脾胃穴掐法20次；第三步，生殖穴掐法20次；第四步，肾穴掐法20次。

穴位疗法：阳陵泉穴，与关元穴、子宫穴、秩边穴、气海穴、血海穴、三阴交穴配伍，施以电针，可治疗子宫肌瘤。

药膳调理法：益母陈皮蛋，可预防子宫肌瘤。

防治小贴士

饮食宜清淡，不食羊肉、虾等发物❷。忌食刺激性食物及饮料。禁食桂圆、红枣、阿胶、蜂王浆等热性、凝血性和含激素成分的食品。

子宫肌瘤的诊病方法

望面诊病

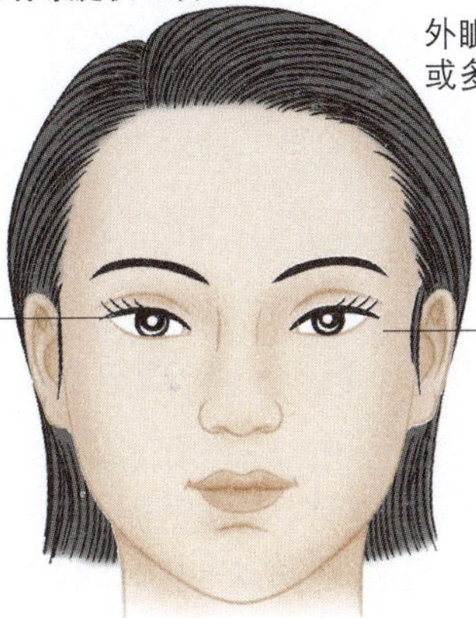

看手诊病

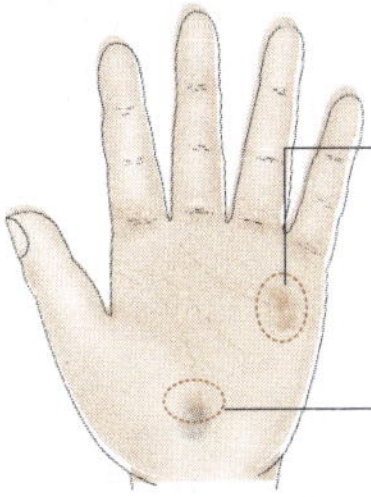

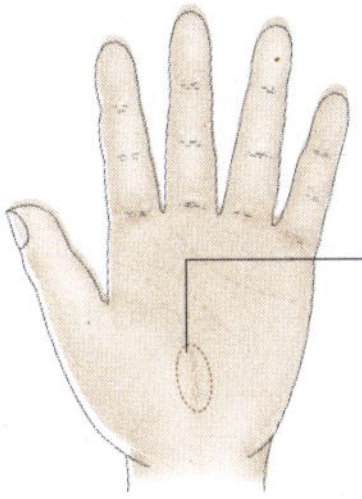

子宫肌瘤的治疗方法

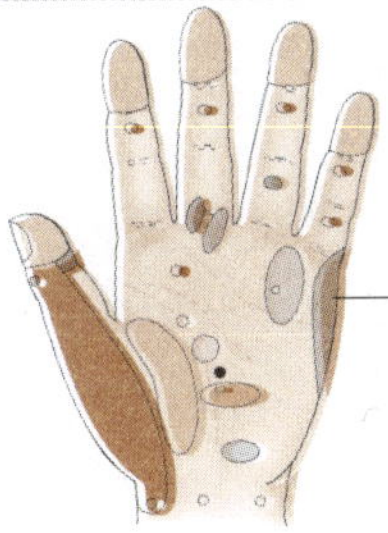

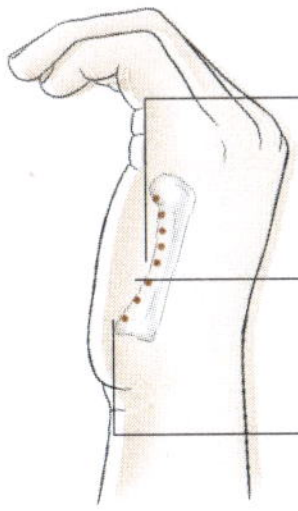

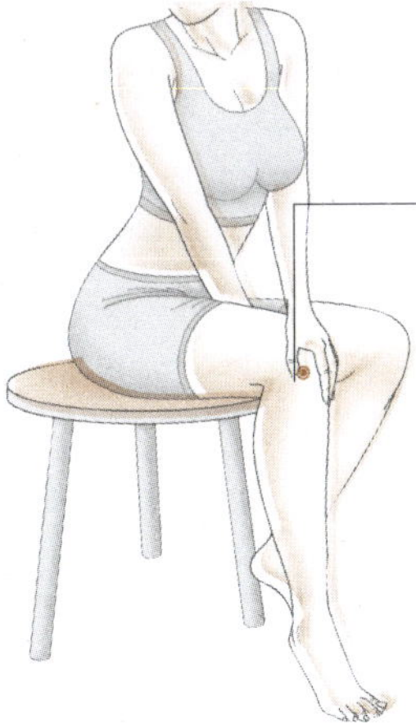

阳陵泉穴，与关元穴、子宫穴、秩边穴、气海穴、血海穴、三阴交穴配伍，施以电针，可治疗子宫肌瘤。

药膳调理法·益母陈皮蛋

【原料】益母草 50 克，陈皮 9 克，鸡蛋 2 个。

【做法】加水适量共煮，蛋熟后去壳，再煮片刻，吃蛋饮汤。

【功效】可预防子宫肌瘤。

卵巢囊肿

本节名词
❶畸胎瘤 ❷瘦肉精

卵巢囊肿是卵巢肿瘤中最多见的一种，分浆液性和黏液性两种。浆液性囊肿为单房、含浆液。黏液性囊肿为多房、含黏液，可发展成巨大肿瘤、囊性畸胎瘤[1]等。两种囊肿均属良性，应切除以防恶变。

Words & terms
名词解释

❶ 畸胎瘤

由种质细胞或胚胎干细胞衍生而来的瘤性组织，排列结构错乱，往往含有外、中、内三个胚层的多种组织成分。

❷ 瘦肉精

是一类动物用药，将其添加于饲料中，可以增加动物的瘦肉量、减少饲料使用、使肉品提早上市、降低成本。但会对人体产生副作用。

症状

随肿瘤增大出现下腹不适，膨隆包块。巨大肿瘤出现压迫症状，排便困难，呼吸困难。腹部或下腹部可按及包块。

掌中出现13线，提示有可能患卵巢囊肿病。3线尾端有长叶状“岛”形纹，13线末端有小“岛”形纹，提示卵巢囊肿病情进一步严重，要引起足够重视。

病因

（1）遗传因素：据统计，20%～25%的卵巢肿瘤患者有家族史。

（2）环境及生活方式因素：食物的污染，如蔬菜等使用的植物生长激素，家畜家禽等配方饲养中瘦肉精[2]类的激素成分。

（3）内分泌因素：卵巢虽小，却是产生卵子并排卵和平衡内分泌的重要器官，卵巢肿瘤多发生于内分泌旺盛的生育年龄，所以被认为与内分泌失调有关。

治疗方法

手疗法：第一步，生殖区按法15次；第二步，劳宫穴摩法20次；第三步，肾穴摩法20次；第四步，卵巢区按法15次。

穴位疗法：昆仑穴，属足太阳膀胱经穴位。针对妇女卵巢、男性睾丸功能及鸡鸣下痢等病症有特效。

药膳调理法：卵巢囊肿的患者不宜食用辛辣香燥发散、性暖温补、温阳补气的食物，如辣椒、公鸡、羊肉、荔枝干等。山楂黑木耳红糖汤，活血散淤，健脾补血，适用于卵巢囊肿伴有月经不畅。

卵巢囊肿的诊病方法

望面诊病

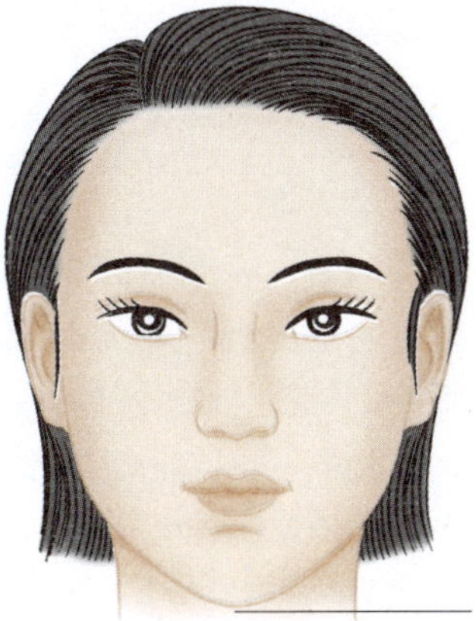

看手诊病

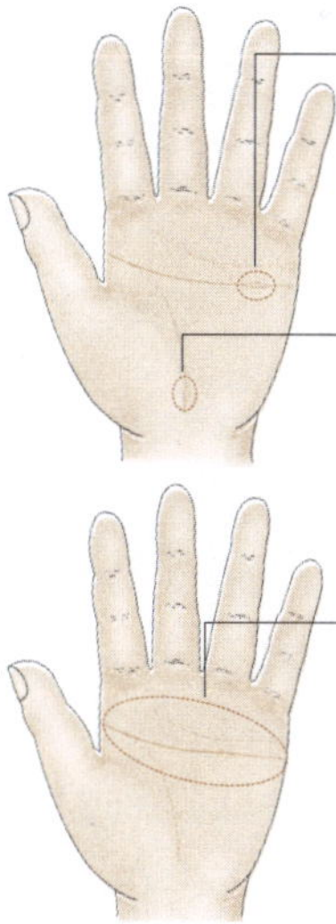

卵巢囊肿的治疗方法

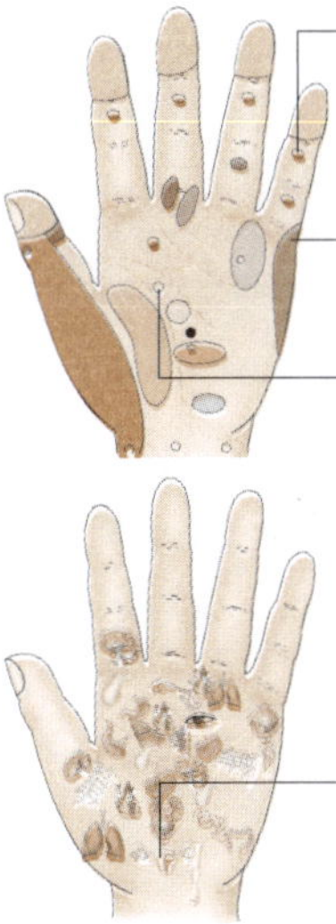

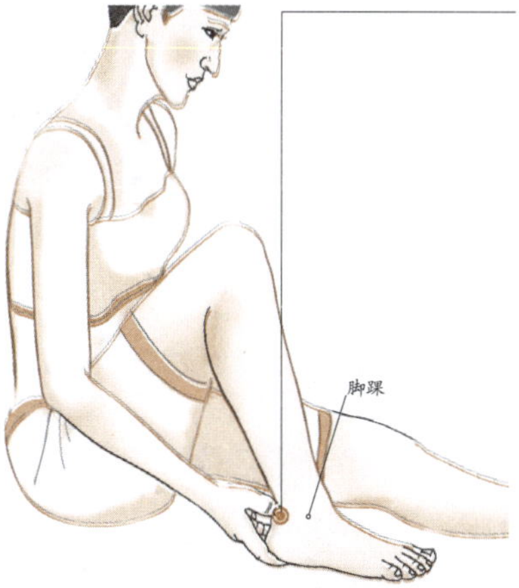

取穴技巧：
正坐垂足，将要按摩的脚稍向斜后方移至身体侧边，脚跟抬起。用同侧手，四指在下，掌心朝上扶住脚跟底部。大拇指弯曲，指腹置于外脚踝后的凹陷处，则大拇指所在位置即是。

昆仑穴，属足太阳膀胱经穴位。针对妇女卵巢、男性睾丸功能及鸡鸣下痢等病症有特效。

药膳调理法·活血散淤山楂黑木耳红糖汤

【原料】山楂 100 克，黑木耳 50 克，红糖 30 克。
【做法】将山楂水煎约 500 毫升去渣，加入泡发的黑木耳，文火煨烂，加入红糖即可。
【功效】活血散淤，健脾补血。适用于卵巢囊肿伴有月经不畅。

乳腺增生

本节名词

❶乳头溢液

乳腺增生也就是乳腺上皮增生，俗称“小叶增生”，它是妇女乳腺疾病中的常见病，是一组既非炎症又非肿瘤的病变；是以乳腺小叶和中段、末段导管的扩张、增生和囊性改变为主的一个过程。

Words & terms

名词解释

❶ **乳头溢液**

是乳腺疾病的常见症状。是指在非生理情况下，与妊娠哺乳无关的一侧或双侧来自一个或多个导管的自然溢液，间断性、持续性从数月到数年。

症状

肿块呈结节状，大小不一，质韧而有囊性感，与皮肤和深层组织之间无黏连并可推动。腋窝、肩背部偶有酸胀感，但腋窝淋巴结无肿大。偶伴有乳头溢液[1]，溢液可为黄色、黄绿色或为无色浆液。

耳部胸椎穴区有白色点状或条索状改变，目内眦长有凸起的肉结，提示乳腺增生。

大鱼际颜色发青，肝区青暗，提示乳腺增生。无名指下手掌两条主线之间有倾斜的冬青树叶状岛纹符号，相切两主线，提示乳腺增生症。若出现双重叶状岛纹，提示患腋窝部淋巴结炎。

病因

中医认为：情怀不畅，肝气不得正常疏泄而气滞血淤，痰凝冲任不调者，常有月经紊乱，面部色斑。现代医学认为：婚育、膳食、人生存的外环境和遗传因素是乳腺发病的主要原因。

治疗方法

手疗法：第一步，心穴擦法20次；第二步，肾穴擦法20次；第三步，劳宫穴擦法20次；第四步，生殖穴擦法20次。

穴位疗法：膻中穴，主治乳腺炎、乳腺增生等病症。

药膳调理法：海带鳖甲猪肉汤，适用于乳腺增生。

防治小贴士

有乳腺增生的女性如果同时具备下面几种情况就需要警惕了：一是出现乳腺增生的时间较长，二是增生的结节摸上去很多很明显，三是自己的年龄在40~60岁之间的癌症高发期，四是有家族史。如果兼有这几个因素，女性就应该特别注意身体的变化，免得危及健康。

乳腺增生的诊病方法

望面诊病

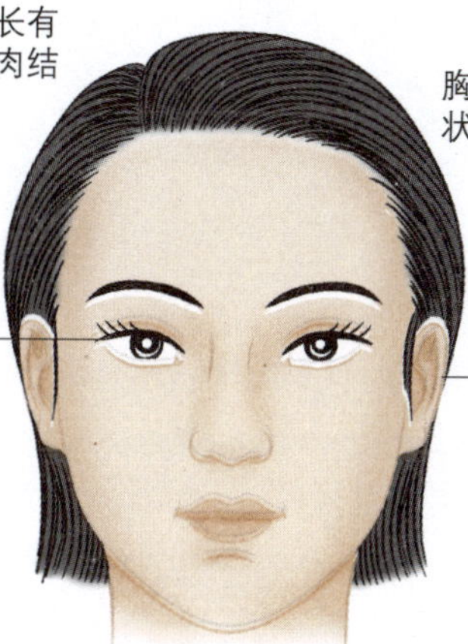

看手诊病

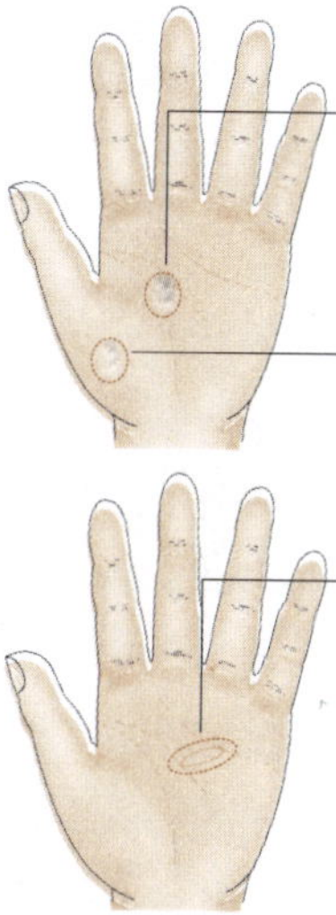

乳腺增生的治疗方法

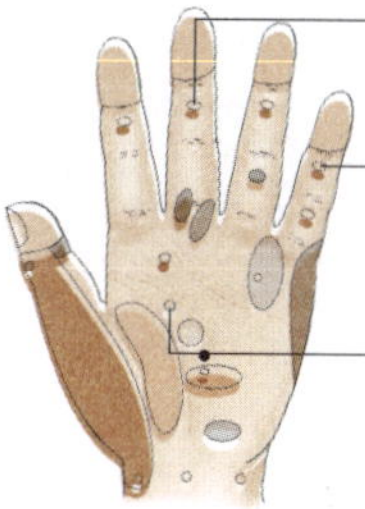

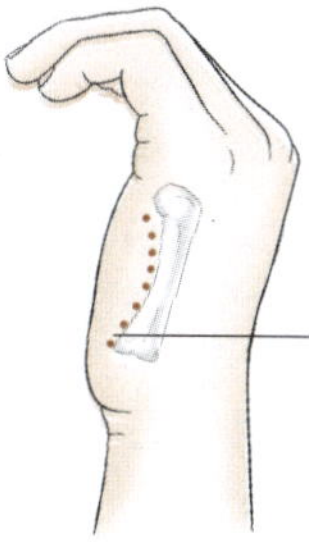

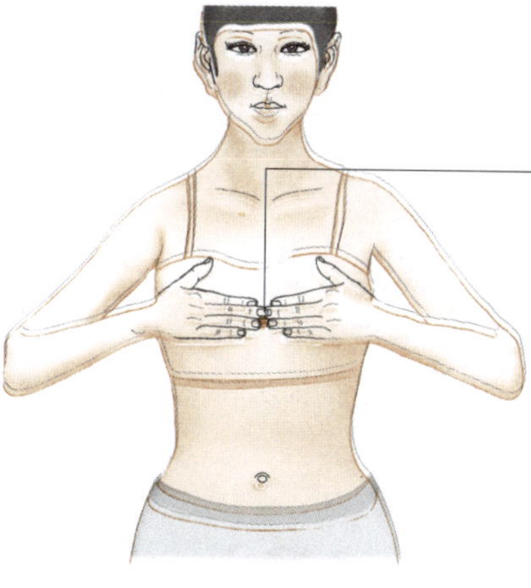

膻中穴，主治乳腺炎、乳腺增生、乳汁过少、肋间神经痛等病症，长期按压此穴，有很好的调理保健效能。

药膳调理法 · 海带鳖甲猪肉汤

【原料】海带 65 克，鳖甲 65 克（打碎），猪瘦肉 65 克。

【做法】将海带洗去杂质，泡开切块，与鳖甲、猪瘦肉共煮汤，汤成后加入适量盐、麻油调味即可。

【功效】适用于乳腺增生。

不孕症

本节名词
❶幼稚型子宫
❷宫颈 ❸肠套叠

女子结婚后夫妇同床2年以上，配偶生育功能正常，未避孕而不受孕者，称原发性不孕。如曾生育或流产后，无避孕又2年以上不再受孕者，称继发性不孕。

Words terms
名词解释

❶ **幼稚型子宫**

是指女性已进入育龄期，但其子宫的发育还停留在幼儿阶段。

❷ **宫颈**

位于子宫下部，近似圆锥体，上端与子宫体相连，下端深入阴道。是女性生殖系统中的重要组织器官之一。

❸ **肠套叠**

是指一段肠管套入与其相连的肠腔内，并导致肠内容物通过障碍。

症状

女性人中平浅或几乎看不到人中，提示患有不孕症。人中上下宽窄几乎一样，两侧棱边明显肥厚，为幼稚型子宫[1]，属先天不孕症。

肾及生殖区皮肤枯白，青筋浮现，多属器质性病变引起不孕症。坤位低陷，青筋突出，提示生殖功能低下，不孕。坎位皮肤干枯苍白，表明生殖功能衰弱不易受孕。11线短有分裂或消失或没有，3线短或断裂，多属于性功能减退，妇女性冷淡，不易怀孕。近掌根处有羽毛样细纹或横向艮位的横断线，亦属不孕倾向。

病因

不孕症的因素很多，如先天性无卵巢、多囊卵巢、输卵管炎症、子宫内膜异位症、子宫肌瘤及子宫颈炎、宫颈[2]狭窄等。某些研究者认为，心理因素引起不孕是较常见的，故保持良好的心理卫生也很重要。

治疗方法

手疗法：第一步，肾穴按法15次；第二步，生殖区摩法20次；第三步，小手指推法20次；第四步，劳宫穴按法15次；第五步，关冲穴按法15次。

穴位疗法：滑肉门穴，对慢性胃肠病、呕吐、胃出血、月经不调、不孕症、肠套叠[3]、脱肛等病症，有很好的调理保健效能。

药膳调理法：茉莉花白糖饮，理气解郁，活血散淤，适用于多年不孕。

防治小贴士

①增加营养，经常服用多种维生素，有利于增加受孕机会。

②避免不良环境因素，对一些可能影响生育的工作应当注意防护。

不孕症的诊病方法

望面诊病

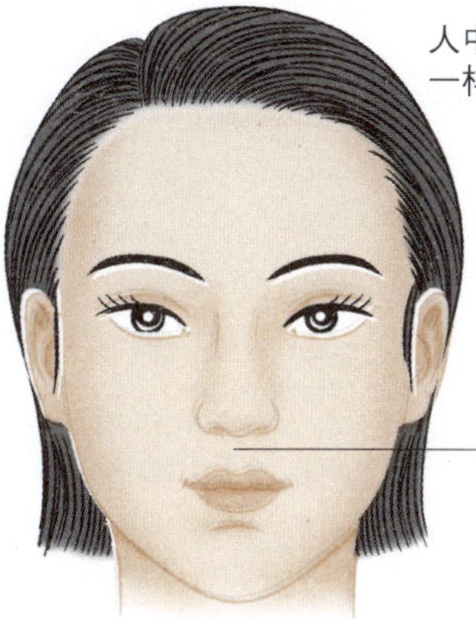

看手诊病

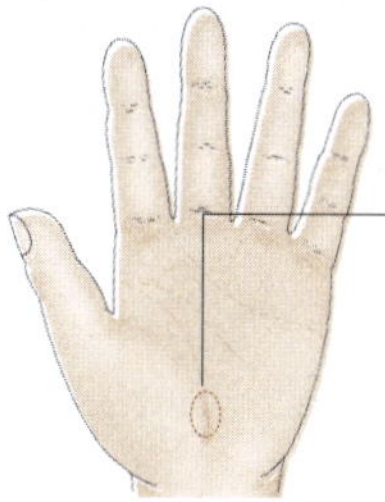

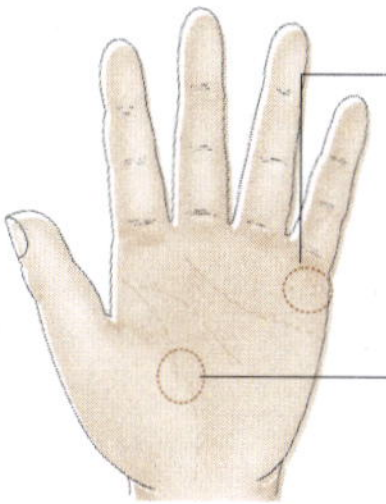

不孕症的治疗方法

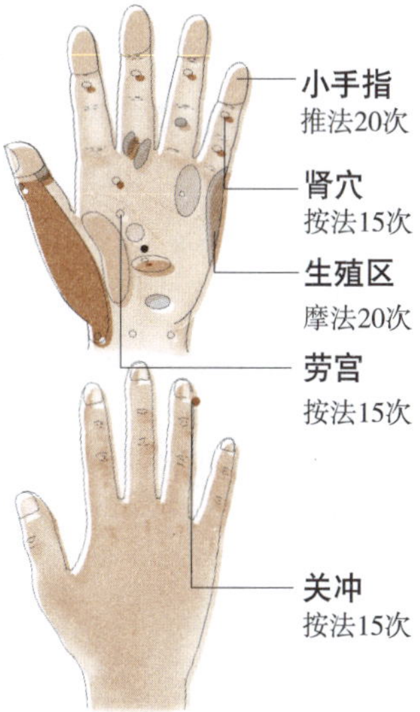

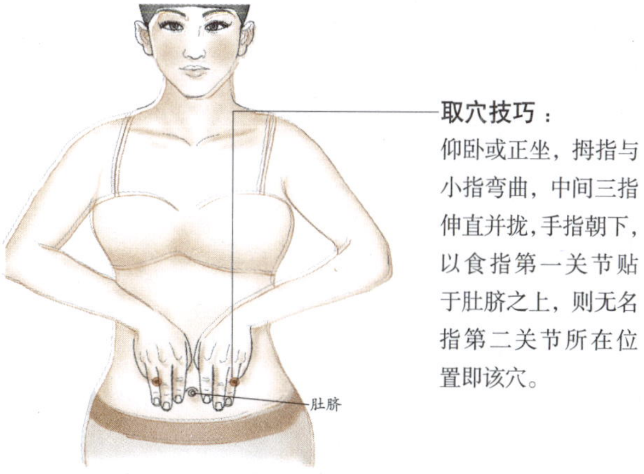

滑肉门穴，对慢性胃肠病、呕吐、胃出血、月经不调、不孕症、肠套叠、脱肛等病症，有很好的调理保健效能。

药膳调理法・理气解郁茉莉花白糖饮

【原料】茉莉花 5 克，白糖 10 克。

【做法】将茉莉花和白糖一同放入杯中，沸水冲泡 15 ~ 30 分钟即可。

【功效】理气解郁，活血散淤，适用于多年不孕。

百日咳

本节名词
❶呼吸道 ❷纤毛

百日咳，俗称“鸡咳、鸬鹚咳”，是一种儿童常见的传染病，多为嗜血性百日咳杆菌引起的急性呼吸道传染病，经由飞沫传染。临床上以阵发性痉挛性咳嗽、鸡鸣样吸气吼声为特征，病程可长达2~3月，因此起名为百日咳。此病多发生于冬、春两季。

症状

炎症期微热、咳嗽、流鼻涕等，类似感冒，为期大约7天。痉咳期咳嗽逐渐加重，且呈阵发性咳嗽，尤以夜间为多。发作时以短咳形式连续咳十余声至数十声，形成不断的呼气。咳毕有特殊的鸡鸣样回声，易引起呕吐。

小儿拇指横纹中央处出现明显络脉，络脉颜色浅，说明咳嗽轻，络脉颜色深，说明咳嗽症状重。无名指横纹出现紫色脉纹。

病因

百日咳是由百日咳嗜血杆菌引起的急性呼吸道[1]传染病，百日咳杆菌侵入感染呼吸道后，黏附于呼吸道上皮细胞纤毛[2]上，繁殖并产生毒素而致病。

治疗方法

手疗法：第一步，少商穴按法20次；第二步，商阳穴按法20次；第三步，中冲穴按法20次；第四步，咳喘点掐法20次。

穴位疗法：丰隆穴，适用于百日咳初咳期，以针灸疗法，配伍列缺穴、合谷穴、曲池穴、风门穴、肺俞穴等，可治疗百日咳及其引起的痰多等症。

药膳调理法：川贝冰糖米汤，润肺祛痰止咳，适用于百日咳。

防治小贴士

①因为本病具有传染性，所以患病的小孩子应该隔离4~7周。患病期间不应该从精神上刺激患儿，要加强患儿的营养摄入，并尽量带患儿去户外活动。

②注意患儿的保暖，预防风寒。让患儿适当休息，多饮开水。患儿居住的房间要注意通风，保持室内空气流通，避免煤气、烟尘等刺激。

Words & Terms
名词解释

❶ **呼吸道**

是肺呼吸时气流所经过的通道。有肺脊椎动物的呼吸道分上、下两部：鼻、咽和喉合称上呼吸道。气管及其以后一分再分的管道，合称为下呼吸道，或称为气管树。

❷ **纤毛**

从真核细胞表面延伸出来的膜包围的运动结构。具有微管束组成的核心，能够进行重复的拍击运动。许多细胞的表面具有大量的纤毛，单细胞生物借其游动。

百日咳的诊病方法

望面诊病

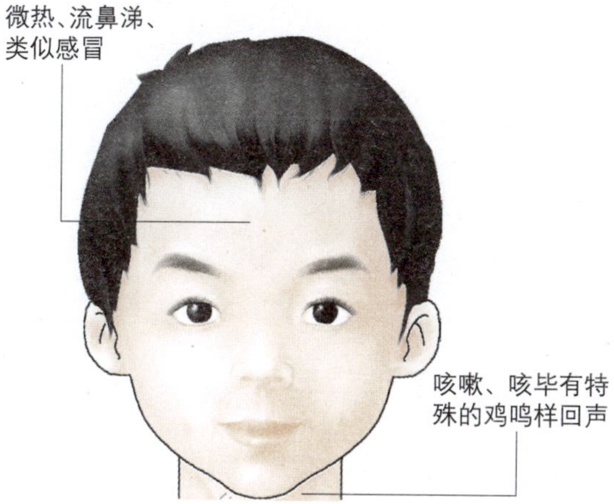

看手诊病

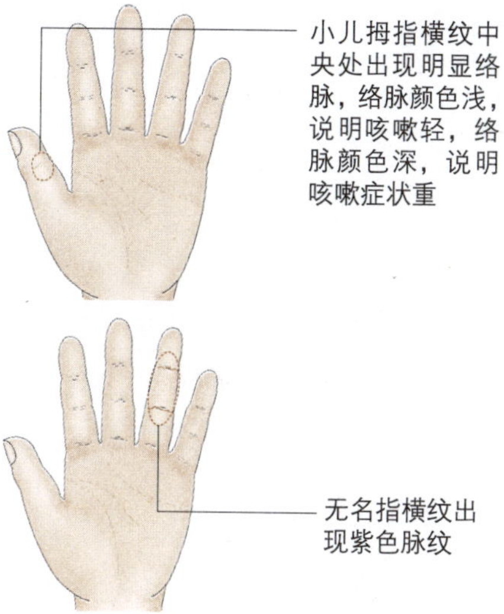

百日咳的治疗方法

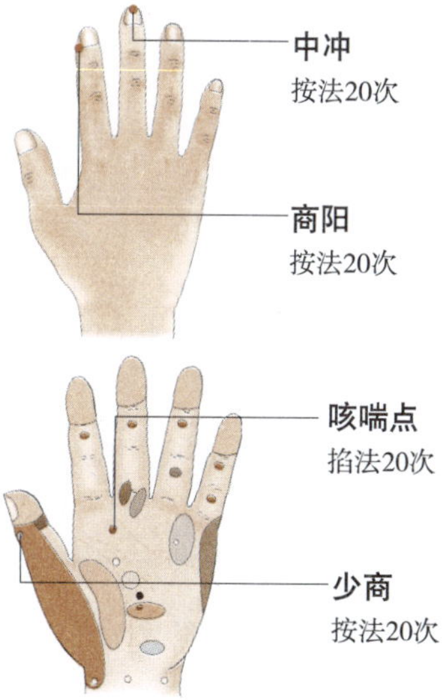

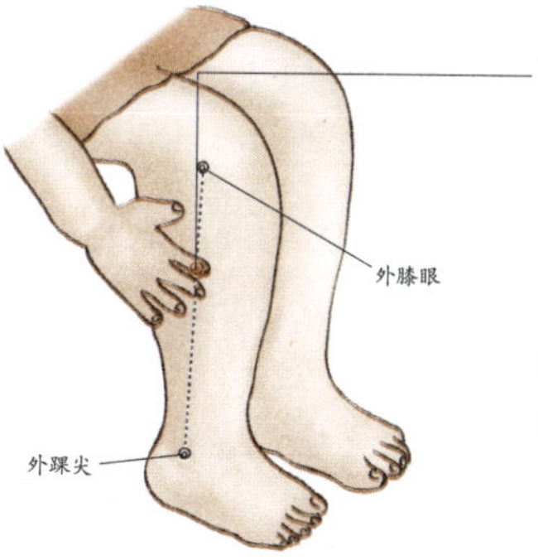

取穴技巧：正坐、屈膝、垂足，一手手指放于同侧腿的侧部，其中中指位于外膝眼到外踝尖连线的中点处，则中指所在位置即该穴位。

丰隆穴，是中医针灸最好的化痰穴，具有化痰湿、宁神志之功效，适用于百日咳初咳期，以针灸疗法，配伍列缺穴、合谷穴、曲池穴、风门穴、肺俞穴等，可治疗百日咳及其引起的痰多等症。

药膳调理法・祛痰止咳川贝冰糖米汤

【原料】米汤 500 克，川贝母 20 克，冰糖 50 克。

【做法】上述材料放入锅中，加水适量，煎服。5 岁以下小儿每次饮用 30 毫升。

【功效】润肺祛痰止咳，适用于百日咳。

小儿遗尿

本节名词
❶尿崩症 ❷尿潴留

遗尿又称 “尿床”，指的是在睡眠中不知不觉小便。一般情况下，孩子在3～4岁开始控制排尿，如果5～6岁以后还经常性尿床，每周2次以上并持续达6个月就是“遗尿症”。一般以5～15岁儿童较多见，但也有少数人一直到成年还继续遗尿。5岁以下儿童有遗尿，不属病态。

Words & terms
名词解释

❶ 尿崩症

是指血管加压素分泌不足，或肾脏对血管加压素反应缺陷，而引起的一组症群，其特点是多尿、烦渴、低比重尿和低渗尿。

❷ 尿潴留

膀胱内积有大量尿液而不能排出，称为尿潴留。

症状

长期遗尿会出现面色苍白或灰暗、记忆力减退、精神不振、肢体疲乏等症状。临床上表现为睡中遗尿，醒后方觉，伴小便清长，甚至肢寒恶冷，或四肢乏力、食欲不振、大便稀溏、舌质淡或红、苔薄白或黄腻、脉缓或沉迟无力。

2线与3线始端相互交织形成菱形纹。

病因

引起遗尿的原因，有些是由于泌尿生殖器官的局部刺激，如包茎、包皮过长、外阴炎、先天性尿道畸形、尿路感染等，其次与全身疾病如脊柱裂、癫痫、糖尿病、尿崩症[1]等有关。但是绝大多数儿童遗尿的出现与疾病无关，是由于心理因素或其他各种因素造成的。

患儿因为没有受到排尿训练，没有良好的夜间排尿习惯，久之容易发生夜间尿床。睡眠环境或气温的突然变化，小儿不能适应也可能发生遗尿。

治疗方法

手疗法：第一步，肺经推法20次；第二步，肾穴揉法20次；第三步，神门穴揉法20次；第四步，腕骨揉法20次；第五步，劳宫穴揉法20次。

穴位疗法：足五里穴，对尿潴留[2]、遗尿、股内侧痛、少腹胀满疼痛、倦怠、胸闷气短等症状有很好的理疗作用。

药膳调理：韭菜籽饼，温肾壮阳，适用于小儿遗尿。

小儿遗尿的诊病方法

望面诊病

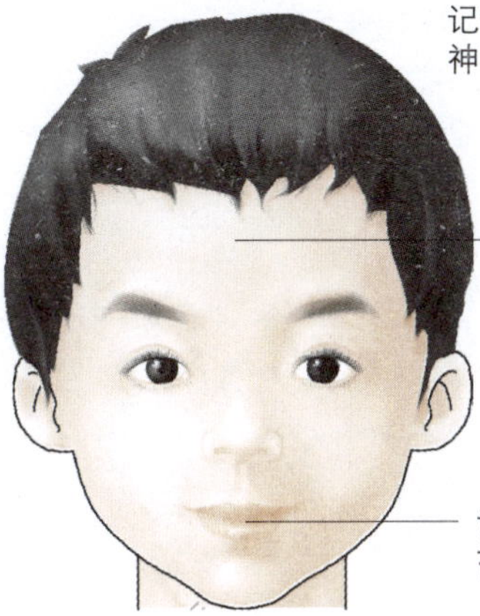

看手诊病

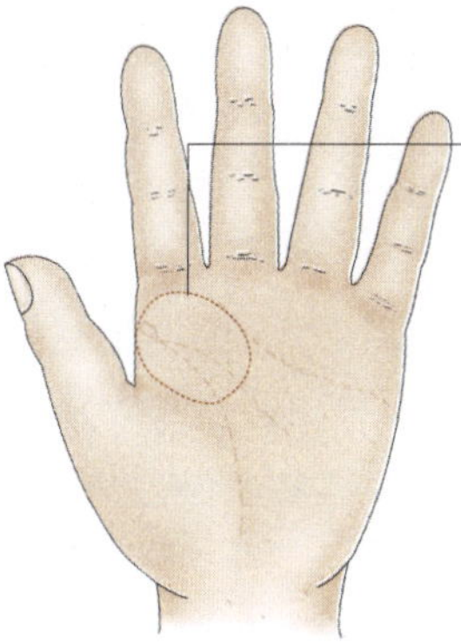

小儿遗尿的治疗方法

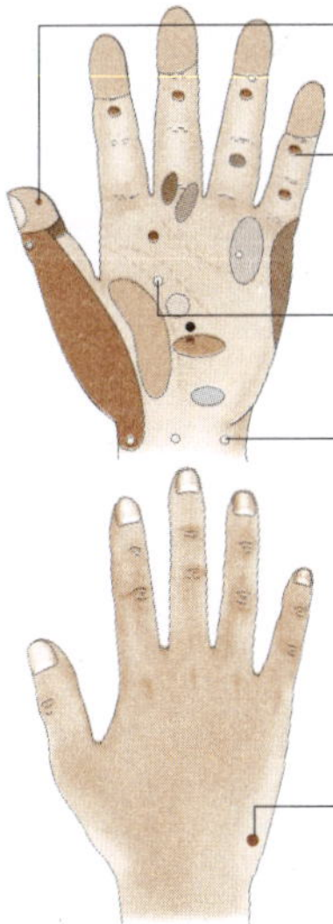

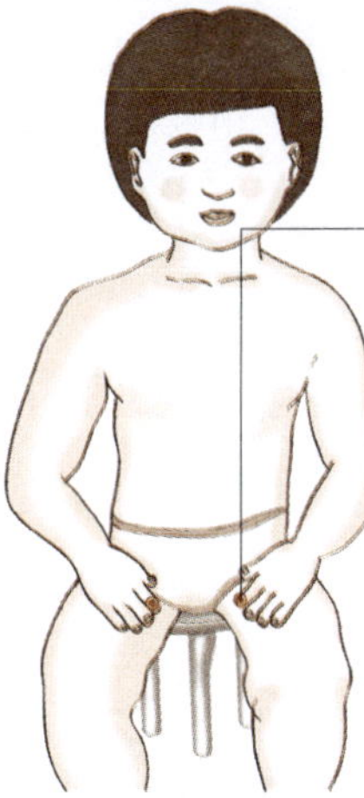

足五里穴，对尿潴留、遗尿、股内侧痛、少腹胀满疼痛、倦怠、胸闷气短等症状有很好的理疗作用。

药膳调理法·温肾壮阳韭菜籽饼

【原料】韭菜籽 30 克，白面粉 150 克，盐适量。

【做法】将韭菜籽炒黄研成粉，与面粉混合，加水和面，加盐调味，烙成饼食用。

【功效】温肾壮阳，适用于小儿遗尿。

眩晕

本节名词
❶脑缺氧 ❷低血糖
❸颅内压

眩晕是目眩和头晕的总称，眩是指眼花、视物不清和昏暗发黑；晕是指视物旋转，或仿佛天旋地转，不能站立。因为眩和晕总是同时并见，故习惯上把它们合称作眩晕。

Words terms
名词解释

❶ **脑缺氧**

即大脑缺氧，表现为头晕、头痛、头发胀，更甚的时候耳鸣、眼花、有时伴有恶心、呕吐症状。

❷ **低血糖**

是指血糖水平低过4.0毫摩尔每升的现象。

❸ **颅内压**

即颅腔内脑脊液的压力，正常为100毫米~150毫米水柱，10毫米~15毫米汞柱。

症状

回转性眩晕主要症状为天旋地转；诱发性眩晕通常发生在突然将头后仰，或坐着站起时；浮动性眩晕则会使人感觉好像踩在棉花上；动摇性眩晕会让病人如临地震，出现上下动摇的眩晕感。

此病伴有耳鸣耳聋、恶心、呕吐、腹泻、面色苍白、血压下降、头痛等症状。眼外眦有较粗大血管弯曲，色深，提示眩晕。

1、2、3线均较浅淡。2线中央出现大“岛”纹。指甲均出现苍白色改变。

病因

头昏目眩是脑神经失调的一种表现。如果只是偶然发生，那可能是因熬夜、用脑过度，或室内空气太闷、造成脑缺氧❶所致。但若是一再发生，则要考虑贫血、低血糖❷、直立性低血压、高血压、动脉硬化症、颅内压❸降低、神经衰弱、脑血栓、鼻炎、药物副作用等原因。

治疗方法

手疗法：第一步，头穴掐法20次；第二步，肝胆穴点法20次；第三步，关冲穴按法20次；第四步，中冲穴按法20次。

穴位疗法：五处穴，属足太阳膀胱经，具有宁神止痛、活血通络之功效。长期按摩此穴，可有效治疗头痛、眩晕、癫痫等疾病。

药膳调理法：患此病者，可常食枸杞、天麻、大枣、陈皮、猪脑等食物。枸杞炖羊脑，适用于眩晕。

防治小贴士

急性头晕目眩发作的病人，应静卧、解除精神紧张；忌食酒、咖啡这类刺激亢奋性的物品；多食含维生素C丰富的水果，如柠檬、葡萄、奇异果等。

眩晕的诊病方法

望面诊病

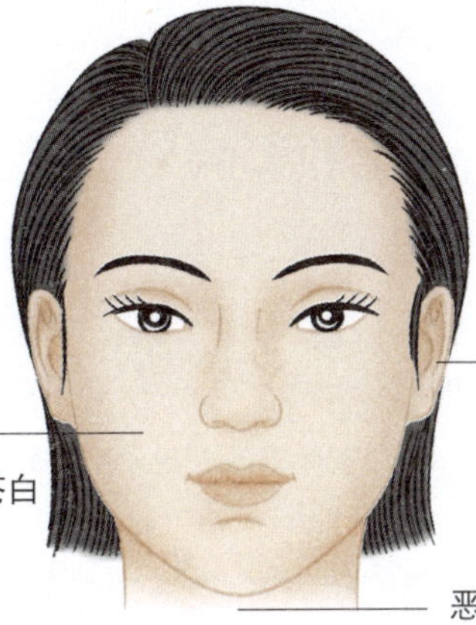

看手诊病

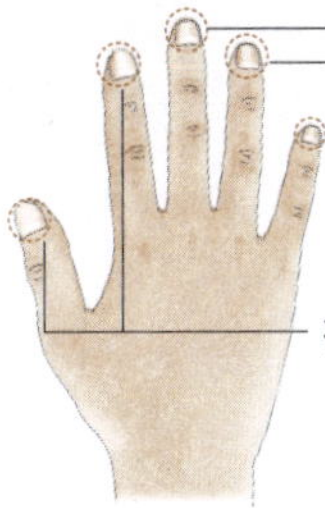

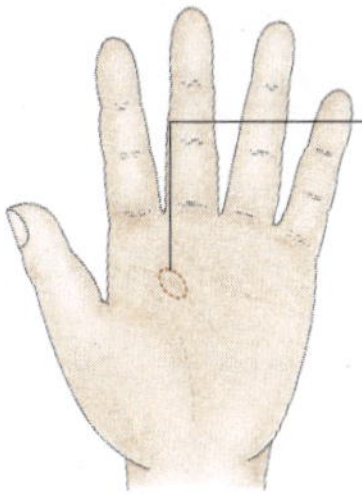

眩晕的治疗方法

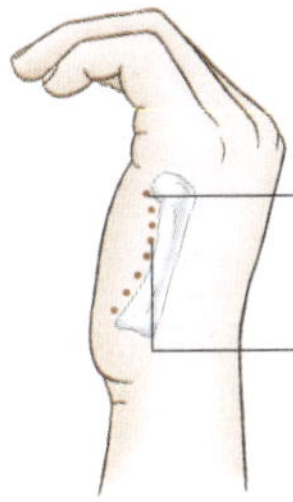

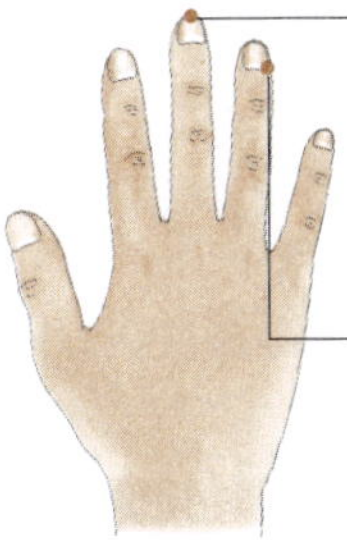

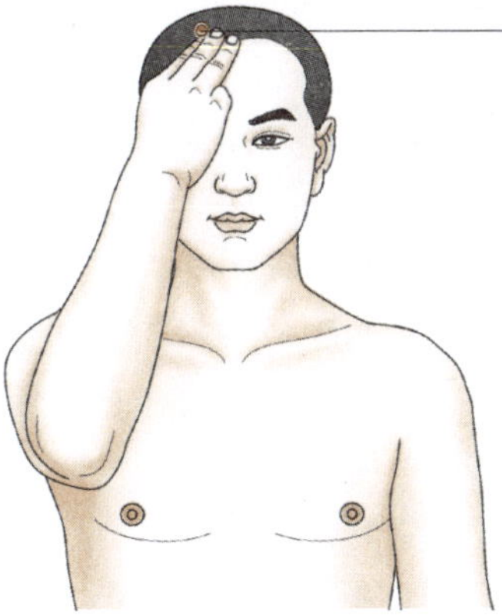

取穴技巧：

一手中间三指并拢，其他两指弯曲，掌心向颜面，无名指第一关节全入发际，放于发际上正中处，则食指指尖所在的位置即是穴位。依此法找出另一穴。

五处穴，属足太阳膀胱经，具有宁神止痛、活血通络之功效。长期按摩此穴，可有效治疗头痛、眩晕、癫痫等疾病。

药膳调理法·补脑益神枸杞炖羊脑

【原料】枸杞 10 克，羊脑 1 副。

【做法】加清水适量炖熟，调味即可。

【功效】适用于眩晕。

头痛

本节名词
❶眉弓 ❷痿痹

头痛是临床上最常见的症状之一，涉及到多个系统，尤其是在神经系统疾病中多见，其病因十分复杂，发病率高。有人称头痛是仅次于感冒的常见病，其实头痛是一种症状，而不是一种疾病。头痛一般是指前面在眉毛以上，后面枕下部以上，即头颅上半部这一范围的疼痛。

Words & terms
名词解释

❶ 眉弓
额下长眉毛处突出如弓形的部位。

❷ 痿痹
又名痿躄。痿是手足痿弱，无力运动的表现；痹是肢体麻痹疼痛，或四肢挛急的表现。

症状

头痛是临床上常见的症状，通常是局限于头颅上半部，包括眉弓[1]、耳轮上缘和枕外隆突连线以上部位发生疼痛。

黑睛正上方有一条较粗的毛细血管，提示头痛。内眦上方呈爪样增生，提示神经性头痛。

2线平直上翘且横贯手掌，易头痛。两条平行的4线，向小指方向直上而去，提示多因生活无规律，影响头部神经、血管，导致偏头痛。2线上出现斜向小指的干扰纹，且食指第二指节有星形纹者，提示心理多疑，平素抑郁寡言，稍受刺激会不安，故导致紧张性头痛。

病因

头痛是临床上最为常见的症状之一，是人体对各种致痛因素所产生的主观感觉，属于疼痛的范畴。致痛因素可以是物理的，化学的，生物化学的或机械性的，等等。

治疗方法

手疗法：第一步，头穴点法20次；第二步，前头点点法20次；第三步，头顶点点法20次；第四步，偏头点点法20次；第五步，后头点点法20次。

穴位疗法：解溪穴，针对头痛、眩晕、腹胀、便秘、脚腕痛、下肢痿痹[2]、肾炎、肠炎、口痛及眼疾等病症，有很好的调理保健效能。

药膳调理法：荷叶鸡蛋汤，养阴清热，静心安神，适用于阴虚阳亢引起的头痛。

头痛的诊病方法

望面诊病

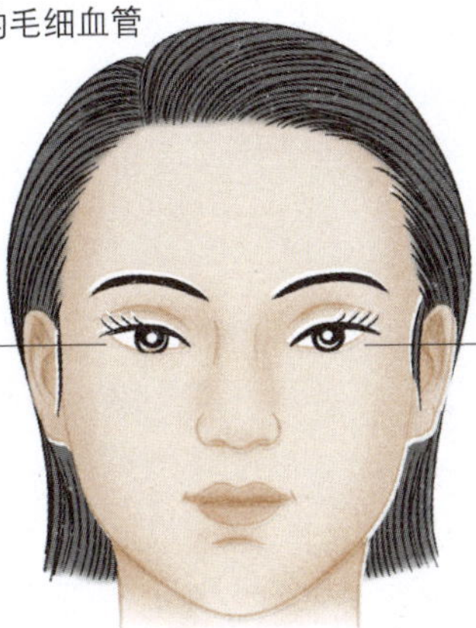

看手诊病

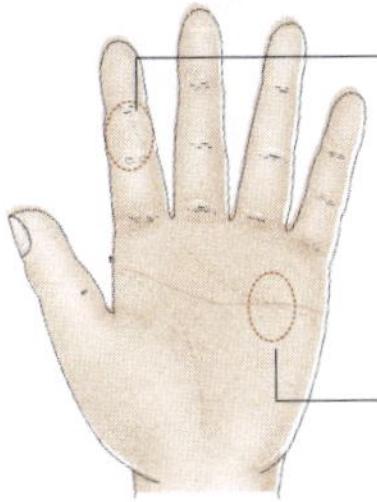

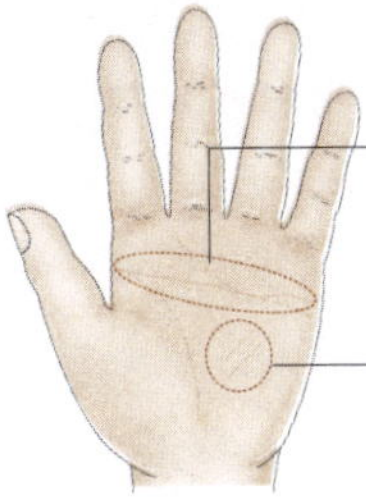

头痛的治疗方法

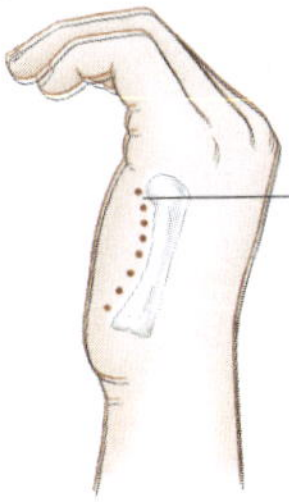

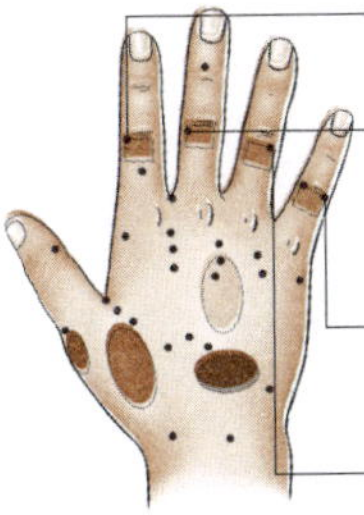

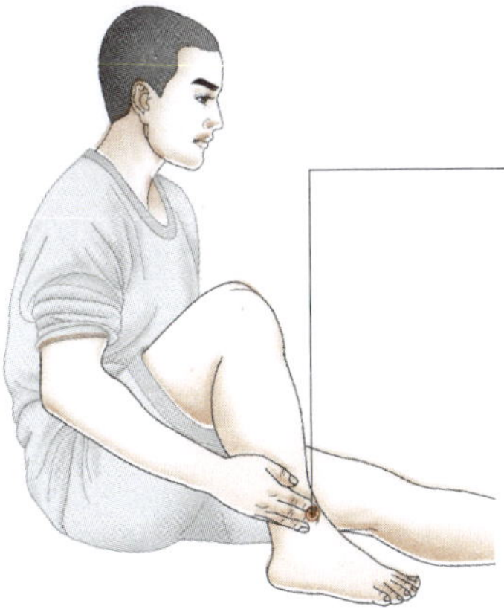

解溪穴，针对头痛、眩晕、腹胀、便秘、脚腕痛、下肢痿痹、肾炎、肠炎、口痛及眼疾等病症，有很好的调理保健效能。

药膳调理法·静心安神荷叶鸡蛋汤

【原料】荷叶 1 ~ 2 片，鸡蛋 2 个，红糖适量。

【做法】荷叶、鸡蛋洗净加水同煮，熟后去蛋壳，再煮 1 小时，去荷叶加红糖即可。

【功效】养阴清热，静心安神，适用于阴虚阳亢引起的头痛。

失眠

本节名词

❶脑膜炎 ❷癔症

失眠，又称为“不寐”、“不得眠”、“不得卧”、“目不瞑”，是经常不能正常睡眠的一种病症。常伴有白天精神状况不佳、反应迟钝、疲倦乏力，严重影响日常生活和工作学习。

症状

入睡困难或不能熟睡，容易被惊醒；醒后无法再入睡；睡过之后精力没有恢复；频频从恶梦中惊醒，自感整夜都在做恶梦；发病时间可长可短，短者数天可好转，长者持续数日难以恢复。

智慧线断续不齐，命运线呈波浪形，提示心理状态不稳定，易受外界刺激、干扰、情绪波动大，入睡容易醒。智慧线尾端有三角形纹，提示神经衰弱，导致失眠。食指掌指关节附近出现片状白色，心脾两虚，多梦易醒。巽位有一条紫暗色青筋直冲食指，则表明情态失和，肝经郁结，性急善怒，烦躁不易入眠。

病因

任何身体的不适症状均可导致失眠；不良的生活习惯，如睡前喝浓茶、咖啡，吸烟等；因某个特别事件异常兴奋或者忧虑会导致机会性失眠。

治疗方法

手疗法：第一步，合谷穴摩法20次；第二步，神门穴摩法20次；第三步，关冲穴摩法20次；第四步，安眠点摩法20次。

穴位疗法：强间穴位于头部，适当刺激可治疗头痛、目眩、颈项疼痛、癫痫、心烦、失眠等症。并对脑膜炎❶、神经性头痛、血管性头痛、癔症❷等也有明显疗效。

药膳调理法：酸枣仁汁，可使精神安定，自然入睡，适用于失眠。

防治小贴士

床的硬度和枕头的高度应适中；生活有规律，定时上床，晚餐不宜过饱，睡前不饮茶和咖啡等刺激性饮料；以清淡而富含蛋白质、维生素的饮食为宜。

Words & terms

名词解释

❶ 脑膜炎

是一种脑膜或脑脊膜被感染的疾病。通常伴有细菌或病毒感染身体任何一部分的并发症，比如耳部或上呼吸道感染。

❷ 癔症

原有注释为“心意病也”，也称为歇斯底里，是一种较常见的精神病。目前认为癔症患者多具有易受暗示性，喜夸张，感情用事和高度自我中心等性格特点，常由于精神因素或不良暗示引起发病。

失眠的诊病方法

望面诊病

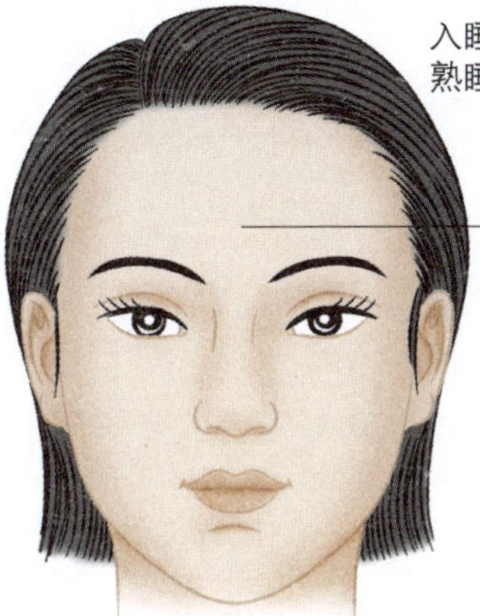

看手诊病

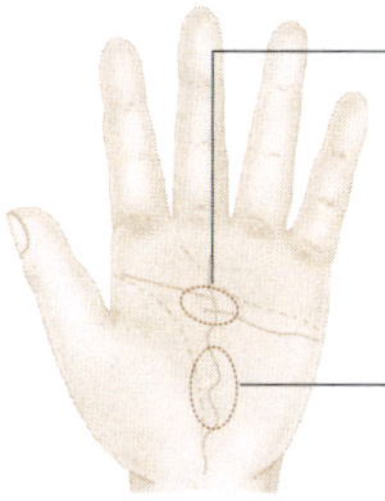

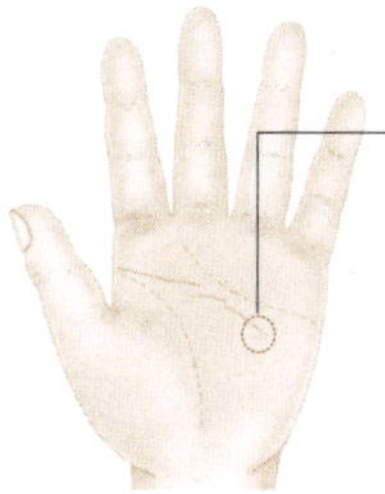

失眠的治疗方法

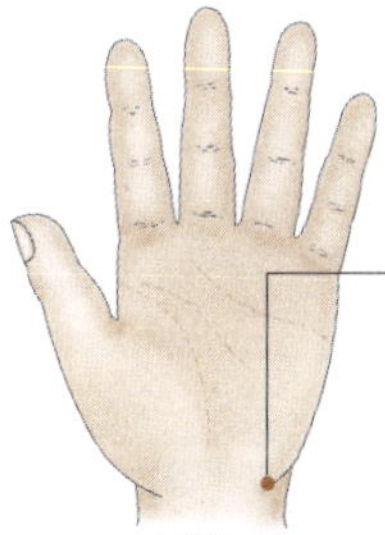

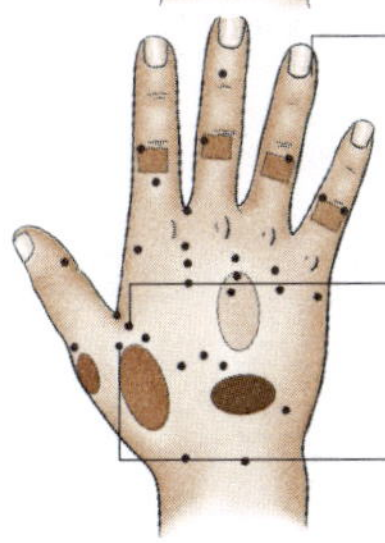

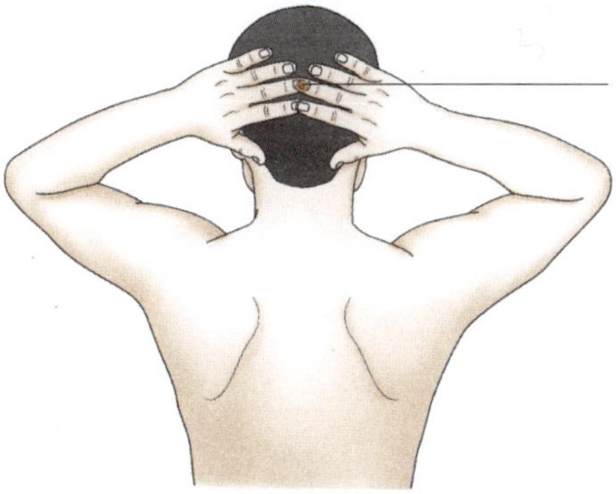

取穴技巧：
正坐或俯卧，伸双手过颈，置于后脑处，掌心向头，扶住后脑勺，四指指尖并拢向头顶，中指指尖所在位置的穴位即是。

强间穴属督脉穴位，位于头部，可治疗头痛、目眩、颈项疼痛、癫痫、心烦、失眠等症。并对脑膜炎、神经性头痛、血管性头痛、癔症等也有明显疗效。

药膳调理法·安定精神酸枣仁汁

【原料】酸枣仁 9 克。
【做法】酸枣仁研末，用水煎煮 20 分钟左右，煎至水还剩一半时服用。
【功效】可使精神安定，自然入睡，适用于失眠。

肥胖症

本节名词
❶皮下组织

肥胖症，又称“肥胖病”，是指人体因各种原因引起生理、生化功能异常，摄入热量超过消耗热量，导致多余的热量以脂肪形式积存于皮下组织❶的一种疾病。肥胖症可发于任何年龄，一般中年者居多。近年来，青少年中的肥胖症发病率有增加的趋势。

Words & terms
名词解释

❶ **皮下组织**
广义来说是指脊椎动物真皮的深层，狭义来说是指真皮与其下方骨骼、肌肉之间的脂肪结缔组织。

症状

痰湿内蕴会引起体形胖大，饭量增大，特别喜欢吃些甘美肥腻的食品，胸痞脘闷，平时痰多，肢体沉重倦怠，怕热，舌体胖，苔厚腻，脉弦滑有力。

气虚会引起体形胖大，少气懒言，动则自汗，怕冷，面浮虚肿，食量较小，身体疲乏，没精神，嗜睡，舌淡苔白，脉象细弱。

掌色见红白相间状改变。五指根部出现脂肪堆积状改变。月丘、金星丘可见脂肪丘隆起。

病因

（1）痰湿内蕴引起的肥胖，多是由于饮食失调，或长期食欲亢盛，或偏食膏粱厚味、甘美甜腻食品，脾运失健，助湿生痰，痰湿流注肌体所致；与先天因素也有一定关系，属于实证。

（2）气虚引起的肥胖，多是因为劳倦伤气，或饮食不节，脾气受损所致，属于虚证。

治疗方法

手疗法：第一步，合谷穴点法40次；第二步，后溪穴点法40次；第三步，神门穴点法40次；第四步，肝胆穴掐法40次；第五步，脾胃区掐法40次。

穴位疗法：消泺穴具有降湿除浊、清热安神、活络止痛的作用。按摩此穴还具有较好的美容减肥效果。

药膳调理法：应广泛摄取各种食物，变化愈多愈好，养成不偏食的习惯。不要采取禁食某一种食品的减肥方法。荷叶山楂茶，健脾除湿，消脂减肥，适用于肥胖症。

肥胖症的诊病方法

望面诊病

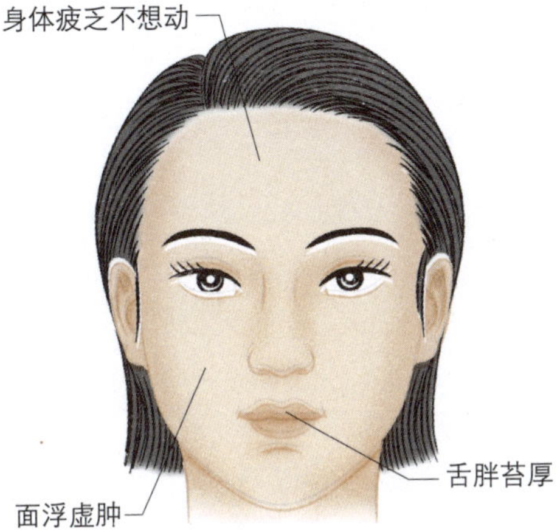

看手诊病

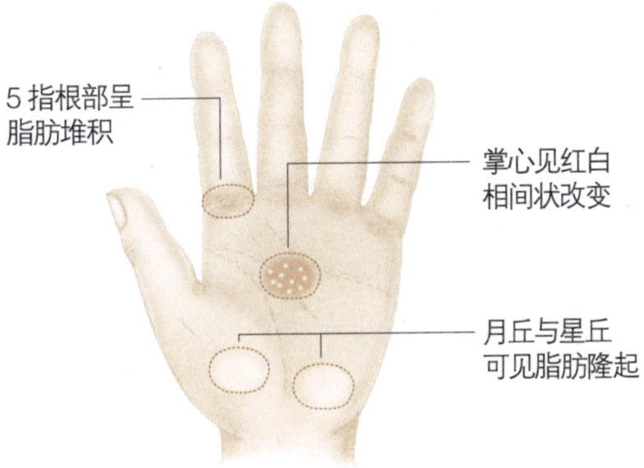

肥胖症的治疗方法

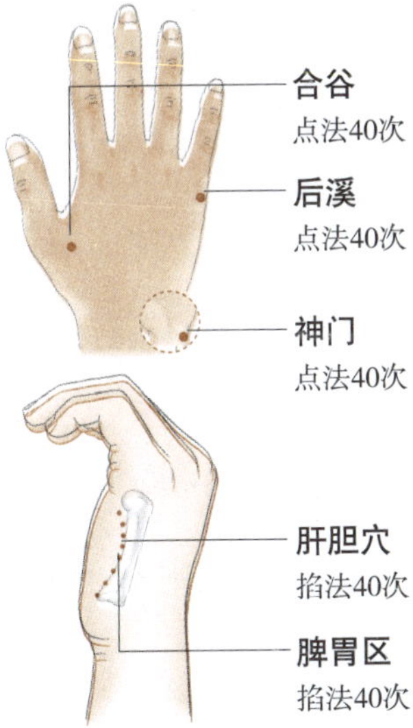

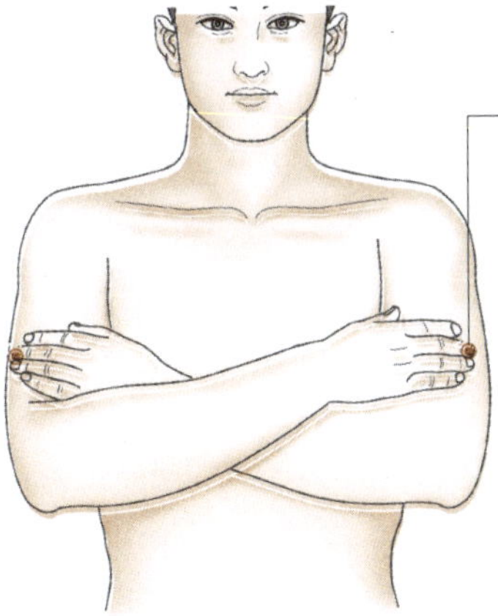

取穴技巧：
正立，双手下垂，先用左手手掌置于右手臂中间位置，再将右手掌置于左手臂中间位置，左右手四指向手臂施压压力，中指所在的位置即是。

消泺穴具有降湿除浊、清热安神、活络止痛的作用。按摩此穴还具有较好的美容减肥效果。

药膳调理法 · 消脂减肥荷叶山楂茶

【原料】荷叶1片，山楂10克，薏苡仁10克，橘皮5克。
【做法】荷叶、山楂、橘皮洗净切碎，与薏苡仁一起放入茶杯中，沸水冲泡，闷15分钟即可。
【功效】健脾除湿，消脂减肥，适用于肥胖症。